DAS PERFEKTE MAKE-UP

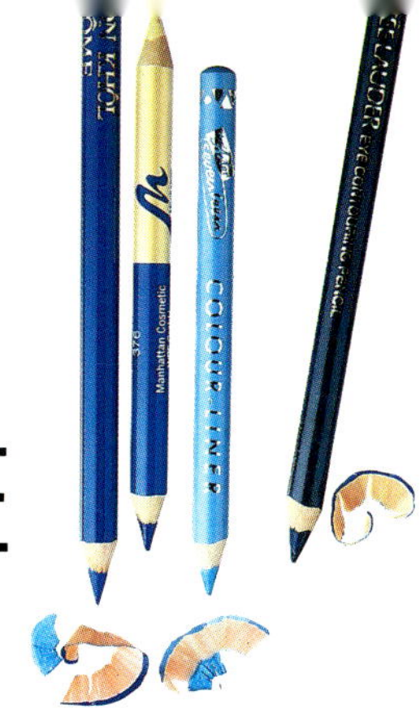

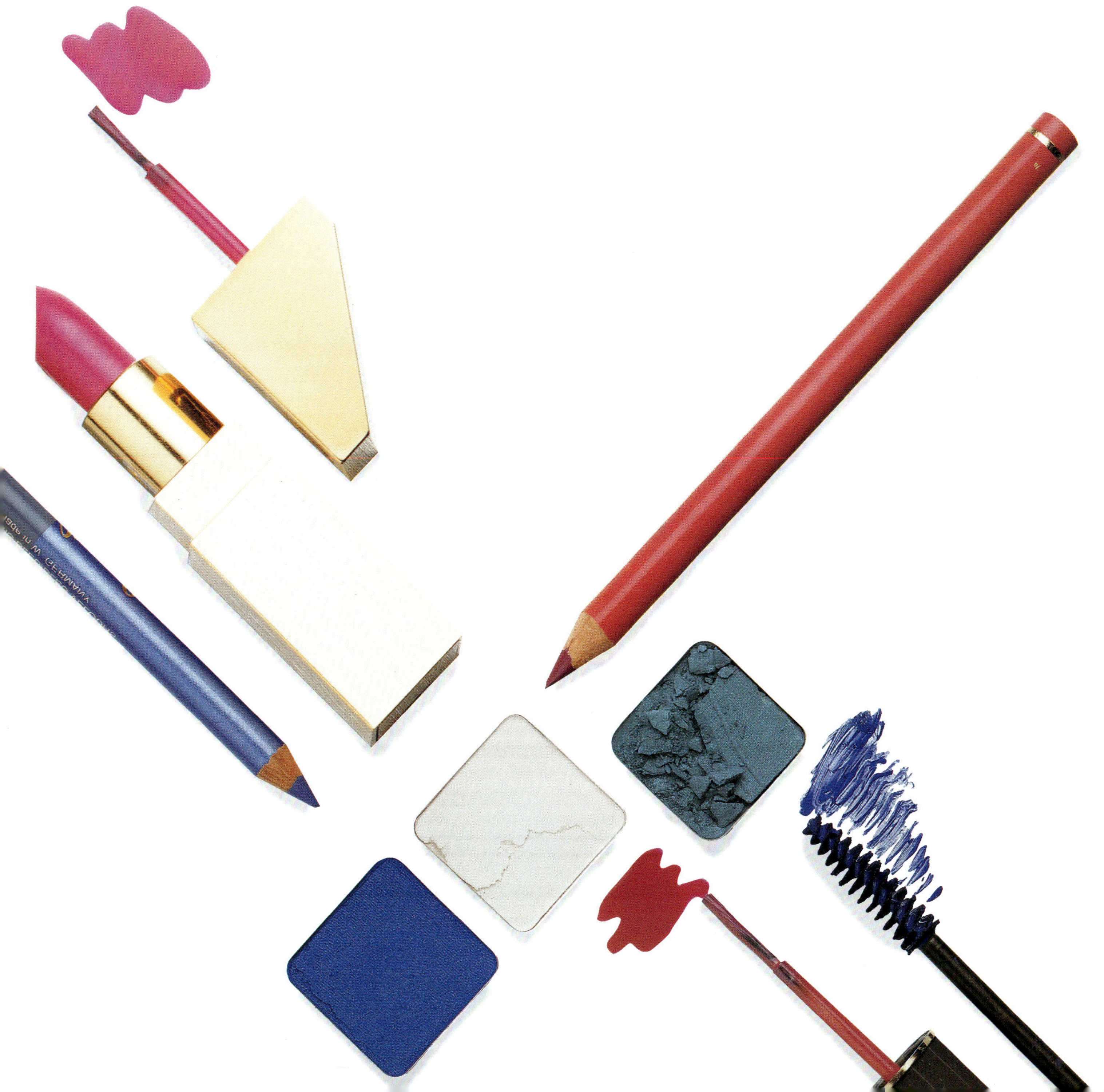

freundin

DAS PERFEKTE
MAKE-UP

Die besten Profi-Tips für jeden Typ

von Margit Rüdiger

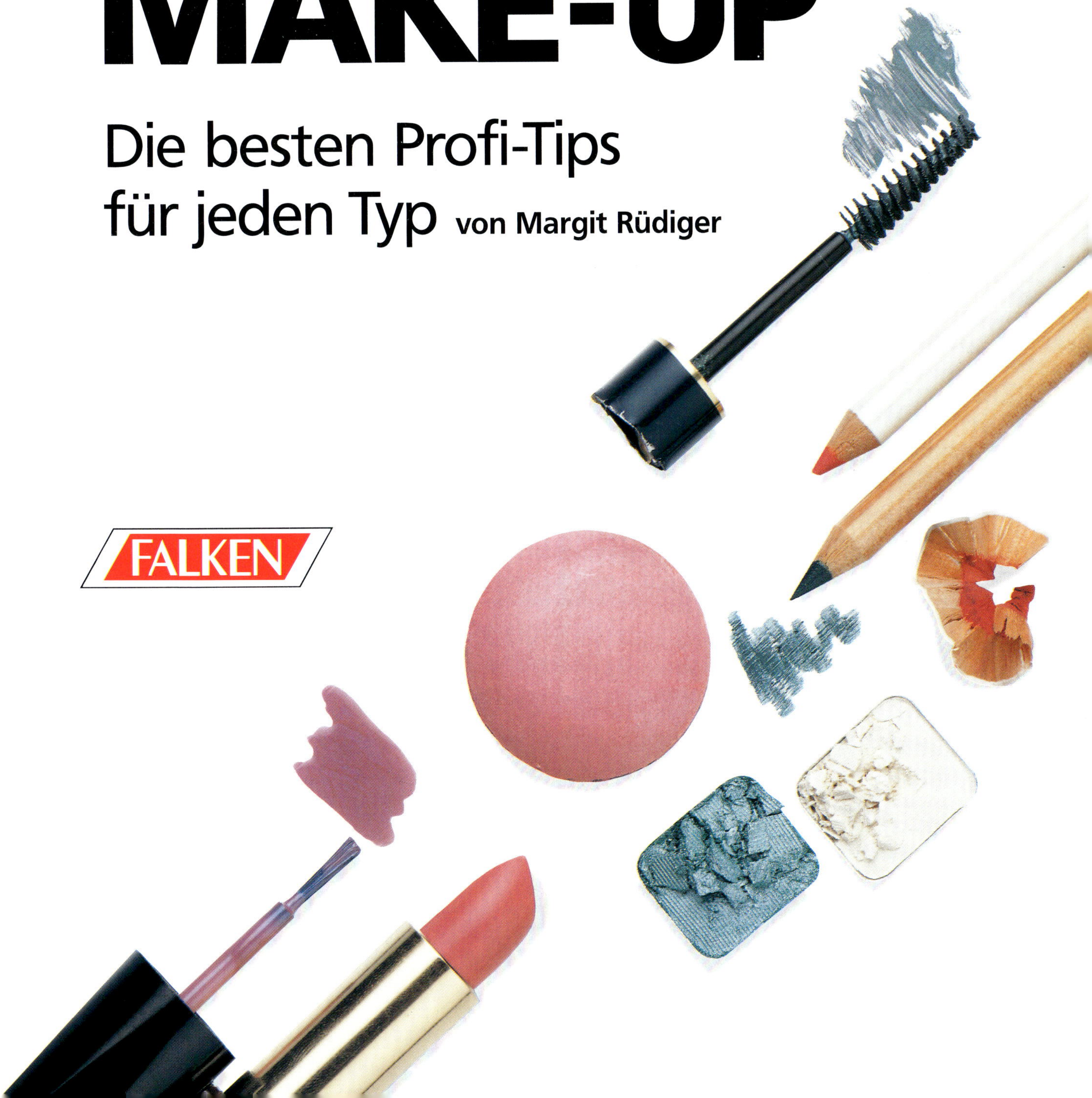

FALKEN

In Kooperation mit freundin sind außerdem erschienen:
So finde ich den richtigen Beruf (1175)
Mut zum Glück (1176)
Crash-Kurs Liebe (1225)
Die richtige Bewerbung (1210)
Neu im Job: So überzeugen Sie (1259)
Allein unterwegs (1260)
Farbberatung (4520)
Snacks (4521)
Originelle Geschenke (4547)
Hochzeit feiern (4702)

Die Deutsche Bibliothek – CIP-Einheitsaufnahme

Das **perfekte Make-up** : die besten Profi-Tips für jeden Typ / Margit Rüdiger. – Niedernhausen/Ts. : FALKEN, 1992
ISBN 3-8068-4727-4
NE: Rüdiger, Margit

ISBN 3 8068 4727 4

Herausgeber: Eberhard Henschel, Chefredaktion freundin
Konzeption und Redaktion: Edda Küffner
Gestaltung: Rudi Gill, München, unter Mitarbeit von Brigitte Schön
Make-up-Beratung: Horst Kircherberger und Gesine Margenburg, München
Farbberatung: Franziska Zingel, München
Fotostyling Kapitel 2: Patricia Kreitel, München
Die Ratschläge in diesem Buch sind von der Redaktion freundin und vom Verlag sorgfältig erwogen und geprüft, dennoch kann eine Garantie nicht übernommen werden. Eine Haftung der Redaktion freundin bzw. des Verlags und seiner Beauftragten für Personen-, Sach- und Vermögensschäden ist ausgeschlossen.
Satz: Fotosatz Creatype GmbH, Eschborn
Druck: Ernst Uhl, Radolfzell

817 2635 4453 62

Fotonachweis:

Umschlagfoto (vorne): Otto Rauser
S. 1: freundin-Archiv. S. 2/3: freundin-Archiv. S. 8/9: Michael Leis; Hannelore Hopp. S. 10/11: Manfred Spachmann. S. 12/13: Hans Georg Gessner/ALCINA. S. 14: Peter Pfander. S. 16: Antje Pesel (2); Michael Leis (2); Peter Pfander. S. 19: Yvonne Kranz; Lars Matzen; Peter Pfander; Hannelore Hopp; freundin-Archiv. S. 20: Peter Pfander. S. 23: Antje Pesel; Hannelore Hopp; freundin-Archiv (2). S. 24: Lars Matzen. S. 27: Antje Pesel (2); Peter Pfander; Otto Rauser; freundin-Archiv (2); Hans-Georg Gessner/ALCINA. S. 28/30: Michael Leis. S. 33: Michael Leis (2); Antje Pesel; freundin-Archiv. S. 34: Michael Leis. S. 37: Peter Pfander (2); Manfred Spachmann; Lorenz Zatecky; Antje Pesel; Michael Leis, Heribert Brehm. S. 39: freundin-Archiv (3); Arne Bockelmann (2); Michael Leis (2); Otto Rauser; Gerald Klepka. S. 40: Arne Bockelmann. S. 43: Michael Leis; Antje Pesel; Lars Matzen; Hans Georg Gessner/ALCINA. S. 44: Peter Pfander. S. 46: Peter Pfander; freundin-Archiv; Michael Leis; Hans Georg Gessner/ALCINA. S. 48: Michael Leis. S. 51: Michael Leis (2); freundin-Archiv (2); Peter Pfander; Antje Pesel; Hans Georg Gessner/ALCINA. S. 52: Michael Leis (2); Kai Mahrholz; Hans Georg Gessner/ALCINA. S. 54/55: Thomas von Salomon. S. 56-69: Otto Rauser. S. 70/71: freundin-Archiv. S. 72/73: Antje Pesel (3); freundin-Archiv. S. 74/75: Antje Pesel (2); freundin-Archiv (2). S. 76/77: Antje Pesel (3); Hannelore Hopp. S. 78/79: Antje Pesel (2); freundin-Archiv (3). S. 80: Hans Georg Gessner/ALCINA. S. 82: Yvonne Kranz; freundin-Archiv. S. 84/85: Antje Pesel (2); Hannelore Hopp. S. 86/87: Manfred Spachmann. S. 88: Otto Rauser (3); freundin-Archiv. S. 89: Peter Pfander (4). S. 90: Peter Pfander (5). S. 91: Michael Leis (3); freundin-Archiv. S. 92: Antje Pesel (4). S. 93: Peter Pfander (4); Heribert Brehm. S. 94: Arne Bockelmann (2); freundin-Archiv. S. 95: Otto Rauser (2); freundin-Archiv (4). S. 96/97: Antje Pesel; Gerald Klepka; Michael Leis (2); freundin-Archiv (8). S. 98/99: Gerald Klepka; freundin-Archiv (11). S. 100/101: freundin-Archiv. S. 102/103: Antje Pesel; Manfred Spachmann. S. 104/105: Otto Rauser (3); Hannelore Hopp (2); Martin Brandis; Gerald Klepka; Antje Pesel. S. 106/107: Otto Rauser; Karl Bessinger. S. 108/109: Peter Pfander, Antje Pesel; Michael Leis; Hannelore Hopp; Arne Bockelmann; freundin-Archiv (3). S. 110/111: Peter Pfander; Karl Bessinger. S. 112/113: Hannelore Hopp (4); Arne Bockelmann; Gerald Klepka; freundin-Archiv. S. 114/115: Michael Leis; Hans Georg Gessner/ALCINA. S. 116/117: Arne Bockelmann (4); Michael Leis; Antje Pesel; freundin-Archiv (2). S. 118/119: freundin-Archiv. S. 120/121: freundin-Archiv (2). S. 122/123: Lars Matzen. S. 124/125: Antje Pesel; Hannelore Hopp. S. 128: Hans Georg Gessner/ALCINA.
Umschlagfoto (hinten): Manfred Spachmann

Make-up ist nicht Maske und auch nicht nur Mode. Make-up ist die Kunst, die Vorzüge eines Gesichts zu entdecken und seine Individualität hervorzuheben – ganz unabhängig davon, ob gerade Schmollmund, Katzenaugen oder falsche Wimpern angesagt sind. An Modetrends wird man sich zwar immer orientieren, sie sind aber nicht entscheidend, wenn es darum geht, einfach gut auszusehen, gepflegt zu wirken und Selbstbewußtsein auszustrahlen.
Natürlich sendet Make-up auch erotische Signale aus – schaut her, hier ist jemand, der sich selbst gefällt und der gefallen möchte! Auch deshalb haben sich Menschen schon immer geschminkt. Nicht nur Frauen – auch Männer. Dieses Buch bietet eine Art Grundkurs in der Technik des Schminkens und sagt alles über die zugehörigen Präparate und Utensilien. Es vermittelt aktuellste Information, kombiniert mit zeitlosen Ratschlägen. Auch wer bereits fit ist im Umgang mit Make-up, wird noch Neues entdecken. Wer wenig Erfahrung hat, lernt auf anschauliche Weise das Wichtigste.

Edda Küffner

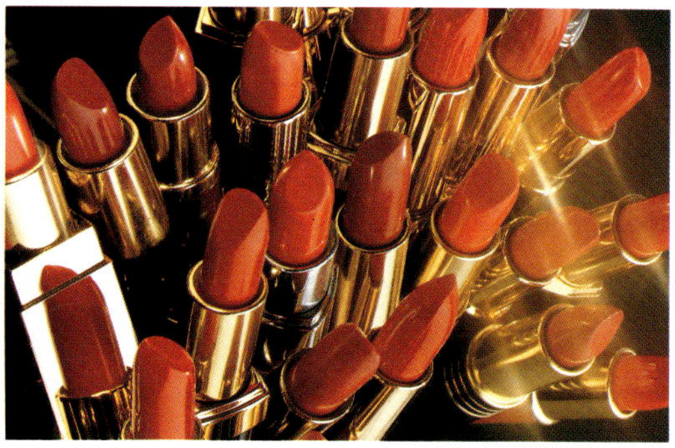

Alles über Make-up-Produkte und wie man sie richtig anwendet

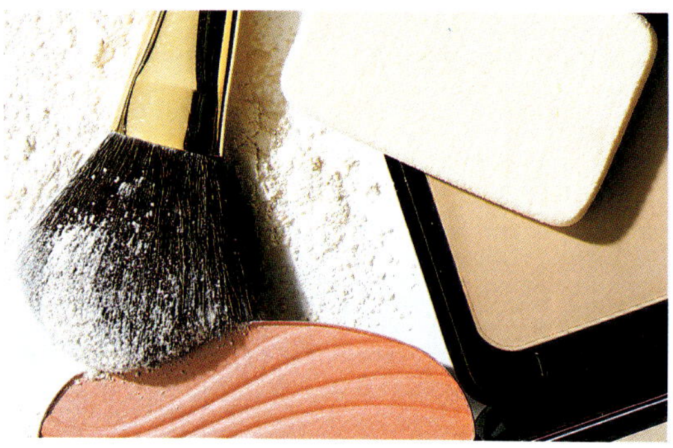

Vier Grund-Make-ups, Schritt für Schritt demonstriert

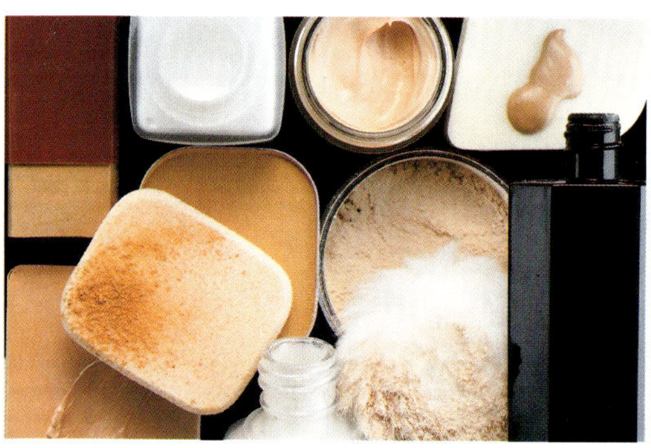

Das ABC der Hautpflege. Weil Make-up nur auf schöner Haut gut aussieht

4. KAPITEL

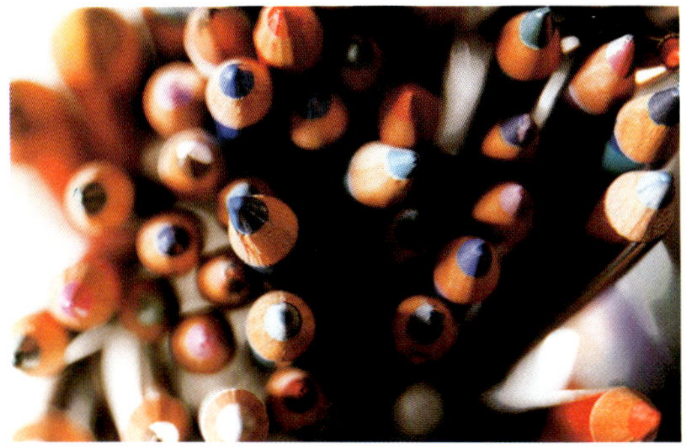

Schlupflider? Sommersprossen? Für alles gibt's eine Lösung

5. KAPITEL

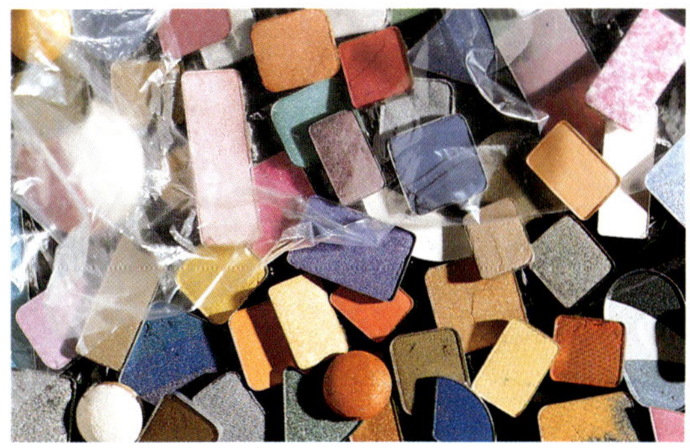

Farbberatung: Wie sehen die vier Farbtypen aus? Was steht wem?

6. KAPITEL

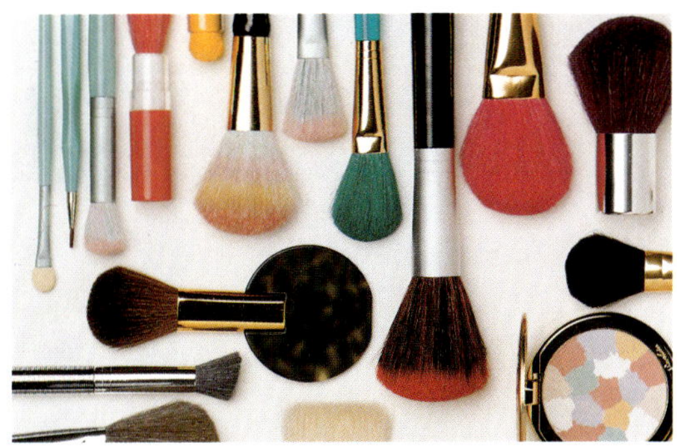

Auch wer sonnenbadet oder joggt, kann sich hübsch machen

EINLEITUNG

Für alle Profi-Tips und für die sachliche Richtigkeit in diesem Buch zeichnen zwei renommierte Visagisten verantwortlich. Horst Kirchberger ist international bekannter Visagist und Schönheitsexperte, besitzt ein exklusives Make-up-Institut in München und ist seit vielen Jahren Mitarbeiter der freundin. Gesine Margenburg ist Schülerin von Kirchberger. Sie schminkt Models bei Mode- und Kosmetikaufnahmen und hat die vier Super-Make-ups von Seite 54 bis 67 ausgearbeitet. Was denken Profis wie Kirchberger und Margenburg über Make-up, und wie wichtig sollten Frauen ihrer Ansicht nach das Schminken nehmen?

freundin: Was verstehen Sie unter schön?

Horst Kirchberger: „Ein Äußeres, das mit dem Innenleben harmoniert und die Persönlichkeit strahlen läßt – bestimmt nicht einen aufgesetzten Look."
Gesine Margenburg: „Ich finde eine Frau schön, wenn man ihr ansieht, daß sie mit sich und ihrer Wirkung auf die Menschen zufrieden ist."

freundin: Welche Rolle spielt bei dieser Schönheit das Make-up?

Horst Kirchberger: „Eine eher spielerische. Make-up sollte Frauen die Sicherheit geben, daß die Vorzüge ihres Gesichtes unübersehbar sind und alles, was man als Fehler bezeichnen könnte, als individuelle Eigenheiten geschätzt werden."

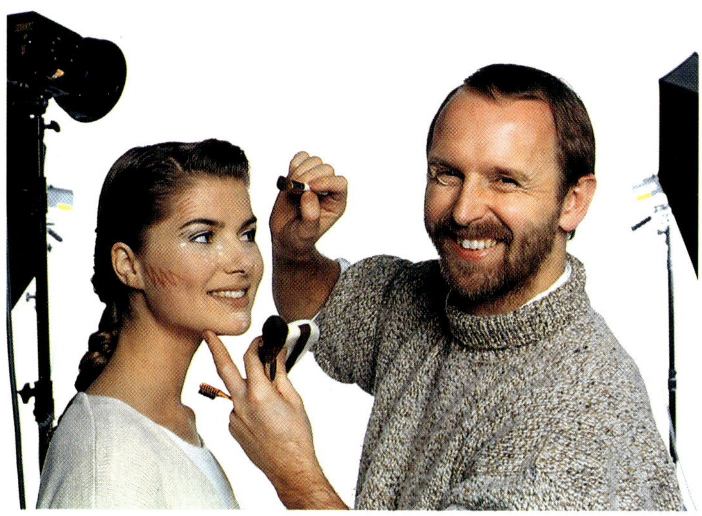

Profi Horst Kirchberger: schminkt in internationalen Fotostudios und im eigenen Make-up-Beratungsinstitut

Gesine Margenburg: „Für mich hat Make-up einerseits mit Laune zu tun, andererseits mit Sicherheit. Mit Laune meine ich, daß man sich überhaupt nur dann schminkt, wenn man Lust darauf hat, und daß man es so tut, wie es diesem Impuls entspricht, also nicht den Modetrends folgend. Andererseits gebe ich zu, daß auch beim Make-up Routine und eine gewisse Fertigkeit im Schminken, die man sich erarbeitet hat, hilfreich sein kann. Es hat einfach Vorteile, wenn man sich ein tolles Make-up mit der gleichen Selbstverständlichkeit und Mühelosigkeit machen kann, mit der man sich ein Kleidungsstrück aus dem Schrank greift, das einem besonders gut steht. So was zahlt sich vor allem dann aus, wenn man mal nicht gut drauf ist."

freundin: Was ist für Sie beim Schminken das Wichtigste?

Horst Kirchberger: „Die Perfektion, mit der man die Grundierung macht. Hauptsache dabei ist aber nicht, daß sie gut deckt, das sieht meistens einfach nur unnatürlich aus. Die Haut muß trotz Foundation und Puder transparent wirken und vor allem: Die Farbe muß stimmen."
Gesine Margenburg: „Am wichtigsten ist für mich, außer einem ruhigen, ebenmäßigen Hautton und einem frischen, gut plazierten Rouge, daß die Augen offen wirken und nicht zugeschminkt."

freundin: Wie wichtig ist es für Sie, daß ein Make-up modisch ist?

Horst Kirchberger: „Überhaupt nicht. Meine Beratungen zielen rein auf die Personen ab mit ihren individuellen Farben und Formen."
Gesine Margenburg: „Der häufigste Fehler, den Frauen beim Make-up machen, ist der, daß sie sich mehr nach einem Trend als nach ihrem Typ richten. Ich finde nichts dabei, daß eine Frau, die ihren Stil gefunden hat, ihn grundsätzlich beibehält und nur dann experimentiert, wenn sie Lust dazu hat."

freundin: Und Sie – schminken Sie sich selbst?

Horst Kirchberger: „Sie werden lachen – ich verwende seit Jahren Selbstbräuner oder einen bräunlichen Terracottapuder, weil ich dann einfach besser und gesünder aussehe, ohne daß ich mich in die Sonne legen muß. Jeder, dem ich das sage, wundert sich, denn gesehen hat's noch keiner."
Gesine Margenburg: „Bei der Arbeit schminke ich mich so gut wie nie. Wenn ich mich schönmache, komme ich mit Terracottapuder, Mascara und Lippenstift aus. Daran ist wohl eine gewisse Überfütterung mit allem, was Make-up betrifft, schuld, aber auch mein sportlicher Typ. Mir steht einfach nicht mehr, und ich mache mir kein aufwendiges Make-up, nur damit man sieht: Die kann sich aber toll schminken!"

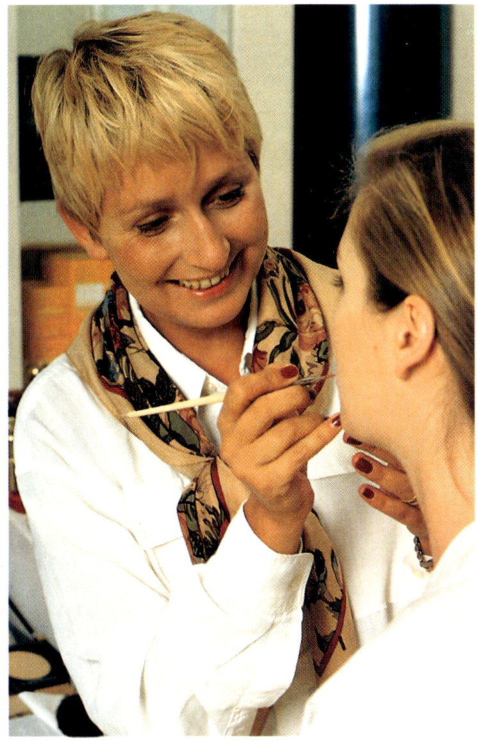

Profi Gesine Margenburg: schminkt Models für Mode- und Kosmetikaufnahmen von Zeitschriften und Werbeagenturen

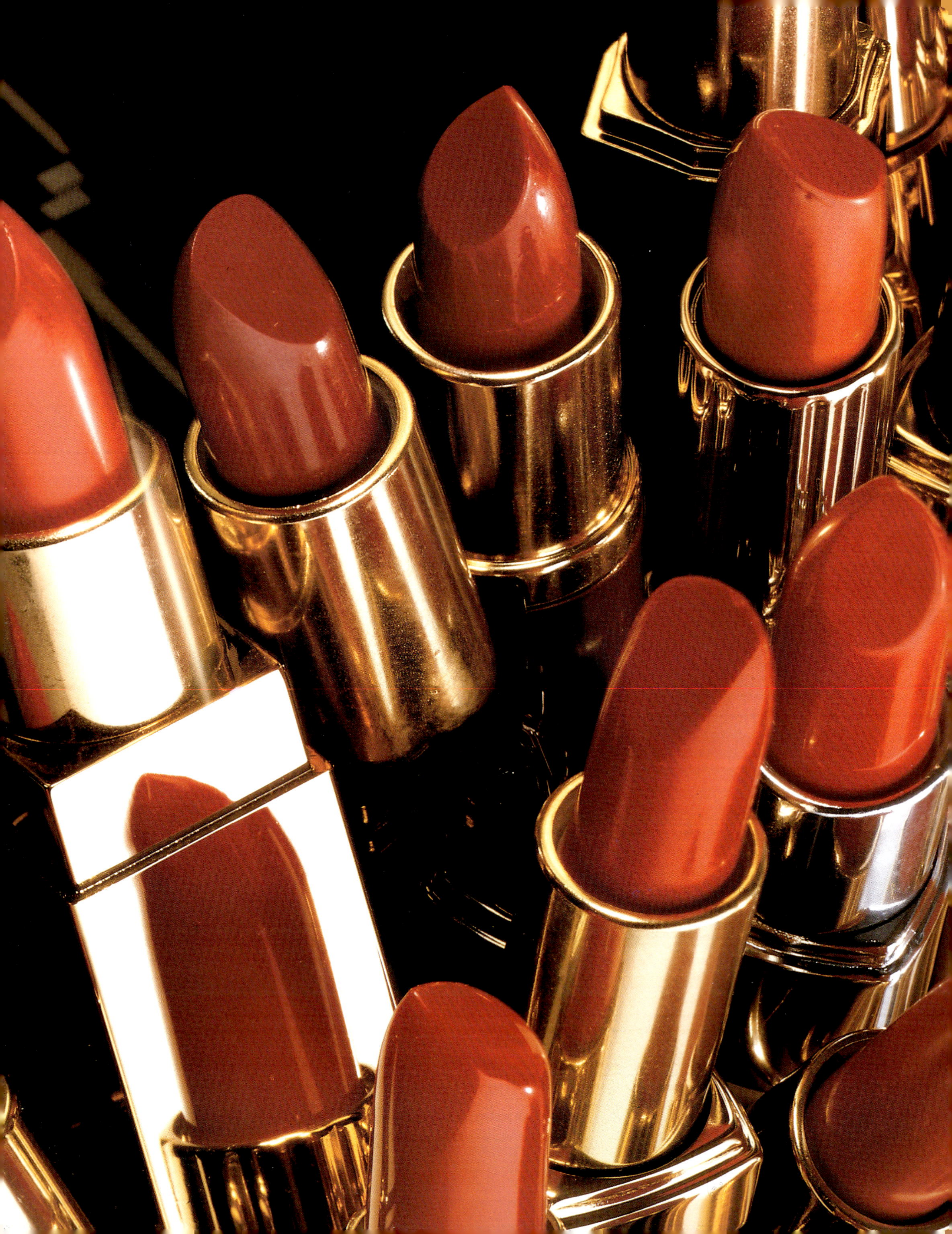

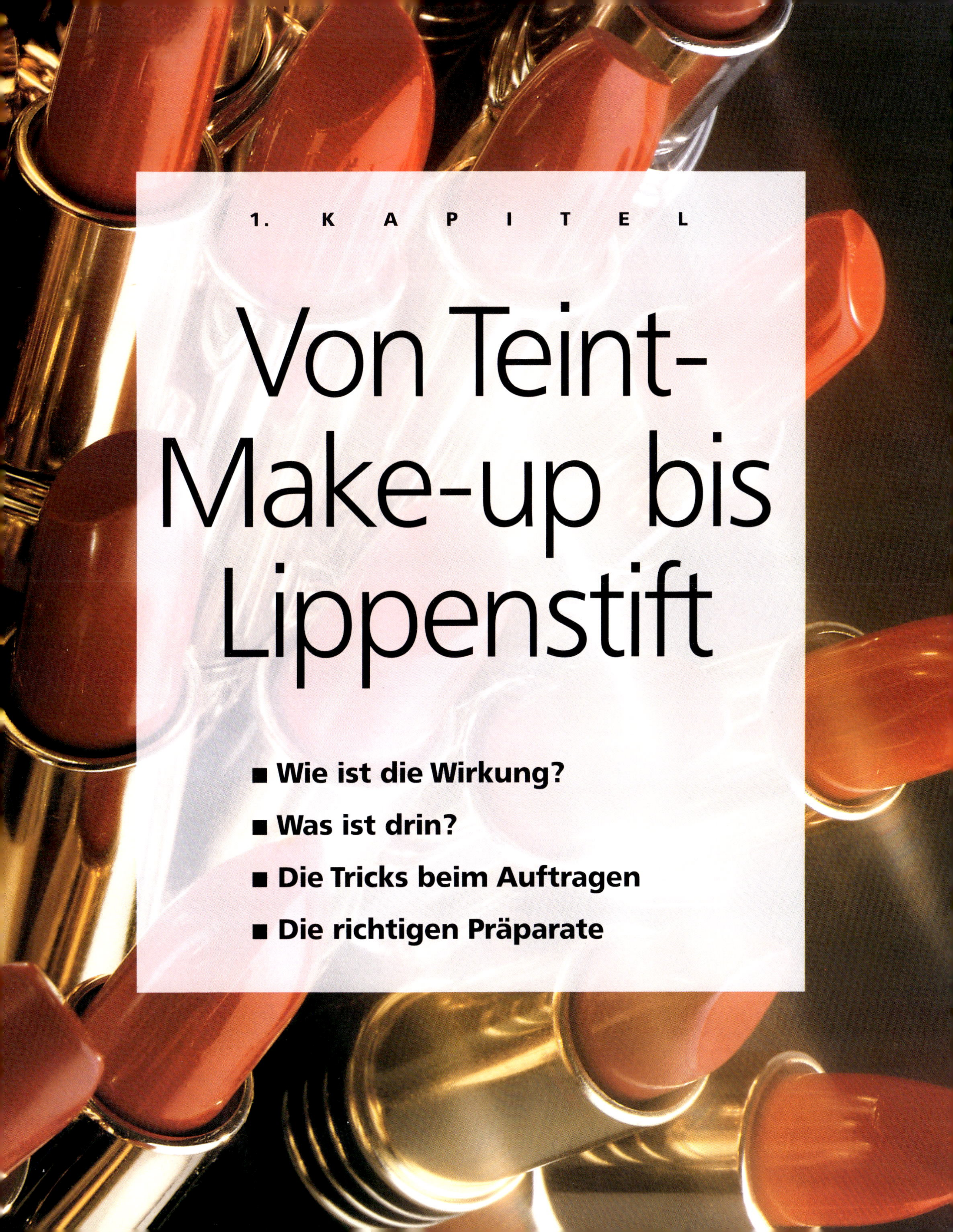

1. KAPITEL

Von Teint-Make-up bis Lippenstift

- Wie ist die Wirkung?
- Was ist drin?
- Die Tricks beim Auftragen
- Die richtigen Präparate

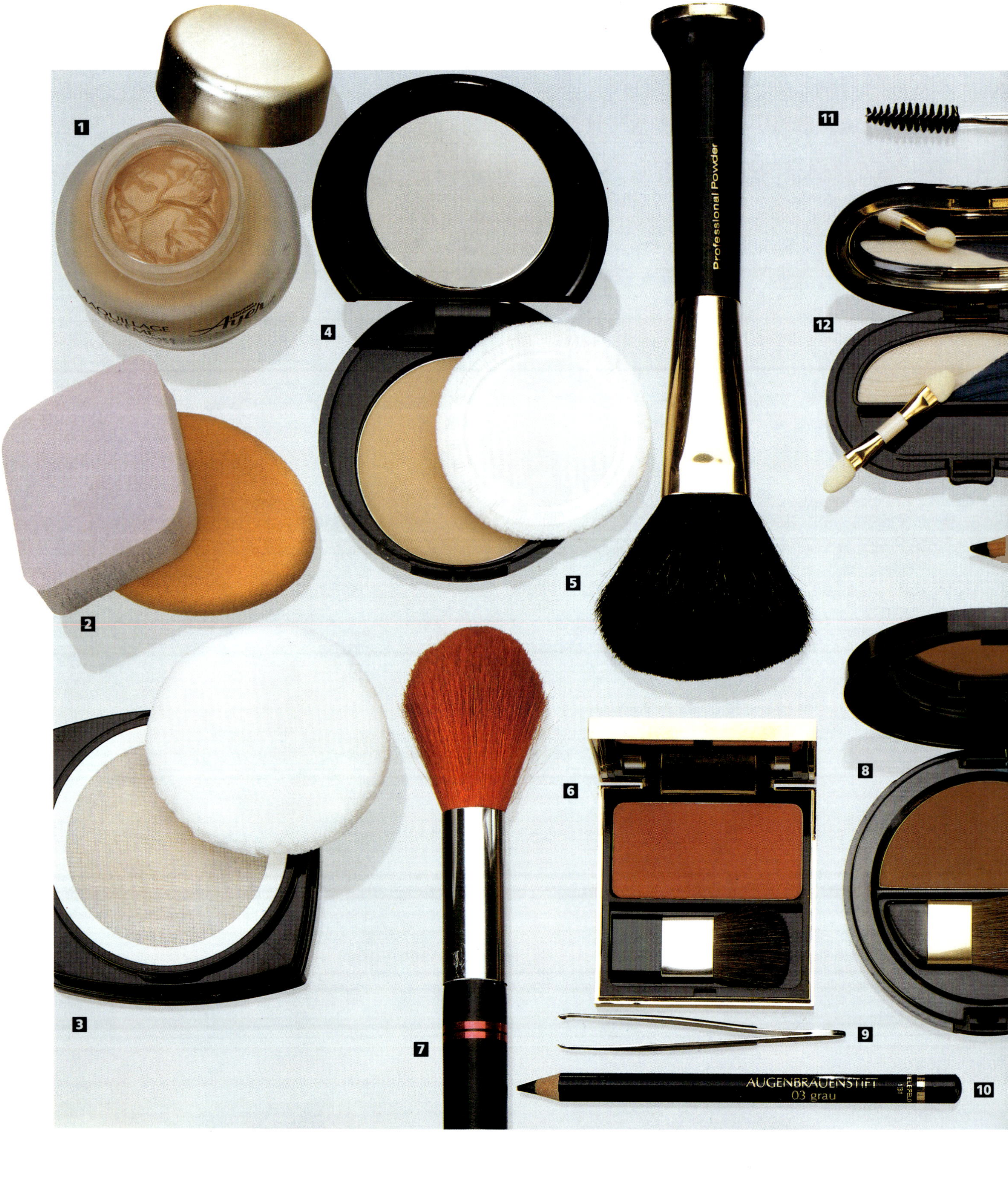
1
11
Professional Powder
4
12
5
2
8
6
3
9
7
AUGENBRAUENSTIFT
03 grau
10

GRUNDAUSSTATTUNG

Alles, was Sie für ein perfektes Make-up brauchen

Außerdem empfehlenswert: Zusätzliche Lippenstift- und Lidschattenfarben oder eine zweite, dunklere Grundierung für die Sommermonate

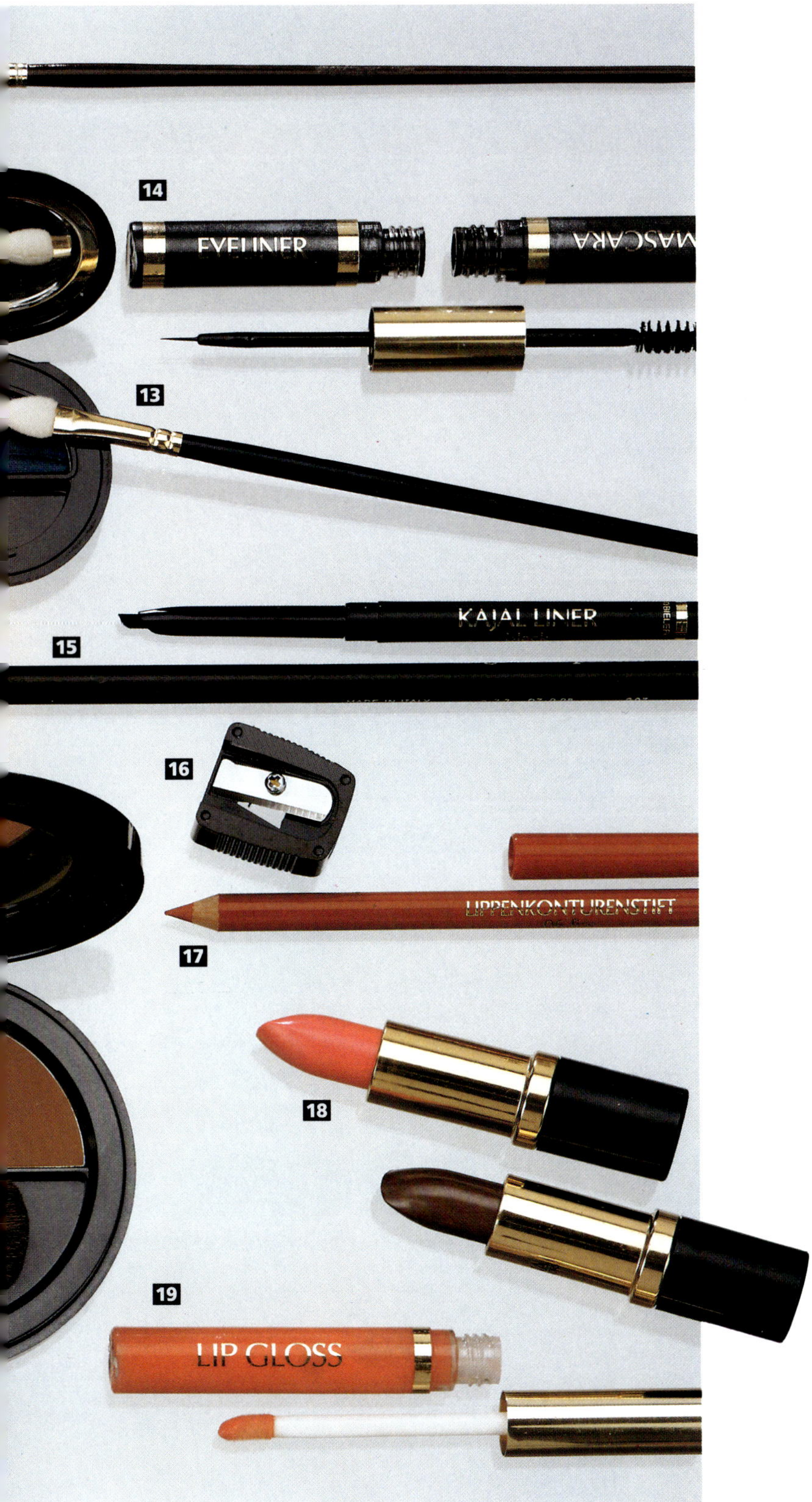

1 *Teintgrundierung, perfekt zum Hautton passend* **2** *Schminkschwämmchen aus Latex, oval oder rautenförmig* **3** *Loser Transparentpuder mit Quaste* **4** *Kompaktpuder (für die Handtasche)* **5** *Puderpinsel zum Auftragen von losem Puder* **6** *Rougepuder* **7** *Rougepinsel, mit dem sich besser arbeiten läßt als mit dem kleinen Pinsel aus dem Döschen* **8** *Brauner Puder zum Schattieren (kein Muß!)* **9** *Pinzette zum Brauenzupfen* **10** *Augenbrauenstift* **11** *Spiralbürstchen zum Formen der Brauen und Trennen der Wimpern* **12** *Lidschattenpuder* **13** *Lidschattenapplikator mit langem Stiel (liegt besser in der Hand als der kleine)* **14** *Eyeliner und Mascara* **15** *Kajalstift: zum Herausdrehen oder zum Spitzen* **16** *Spitzer für Kajal-, Augenbrauen- und Lippenkonturstift* **17** *Lippenkonturstift* **18** *Heller und dunkler Lippenstift* **19** *Lip gloss*

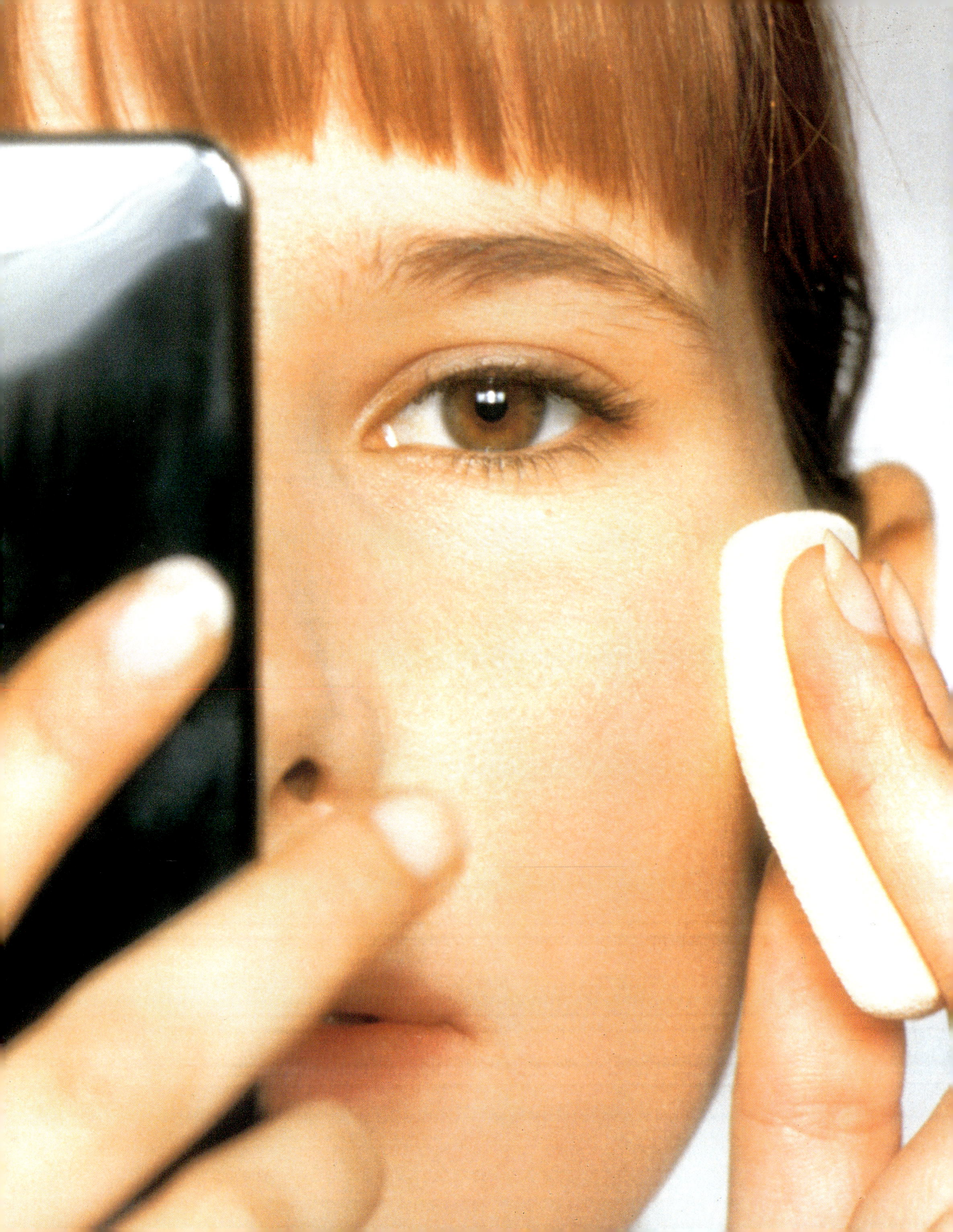

DIE TEINTGRUNDIERUNG

Die Grundierung deckt Hautfehler ab und macht den Teint schön ebenmäßig. Je aufwendiger das Make-up, desto perfekter sollte sie sein

Was ist das überhaupt: Grundierung?

■ Teintgrundierung (wird auch Teint-Make-up oder Fond de Teint genannt) ist eine hautfarbene Tönungscreme, die über der Tagescreme aufgetragen wird und das Hautbild beleben und egalisieren soll ... Je nachdem, ob die Haut eher natürlich oder ganz perfekt und gleichmäßig aussehen soll, kann man – dem Anlaß entsprechend – zwischen transparenten oder stark deckenden Präparaten wählen.

Warum ist Grundierung so wichtig?

■ Wenn die Haut gerötet und fleckig ist oder gar speckig glänzt, kommt das schönste Lippen- und Augen-Make-up schlecht nicht zur Geltung. Das Gesicht wirkt dann insgesamt unruhig. Wichtig ist das Teint-Make-up bei Hautfehlern wie Äderchen und Unreinheiten mit Ausnahme von Sommersprossen.

Ideal für das Abend-Make-up: Kompaktgrundierung aus dem Spiegeldöschen. Es wird mit einem Schminkschwämmchen aufgetragen und deckt die Haut perfekt ab

Welche Arten von Teintgrundierung gibt es?

■ Alle Teintgrundierungen bestehen aus zwei Komponenten: einer Emulsion (= Fett und Feuchtigkeit) und der Farbpaste (= Puder und Pigmente). Hinzu kommen feuchtigkeitsspendende und -bewahrende Wirkstoffe und häufig auch noch ein Lichtschutzfilter. Je höher der Puderanteil, desto deckender ist die Grundierung.

■ Flüssiggrundierung oder auch sogenanntes Transparent-Make-up (meist in der Tube) ist, wie der Name schon sagt, relativ flüssig und enthält wenig Fett und Puder. Flüssiggrundierung egalisiert die Haut etwas; Rötungen und Unreinheiten kann sie jedoch nicht abdecken. Wegen ihres geringen Fett- und Puderanteils eignet sie sich besonders für ölige Haut.

■ Cremegrundierung (meist in Flaschen oder Glastiegeln) ist ideal bei trockener Haut, da sie verhältnismäßig viel Fett und Feuchtigkeitssubstanzen enthält. Die Deckkraft des Produkts richtet sich nach dem darin enthaltenen Puderanteil. Grundsätzlich gehören die cremigen Grundierungen zu den gut deckenden Teint-Make-ups und sind besonders geeignet zum Egalisieren leicht unruhiger Haut mit Äderchen.

■ Kompaktgrundierung (im Spiegeldöschen mit Schwämmchen) ist die Grundierung mit der besten Deckkraft, weil sie am meisten Pigmente und Puder enthält. Mit trockenem Schwämmchen aufgetragen, wirkt Kompaktgrundierung fast wie Puder, nur stärker deckend. Normalerweise werden die „Kompakten" mit einem angefeuchteten Schwämmchen aufgetragen, das ergibt ein schöneres Hautbild.

■ Make-up-Stifte sind Kompaktgrundierungen in anderer (länglicher) Form. Die Konsistenz ist etwas weicher, die Deckkraft aber gleich. Die Farbe wird wie beim Kompakt-Make-up mit einem Make-up-Schwämmchen vom Stift abgenommen und dann verteilt.

■ Getönte Tagescreme: Wie der Name schon sagt, handelt es sich eher um eine Creme als um ein Make-up. Sie schützt die Haut wie eine Tagescreme und verleiht ihr eine leichte Tönung, deckt aber nicht ab.

Regeln für perfektes Grundieren

■ Die Farbe der Grundierung muß sehr genau zum Hautton passen.

■ Teintgrundierung in möglichst kleinen Portionen auf die Haut bringen.

■ Das geht am einfachsten, wenn man erst einen Klecks oder Tropfen auf den Handrücken gibt und das Präparat von dort mit den Fingerspitzen im Gesicht verteilt.

■ Ausnahme: Kompaktgrundierung. Sie wird nicht mit den Fingern, sondern nur mit dem Schwämmchen aufgetupft.

■ Prinzipiell gilt: Lieber mehrere dünne Schichten auftragen als eine dicke. Und: Lieber viele kleine Tupfer verteilen.

■ Flüssig- und Cremegrundierung nach dem Auftragen mit einem Schminkschwämmchen betupfen, damit sich die Grundierung perfekt mit der Haut verbindet. Das Make-up-Schwämmchen Zentimeter für Zentimeter mit leichten Drehbewegungen sanft gegen die Haut drücken.

■ Übergänge zu Hals und Haaransatz sehr sorgfältig verwischen.

So findet man die richtige Farbe

■ Die Grundierung soll den gleichen Farbton haben wie die Haut. Auch zum Hals darf kein Farbunterschied sichtbar sein. Nur wenn die Farbe weder zu hell noch zu dunkel, nicht rosiger und nicht grauer als die Haut ist, sieht sie natürlich aus und läßt sich gut verteilen, ohne daß Ränder entstehen.

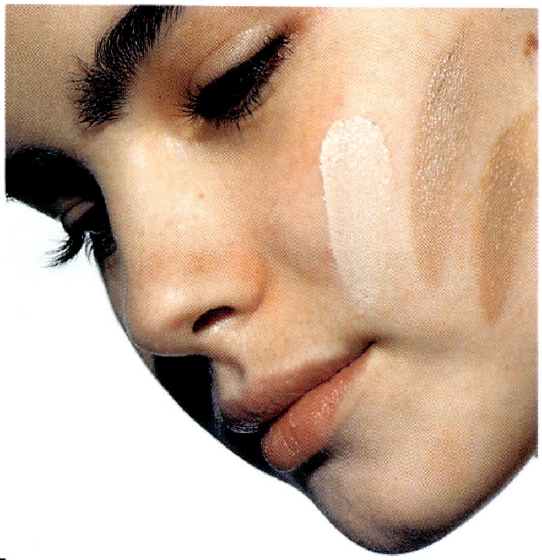
1

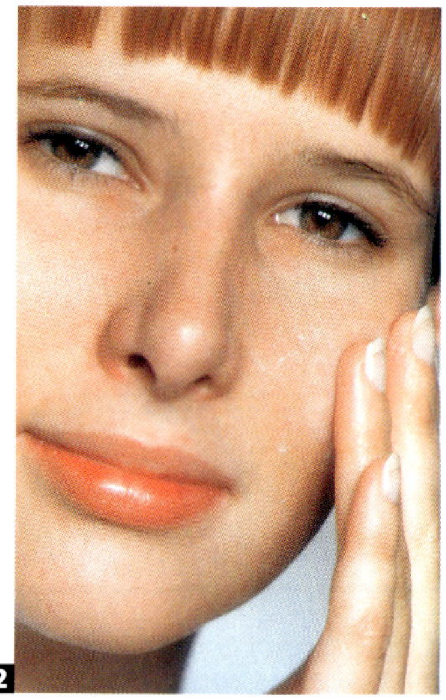
2

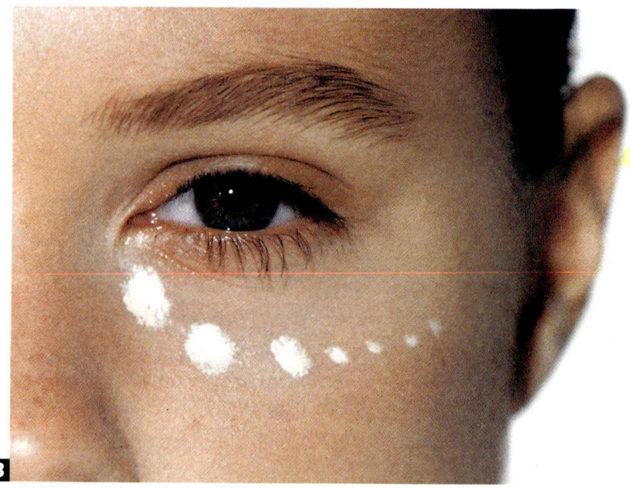
3

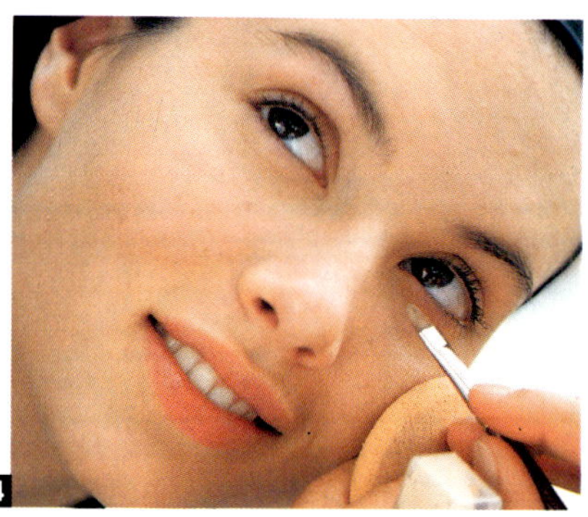
4

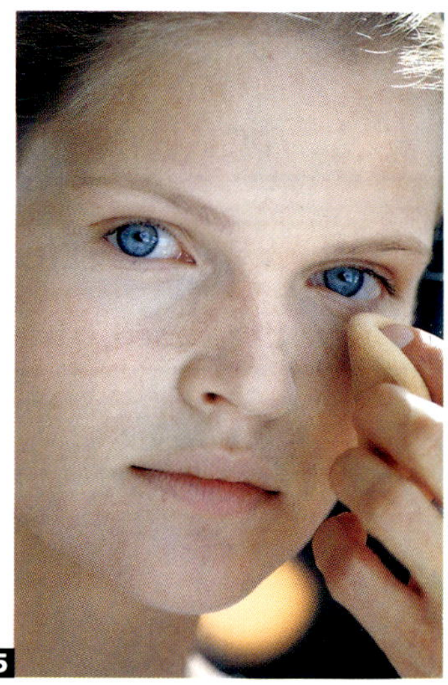
5

1 Make-up-Farben beim Kauf nicht auf dem Handrücken ausprobieren, sondern im ungeschminkten Gesicht; bei Tageslicht den Farbton noch einmal testen. Der Ton, der am wenigsten von der Haut absticht, ist richtig. 2 Vor dem Auftragen der Teintgrundierung das Gesicht eincremen, das ist besser für die Haut. Außerdem läßt sich die Grundierung auf einer dünnen Schicht Feuchtigkeitscreme gleichmäßiger auftragen, sie sieht perfekter aus und hält auch länger. 3 Augenringe zuerst mit Teint-Make-up grundieren. Dann mit heller Abdeckcreme mehrere Punkte unter die Augen setzen, und die Farbe sanft mit den Fingerspitzen in die Haut klopfen. 4 Profis decken Augenringe mit einem feinen Pinsel ab. Die Abdeckcreme läßt sich damit dünner und gleichmäßiger bis unter die Wimpern verteilen. Wer's nachmachen will, darf mit dem Pinsel immer nur winzige Tupfer Deckcreme aufnehmen und sollte von innen nach außen malen. 5 Damit die Abdeckfarbe unterm Auge nicht zu dick wird und sich beim Lachen in die Fältchen setzt, betupft man die Haut zum Schluß noch vorsichtig mit dem Schminkschwämmchen

Eine Rolle bei der Wahl der Farbe spielt neben dem Hautton auch das Licht, in dem man die Teintgrundierung vorzugsweise tragen wird. In einem warmen Licht, beispielsweise bei Kerzenschimmer und gelbem Lampenlicht darf der Make-up-Ton etwas kühler sein, das heißt, rosige Farben und solche mit einem leichten Graustich sind richtig. Kaltes Neon- oder Tageslicht dagegen erfordert warme Goldgelb-Nuancen. Was nicht bedeutet, daß das Teint-Make-up gelbbraun oder rotbraun sein sollte. Bräunliche Töne sind so gut wie immer falsch – es sei denn, man ist wirklich frisch naturgebräunt, und der Hautton entspricht dieser Farbe.

Schadet Make-up der Haut?

■ Nicht, wenn man ein mit dem Hauttyp verträgliches Teint-Make-up verwendet und das Gesicht abends gründlich reinigt. Je trockener die Haut ist, desto fetthaltiger soll die Grundierung sein, während sich bei einem öligen Teint ein fettarmes Produkt besser eignet. Hält man sich an diese Regeln, dann ist Make-up sogar nützlich. Die Haut wird nicht nur besser vor Staub und Schmutz geschützt, sondern durch die mehr oder minder dicke Farbpigmentschicht bis zu einem gewissen Grad auch vor Langzeitschäden durch UV-Licht. Diese Schäden werden bereits durch ganz normales Tageslicht, nicht nur durch Sonnenbrand, verursacht.

Das alte Vorurteil, Make-up verstopfe die Poren und behindere die „Hautatmung", ist auch deshalb längst entkräftet, weil selbst die kleinsten Puder- und Farbpartikel zu groß sind, um in die Haut eindringen zu können. Außerdem verwendet man heute Substanzen, die nicht aufquellen und dadurch die Haut belasten, wie das früher der Fall war.

Teint-Make-up auf unreiner Haut?

■ Auf Make-up braucht man auch bei einer irritierten, unreinen Haut nicht zu verzichten. Im Gegenteil: Eine gut deckende Grundierung läßt den Teint weniger unruhig aussehen, und man fühlt sich gepflegter und attraktiver. Wichtig ist nur, daß das Produkt möglichst fettarm ist und antibakterielle Wirkstoffe enthält. Grundierungen aus Akne-Pflegeserien sind fast oder völlig fettfrei und enthalten hohe Dosen von desinfizierenden und entzündungshemmenden Stoffen. Wegen einiger weniger Pickelchen sollte man allerdings nicht gleich zu einem solchen Spezial-Make-up greifen,

PROFI TIP ***Optimales Schminklicht ist Tageslicht ohne direkte Sonne. Am besten setzt man sich so zum Fenster, daß das Licht ins Gesicht und nicht direkt in den Spiegel fällt. Im Spiegel sollte das ganze Gesicht zu sehen sein.***

da es die Haut zu stark austrocknen kann. Einzelne Pickel deckt man am besten (über der gewohnten Grundierung) zusätzlich mit einem hellen Pickelstift ab. Pickelstifte enthalten antiseptische Wirkstoffe, die Entzündungen schneller abheilen lassen. Winzige Unreinheiten kann man sehr gut mit einem spitzen Pinsel übermalen, indem man die Farbe vom Pickelstift abnimmt und punktgenau aufträgt.
Der Pinsel muß allerdings immer frisch mit Alkohol desinfiziert sein.

PROFI TIP ***Wer sich im Badezimmer schminkt, braucht weiße Wände, die möglichst gleichmäßig ausgeleuchtet sind. Gut: Leuchtstoffröhren oder eine Reihe Glühbirnen rechts und links vom Spiegel. Lichtquellen von oben werfen Schatten. Farbige Wände verfälschen die Farben.***

Augenringe? So verschwinden sie

■ Zum Abddecken von Augenringen und Hautanomalien gibt es spezielle Abdeckcremes. Sie enthalten besonders viel deckendes Pigment. Die Farbe sollte heller sein als die der Grundierung. Auch wenn es die Profis umgekehrt machen: Als Laie trägt man besser erst die Teintgrundierung und dann die Abdeckcreme auf. Sie läßt sich auf der Grundierung unauffälliger einblenden und trocknet auch die feine Haut unterm Auge weniger aus.

Die Abdeckcreme mit einem flachen Pinsel oder einem Schaumstoffapplikator sparsam auf die Haut tupfen. Dann das Präparat mit den Fingerspitzen zart in die Grundierung klopfen, bis alle Ränder verschwunden sind. Zum Schluß vorsichtig mit losem Puder darübergehen.

Den Hals mitschminken?

■ Am einfachsten und besten ist es, wenn die Grundierung im Gesicht farblich exakt mit dem Hautton unterhalb des Kinns übereinstimmt. Dann braucht man den Hals nicht mitzuschminken und läuft auch nicht Gefahr, daß entlang der Gesichtskontur ein Farbrand entsteht. Die Grundierung einfach mit den Fingerspitzen oder dem Schminkschwämmchen zum Hals hin noch einmal gut verstreichen. Die Ohren und den Haaransatz dabei mit einbeziehen. Den Hals nur überpudern. Diese Schminktechnik hat auch den Vorteil, daß Blusenkragen und Ausschnittränder nicht mit der Farbe in Kontakt kommen.

Werden Make-up-Produkte schlecht?

■ Verschlossen und dunkel aufbewahrt, also nicht gerade auf der Fensterbank im Badezimmer, hält eine Grundierung mindestens 18 Monate. Hat man die Tube, das Fläschchen oder den Tiegel erst mal geöffnet, ist es natürlich wichtig, daß

1 Der Abdeckstift hat die Form eines Lippenstiftes und ist noch pastiger als Kompakt-Make-up. Kleine Unreinheiten, Flecken oder Äderchen lassen sich gut damit retuschieren – auch am Dekolleté (Abdeckcremes sind weicher und eignen sich besser für größere Flächen wie rote Wangen oder Augenringe). 2 Um Ränder unterm Kinn zu verwischen, tupft man nach dem Auftragen der Grundierung noch einmal mit dem angefeuchteten und gut ausgedrückten Schminkschwämmchen über die Gesichtskonturen. Die Farbe soll nahtlos in den Hautton des Halses übergehen. 3 Schminkschwämmchen müssen so geformt sein, daß sie sich gut den Vertiefungen im Gesicht (Nasenfalte, Kinngrübchen, Augenhöhlen) anpassen. Gute Schwämmchen sind aus Latex (= Naturkautschuk). Dieses Material ist fest und elastisch zugleich, vor allem aber sehr feinporig. Große Poren würden zuviel Make-up aufsaugen und es nicht gleichmäßig wieder abgeben. 4 Das Teint-Make-up zwischendurch ausbessern? Kein Problem, wenn man vorher den Fettglanz mit Kosmetiktüchern wie mit einem Löschblatt aufsaugt. Die Tüchlein flach gegen die Haut drükken – nicht wischen! 5 Weil Teint-Make-up am Dekolleté meist Ränder am Ausschnitt hinterläßt, schminkt man es besser nicht und paßt statt dessen den Hautton des Gesichts farblich an. Das Dekolleté nur pudern

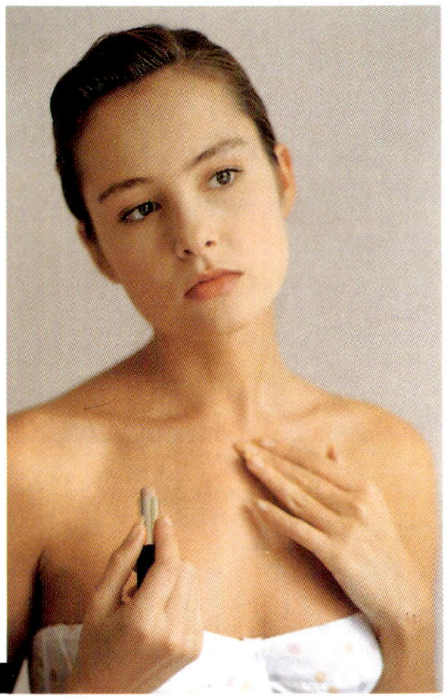

1

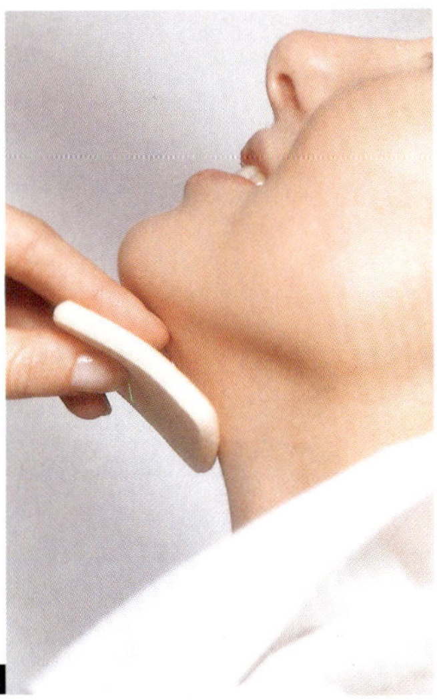

2

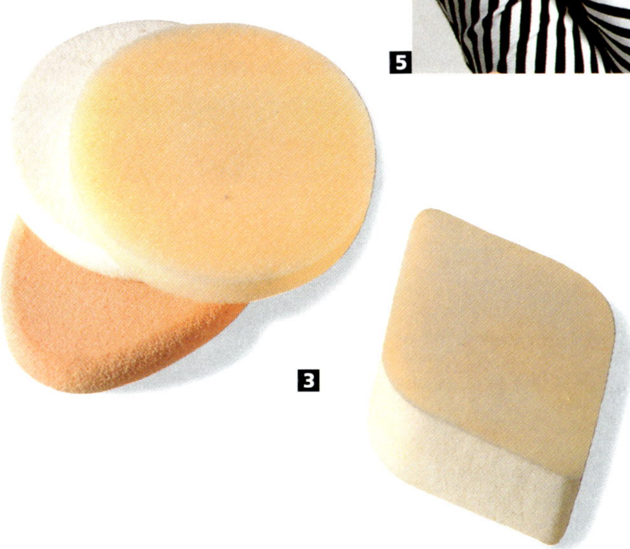

3

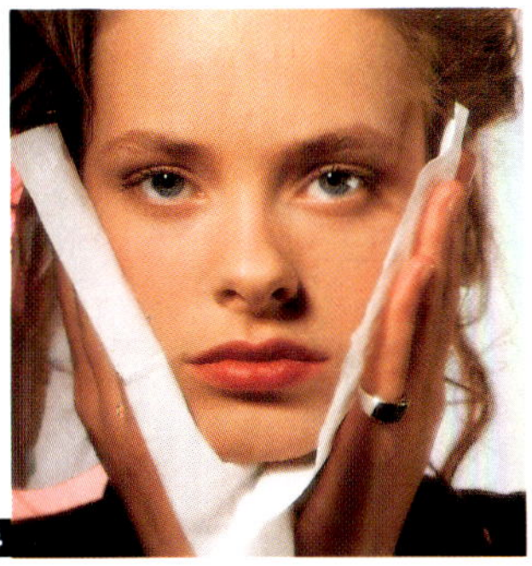

4

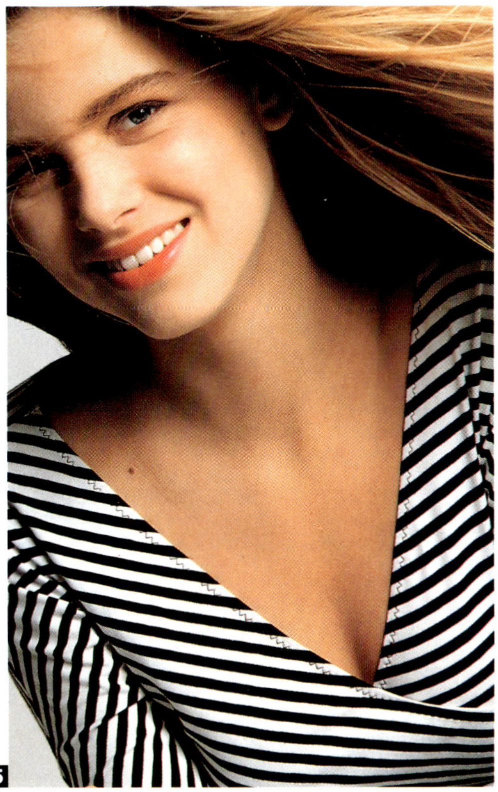

5

möglichst wenig Keime eindringen. Wer die Grundierung mit den Fingern aus der Flasche holt, sollte sie zumindest immer frisch gewaschen haben. Auch Spatel, die vielen Teintgrundierungen in Flaschen beiliegen, sind nur dann hygienisch, wenn sie nach jedem Gebrauch mit Wasser und Seife gereinigt werden. Schminkschwämmchen, die mit dem Flaschenrand in Berührung kommen, sollte man ebenfalls möglichst oft auswaschen.

Teintgrundierungen sind wie alle Kosmetikprodukte für die oben erwähnte Gebrauchszeit ausreichend konserviert. Beginnt sich ein Produkt zu zersetzen oder riecht es unangenehm, wirft man es besser weg.

So hält die Grundierung länger

■ Je besser ein Teint-Make-up zum Hauttyp paßt, desto länger bleibt es ohnehin perfekt. Wenn ganz besondere Haltbarkeit angesagt ist – beispielsweise beim Abend-Make-up –. gibt es einen Trick: Das fertige Make-up kurz mit dem hauchfeinen Wassernebel aus der Sprühdose befeuchten, abtupfen und anschließend überpudern. Der Feuchtigkeitsnebel kann auch vor dem Schminken zur Erfrischung aufgesprüht werden.

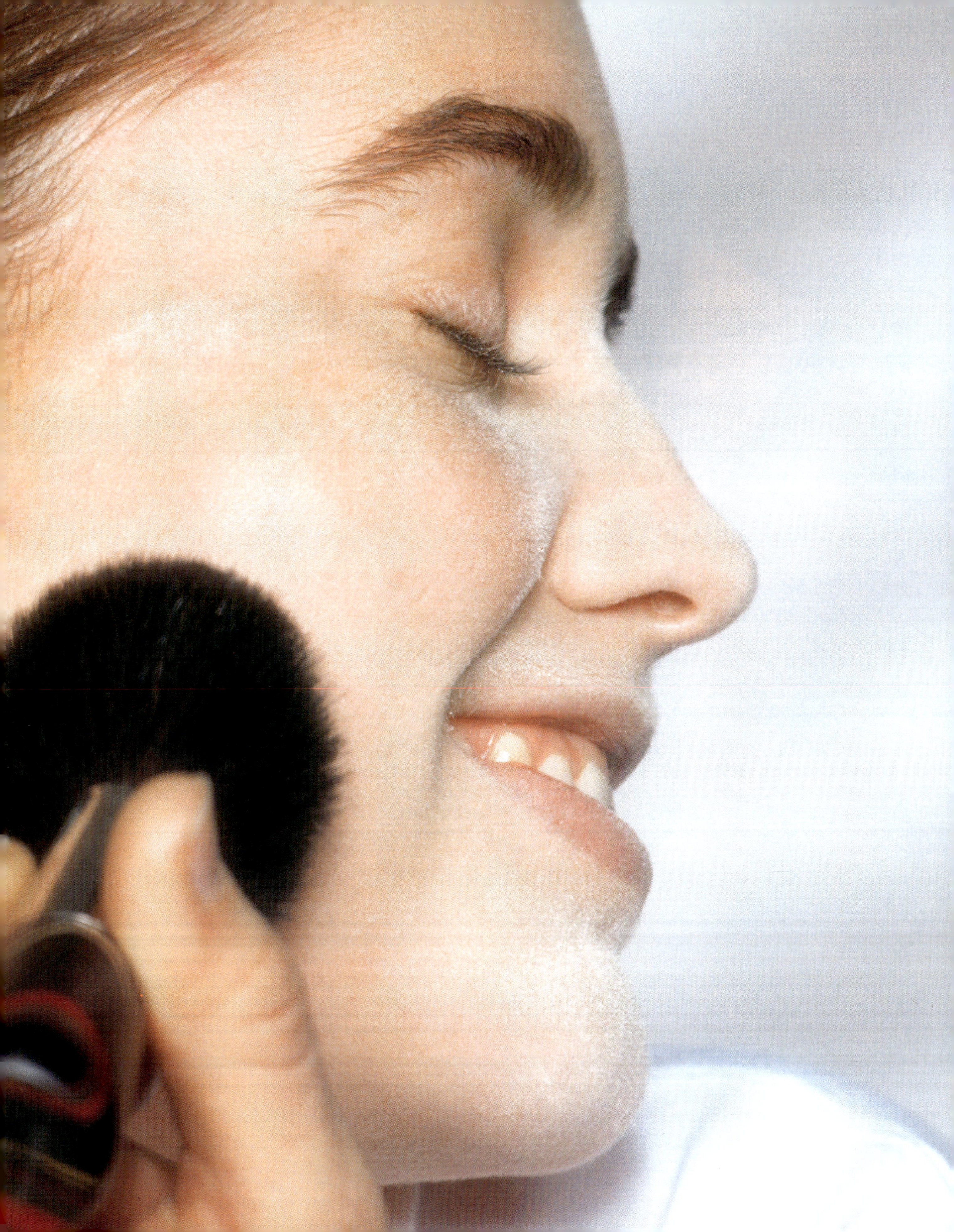

DER PUDER

Puder kann mehr als nur der Haut den Fettglanz nehmen. Unentbehrlich ist er vor allem als „Weichmacher" aller Farbübergänge

Was Puder alles kann

■ Für reichlichen Gebrauch von Puder gibt es mindestens drei Argumente: Puder nimmt den Fettglanz und verleiht der Haut einen matten Seidenschimmer. Er fixiert die darunterliegende Teintgrundierung, so daß sie länger perfekt bleibt, und – was viele nicht wissen – man kann mit Puder mißlungene Farbübergänge beim Rouge und beim Lidschatten mühelos ausbessern.

■ Mattieren: Zu jedem Make-up, das Anspruch auf eine gewisse Perfektheit erhebt, gehört ein gleichmäßiger, matter Teint; Fettglanz sieht zu einem kräftigen Augen-Make-up oder zu einem lebhaft geschminkten Mund immer leicht schmuddelig aus. Nur mit Puder ist dieser schöne matte Effekt zu erzielen.

■ Fixieren: Puder wird in der Regel über die Teintgrundierung gegeben. Durch sanftes In-die-Haut-Pressen mit der Quaste verbinden sich Grundierung und Puder zu einer Art zweiter Haut, die nicht nur schöner aussieht, sondern auch haltbarer ist als bloßes Teint-Make-up.

■ Überblenden: Ein Wangenrouge, das zu kräftig geraten ist oder dessen Ränder sich zu deutlich vom Teint abgrenzen, braucht man nur mit Puder zu bestäuben – schon wird die Farbe sanfter, der Übergang weich. Wichtig: Nicht wischen, sondern die Quaste locker aufdrücken oder leicht aufklopfen. Auch fürs Augen-Make-up gilt: Wenn Farben zu grell geworden sind oder nicht weich genug ineinanderfließen, mit einem (mittelgroßen) Pinsel etwas Puder auftragen.

■ Puder über der Teintgrundierung erleichtert das Auftragen von Rouge und Lidschatten ganz wesentlich. Die Pinsel gleiten besser, die Farbe verteilt sich gleichmäßiger. Auch einem völlig ungeschminkten Teint verleiht Puder einen Hauch Vollkommenheit. Die Haut wirkt gepflegter, ohne geschminkt auszusehen.

■ Angenehmer Nebeneffekt: Puder saugt nicht nur Hautfett auf, sondern auch Schweißtröpfchen. Außerdem kühlt er etwas.

Losen Puder kann man auch – statt mit einer Quaste – mit einem dicken, weichen Profipinsel übers Gesicht stäuben

Lose oder gepreßt: Was nimmt man wann?

■ Wann immer es möglich ist – auf jeden Fall also zu Hause am Schminkplatz –, sollte man den feinen Talkumstaub aus der großen Dose verwenden. Gepreßter Puder im Spiegeldöschen (= Kompaktpuder) ist für die Handtasche, also nur für Retuschen unterwegs gedacht. Der Grund: Loser Puder wird von der Haut leicht und üppig aufgenommen, er läßt sich großzügig verteilen und, wenn's mal zuviel war, auch leicht wieder wegpinseln. Beim Kompaktpuder dagegen kann man nur Miniportionen mit einer Miniquaste vom Puderstein abnehmen – großzügiges Arbeiten ist unmöglich. Profis verwenden deshalb ausschließlich losen Puder.

Regeln für perfektes Auftragen

■ Reichlich Puder mit einer großen, dicken, flauschigen Quaste (oder einem sehr dicken Puderpinsel) aus der Dose nehmen.

■ Die Quaste nicht direkt ins Gesicht bringen, sondern erst am Handrücken etwas abklopfen. Dabei hält sich ein Großteil des Puders in der Quaste, überschüssiger fliegt weg.

■ Die Quaste zentimeterweise gegen die Haut drücken oder leicht aufklopfen. Dabei wird der aufgenommene Puder gut dosiert an die Haut abgegeben. Wichtig: Nicht wischen, nur drücken!

■ Nase, Kinn und Stirnmitte mehrfach pudern, da hier besonders viele Talg- und Schweißdrüsen sitzen. Vor allem in die Vertiefungen um die Nasenflügel herum den Puder regelrecht „einarbeiten".

Woraus besteht Puder?

■ Früher war feines Reis- oder Getreidemehl die Basis für Puder. Aus dieser Zeit stammt auch noch das Vorurteil, Puder schade der Haut. Denn tatsächlich quoll der Mehlstaub in Verbindung mit Schweiß auf, verstopfte die Poren und verursachte dadurch Pickel und Mitesser.

Heute kann das nicht mehr passieren. Der Puder besteht zu rund 90 Prozent aus dem Naturstoff Talkum, der Schweiß und Fett aufsaugt und deshalb gut haftet. Hinzu kommen mikrofeines Kaolin (weiße Tonerde), Kalziumkarbonat (Kreide), Magnesiumpulver, Farbpigmente, Seide, pflegende Substanzen und teilweise sogar UV-Filter.

Kompaktpuder ist Puder, der mit Bindemittel und Fetten verfestigt wurde. Er eignet sich für schnelle Korrekturen zwischendurch, da man ihn in der Handtasche überallhin mitnehmen kann.

PROFI **TIP** ***Vor dem Nachpudern immer zuerst den Fettglanz wegnehmen, damit das Make-up nicht verschmiert. Einfach ein Stück saugfähiges Papier gegen die Haut drücken – Kosmetiktüchlein, Serviette, Toilettenpapier, was immer zur Hand ist.***

Getönt oder transparent?

■ Am einfachsten ist transparenter, also farbloser Puder zu handhaben. Er paßt sich jeder Haut und Teintgrundierung an. Verwendet man getönten Puder, muß er der Farbe der Grundierung möglichst genau entsprechen. Gibt man ihn direkt über die Tagescreme, sollte er so hell sein wie die Haut. Vorsicht bei dunklem Puder. Er betont eventuelle Fältchen, und das Teint-Make-up wird leicht fleckig, wenn man ihn nicht extrem fein verteilt.

Nicht unproblematisch ist Gesichtspuder mit Gold- und Silberschimmer. Vor allem auf Nasenrücken, Kinn und Stirn kann er Glanzeffekte setzen, die man normalerweise durch Puder gerade verhindern will. Glanzpuder deshalb nur an Stellen auftragen, die Hervorhebung wirklich vertragen (Wangenknochen, Jochbögen, Halsgrube, Schultern). Tagsüber besser ganz darauf verzichten.

1 *Damit die Puderschicht fein und gleichmäßig wird, darf der Puder nicht dick auf dem Pinsel (oder der Quaste) liegen. Deshalb vor dem Auftragen leicht über die Spitzen der Pinselhärchen pusten (Quasten am Handrücken etwas abklopfen).* **2** *Vielbenutzte, speckige Quasten sind Bakterienträger, die Unreinheiten verstärken können. Bei fettiger, unreiner Haut deshalb Puder mit einem frischen Wattepad auftragen, das anschließend weggeworfen wird.* **3** *Die sogenannte T-Zone (Kinn, Nase, Stirn) besonders sorgfältig mattieren. In diesem Bereich niemals Puder mit Glanzpartikeln auftragen. Solche Effektpuder sind nur auf den Schläfen, den Jochbögen, dem Dekolleté und den Armen schön – und auch das nur am Abend. Rosa, fliederfarbenen, grünlichen oder gelb-orangen Puder verwenden Visagisten für Spezialeffekte. Als Laie läßt man besser die Finger davon.* **4** *Dosen mit losem Puder sind in der Regel mit einem Sieb ausgestattet, das die Puderabgabe etwas reguliert. In Kompaktpuderdöschen liegt zwischen Quaste und Puderstein meist ein Zellophanblättchen, das man nicht entfernen sollte, da es den Puderstein vor dem Speckigwerden schützt. Ist das bereits passiert, kann man die Fettschicht mit einer Rasierklinge vorsichtig abschaben*

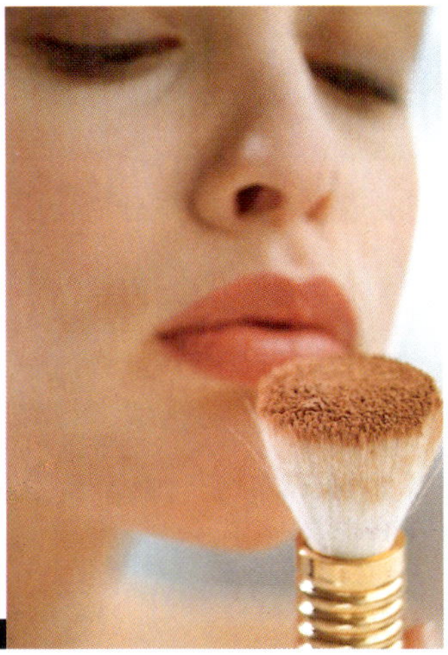

1

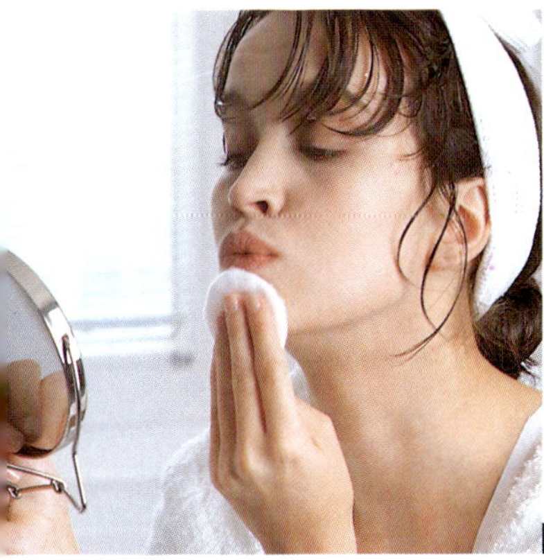

2

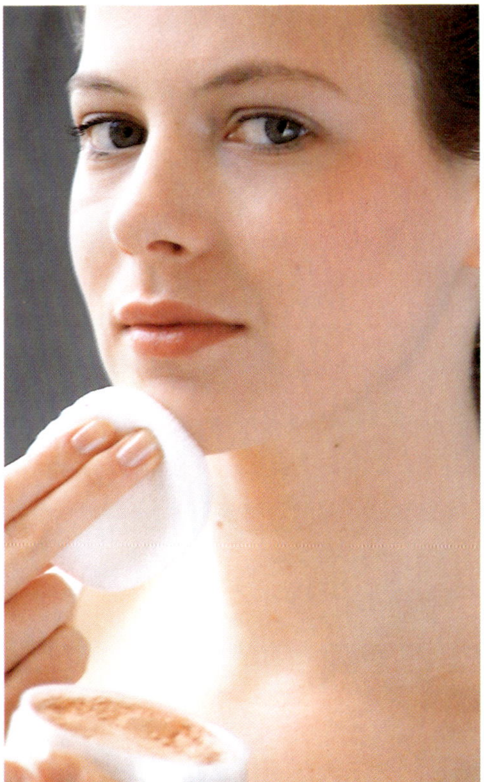

3

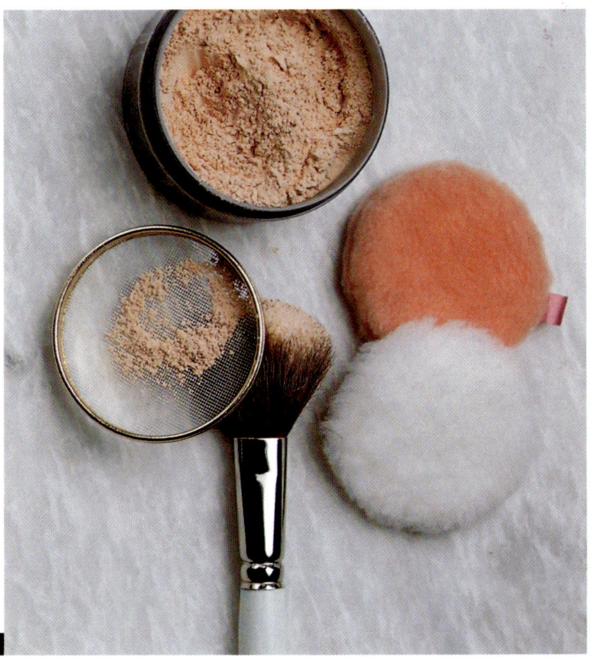

4

Puder –
auch für unreine Haut?

▪ Auch bei einer Haut, die zu Unreinheiten und Pickeln neigt, darf man Puder verwenden. Allerdings ist es ratsam, statt der Quaste, die schnell verschmutzt und zum Bakterienträger wird, jedesmal ein frisches Wattepad zu verwenden. Für Problemhaut gibt es fettfreie Spezialpuder mit entzündungshemmenden Zusätzen.

Wichtig: Quaste und Pinsel sauberhalten

▪ Puderquasten werden mit der Zeit nicht nur schmutzig und damit unhygienisch, sie verkleben auch und können dann den Puder nicht mehr ausreichend aufnehmen und wieder abgeben. Dasselbe gilt für Puderpinsel. Quasten und Pinsel deshalb mindestens einmal pro Woche mit einem milden Shampoo waschen. Quasten, die vom allzu vielen Waschen hart geworden sind wegwerfen; in der Parfümerie kann man welche nachkaufen. Gute Puderpinsel bestehen aus Pony-, Marder- oder Eichhörnchenhaar. Sie sind sehr teuer (um 100 Mark) und sollten deshalb besonders schonend gereinigt werden. Den mit Shampoo gewaschenen, nassen Pinsel am Handtuch abklopfen und so zum Trocknen hinlegen, daß von allen Seiten Luft an die Härchen kommt.

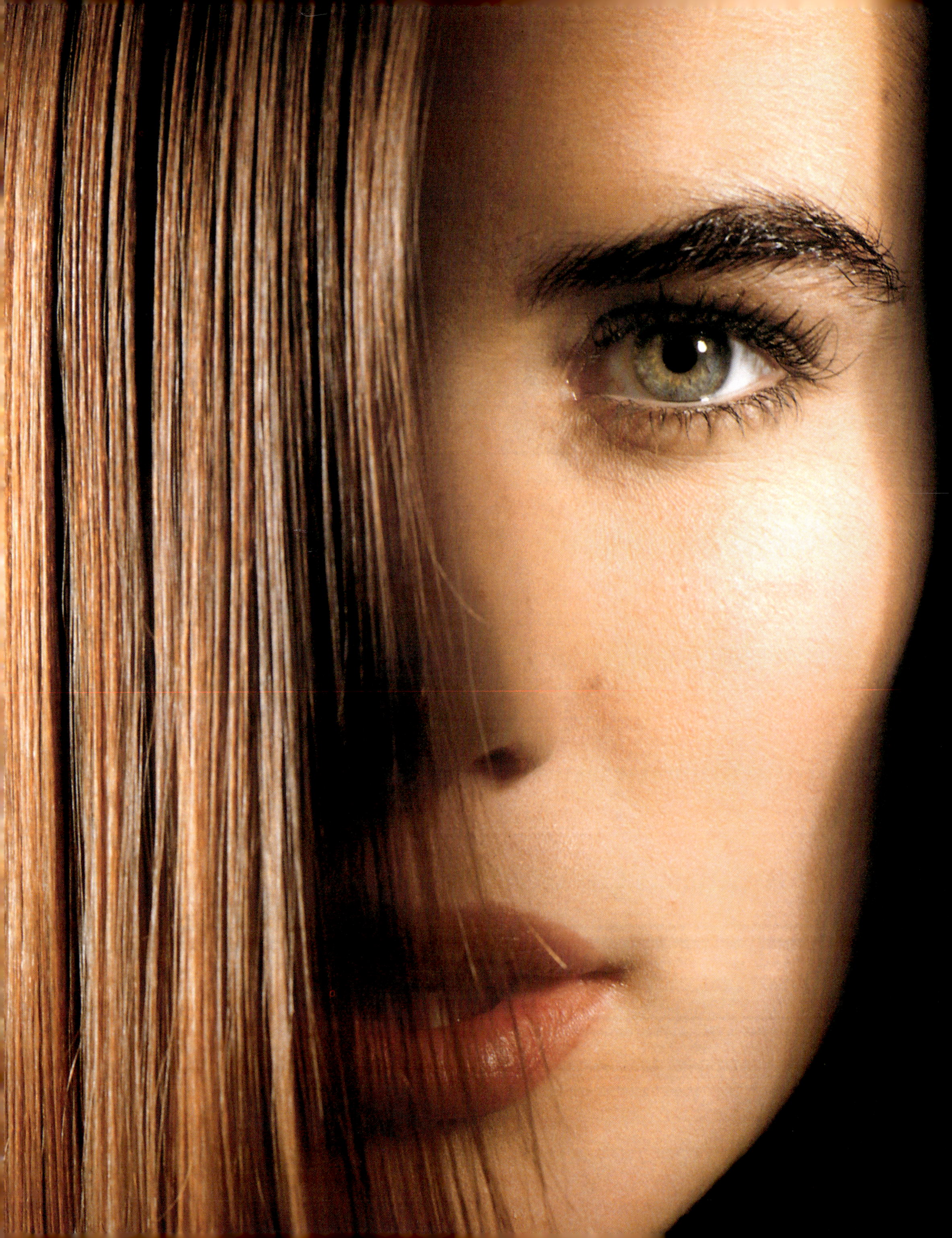

DIE AUGENBRAUEN

Gepflegter Wildwuchs gibt den Augen Power und paßt auch von der Form her meist am besten zu Gesicht und Typ

Auch Augenbrauen haben ihre Mode

■ Zu Kleopatras Zeiten galten dicke schwarze Balken als schön. Im 18. Jahrhundert verstärkten englische Ladys ihre Brauen sogar mit Mäusefell. 1920 wurden die Brauen strichdünn und gerade. Erst seit Mitte der Achtziger dürfen sie wieder natürlich wachsen . . . Wie man sieht, unterliegen die Augenbrauen auch der Mode. Zu Recht, denn neben ihrer biologischen Funktion, das Auge vor Schmutz und rinnendem Schweiß zu schützen, beeinflussen sie den Gesichtsausdruck enorm.

Wie bestimmt man die ideale Brauenform?

■ Meist passen die Augenbrauen in ihrer natürlichen Form am besten zum Typ – von kleinen „Auswüchsen“ abgesehen, beispielsweise in Richtung Nasenwurzel. Diese Härchen sollte man immer entfernen, weil sie dem Gesicht einen düsteren Ausdruck geben. Im übrigen kann man mit Hilfe eines Stiftes ganz einfach feststellen, wo etwas wegzuzupfen oder dazuzumalen ist (siehe Seite 26/27). Schön ist es, wenn die Härchen am Ende fein und ganz allmählich auslaufen. Eine zu stark abfallende Linie verengt die Lidpartie und verleiht dem Gesicht etwas Trauriges.

Dunkle, buschige Brauen braucht man nicht nachzustricheln. Haargel oder farblose Pflegemascara verleihen ihnen Form und Glanz

So zupft man richtig

■ Weggezupft wird nach heutiger Mode nur, was rechts und links über die ideale Brauenlänge hinausgeht. Sind die Brauen sehr breit und drücken optisch aufs Auge, kann man sie schmaler zupfen. Wichtig dabei: immer nur von unten her und von innen nach außen zupfen.
Das Zupfen tut weniger weh, wenn man die Haut zwischen zwei Fingern spannt und in Wuchsrichtung zieht. Wer empfindlich ist und Rötungen bekommt, zupft am besten nur abends.
Ob man eine halbautomatische Pinzette oder lieber eine ganz normale benutzt, hängt von der Geschicklichkeit ab. Mit normalen Pinzetten läßt sich die Zugkraft besser kontrollieren. Außerdem kann man das Haar gezielter packen. Die Handhabung „automatischer“ Pinzetten muß man üben, ihr Einsatz lohnt sich aber, wenn ganze Flächen zu zupfen sind. Ob die Pinzette vorn gerade, abgeschrägt oder gebogen ist, spielt keine Rolle. Wichtig ist, daß sie gut schließt.

Vier Möglichkeiten, die Brauen zu betonen

■ Nachstricheln mit einem weichen Augenbrauen- oder Kajalstift: Der Stift muß gut gespitzt und darf nicht zu dunkel sein. Keine durchgehenden Linien, sondern – von innen nach außen – einzelne kleine Härchen malen. Zum Schluß mit einem Brauenbürstchen leicht darübergehen.
Stricheln mit einem Stift, der genau die gleiche Farbe wie die Brauen hat, ist auch die beste Methode, um Lücken im Brauenbogen aufzufüllen oder zu kurze Brauen unauffällig zu verlängern. Die Härchen aber nicht zu gleichmäßig, sondern eher „wie gewachsen“ malen!
■ Mit Lidschattenpuder auffüllen: Puder in zarten Grau- oder Brauntönen mit einem festen, abgeschrägten Spezialpinsel zwischen die Härchen tupfen.

■ Ganz leicht mit Wimperntusche darüberstreichen: Das bringt die Brauen in Form, gibt den Härchen etwas mehr Farbe und sieht sehr natürlich aus. Wichtig: Das Bürstchen vorher an einem Papiertuch abstreifen.
■ Mit Gel hochbürsten: Ideal, um dichte und störrische Brauen zu bändigen. Es gibt spezielles Brauengel (farblos oder getönt), das aussieht wie farblose Mascara.

Brauenfärben spart Zeit

■ Wer helle Brauen hat und sich das ständige Nachmalen ersparen will, kann sie mit Wimpernfärbemittel dunkler tönen. Profis wie Friseure und Kosmetikerinnen können das allerdings meistens besser. Die Farbe, die sie verwenden, hält auch länger, da die Mittel für den Salongebrauch einen höheren Anteil an Wasserstoffperoxyd haben. Um harte Kontraste zu vermeiden, sollte die Brauenfarbe auf die Haarfarbe abgestimmt sein. Die Farbe wird mit einem Spezialpinsel in Wuchsrichtung auf die gereinigten Brauenhärchen gestrichen. Nach 10 Minuten Einwirkzeit entfernt man die Cremereste mit warmem Wasser und einem Wattebausch vorsichtig und ohne zu reiben.
Sollen die Brauen heller werden (beispielsweise weil auch die Haare blondiert wurden), verwendet man Haarbleichmittel. Vorsicht: Es darf nichts in die Augen kommen! Ungefährlicher ist es auf jeden Fall, wenn man gerade das Aufhellen einer Fachfrau oder einem Fachmann überläßt.

PROFI TIP

Wer blond(iert) ist und sehr dunkle Brauen hat, sie aber nicht bleichen möchte, kann die Härchen mit goldfarbenem Stift aufhellen. Zuerst die Brauen gegen den Strich bürsten, dann stricheln, zum Schluß die Härchen wieder vorsichtig in Wuchsrichtung bürsten.

Wie sinnvoll ist Tätowieren?

■ Beim Brauentätowieren werden farbige Pflanzenpigmente in die Haut zwischen die Härchen eingebracht. Praktisch ist diese Lösung für Brauen, die besonders dünn oder hell sind, bzw. wenn die Härchen durch jahrelanges Zupfen nicht mehr vollständig nachwachsen. Man erspart sich dadurch das tägliche Nachmalen. Tätowieren empfiehlt sich allerdings nicht für Schmerzempfindliche, da die Haut für jedes „Härchen“ mehrfach punktiert werden muß, was trotz lokaler Betäubung weh tut. Tätowiert wird mit einem elektrischen Spezialapparat oder einer Akupunkturnadel, die mit einem Baumwollfaden als Farbträger umwickelt ist. Tätowierungen mit Pflanzenfarben sind nur begrenzt haltbar, da das Pigment mit der Zeit von der Haut absorbiert wird. Das kann schon nach zwei bis drei Jahren passieren. Kosten für beide Brauen: ca. 600 Mark.

1 *Erleichtert das Zupfen und macht es weniger schmerzhaft: Die Haut mit den Fingern etwas spannen.* **2** *Störrische Augenbrauen, die sich mit normalen Wimpern- oder Brauenbürstchen schlecht formen lassen, kann man mit einer Zahnbürste bändigen. Vor dem Bürsten eventuell etwas Spray oder Haargel auf die Borsten geben (nie direkt auf die Augenbrauen!).* **3** *Mit zwei Stiften läßt sich leicht prüfen, ob die Brauen den idealen Bogen haben. Beginnen sollen sie an der Geraden zwischen Nasenflügel und innerem Augenwinkel. Das Ende liegt an der Verbindungslinie zwischen Nasenflügel und äußerem Augenwinkel.* **4** *Die sanfte Art, Augenbrauen zu betonen: Überpudern mit Augenbrauenpuder und nachzeichnen mit einem abgeschrägten Spezialpinsel.*
5 *Farblose Mascara gibt dunklen, buschigen Brauen Glanz und Form.* **6** *Eine fast schon aufgebrauchte Wimperntusche reicht immer noch aus, um den Brauen mit wenig Aufwand etwas mehr Farbe zu geben.*
7 *Von links nach rechts: eine „automatische“ Pinzette, mit der sich vor allem dicht bewachsene Stellen leicht freizupfen lassen. Für gezieltes Zupfen eignet sich die klassische Pinzette. Stricheln mit einem goldfarbenen und einem dunklen Augenbrauenstift ergibt eine Art Strähncheneffekt. Augenbrauenpuder in sanftem Schokobraun läßt sich auch mal als Lidschatten verwenden*

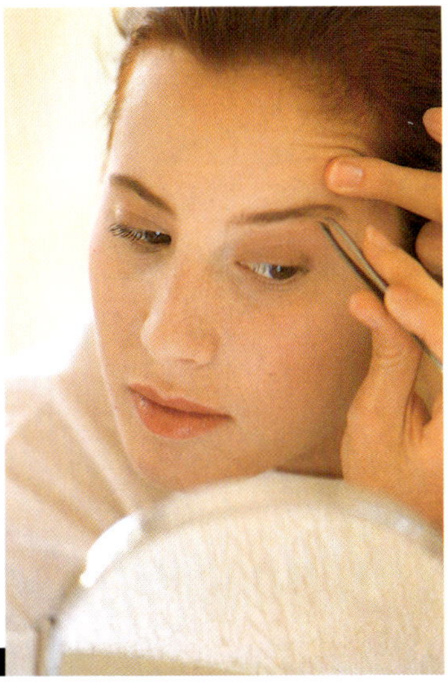

1

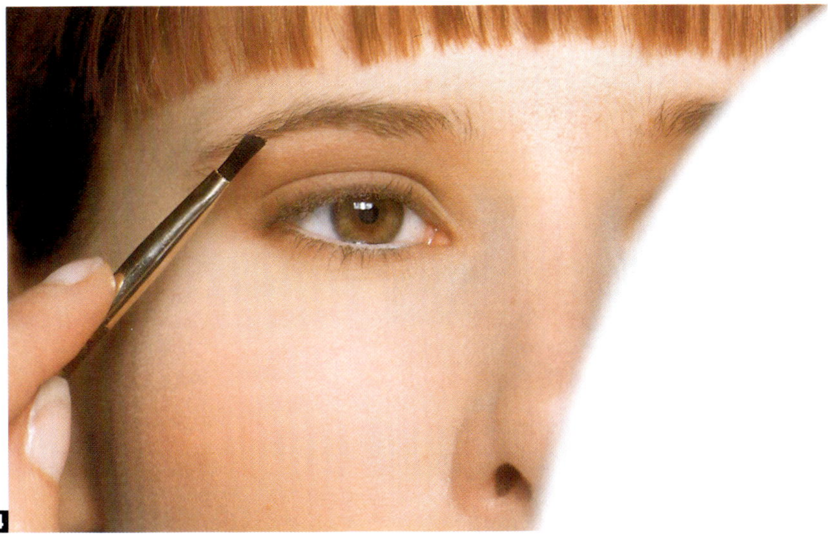

4

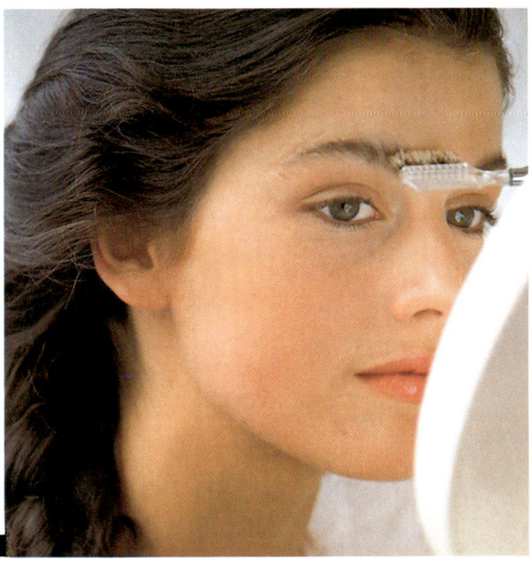

2

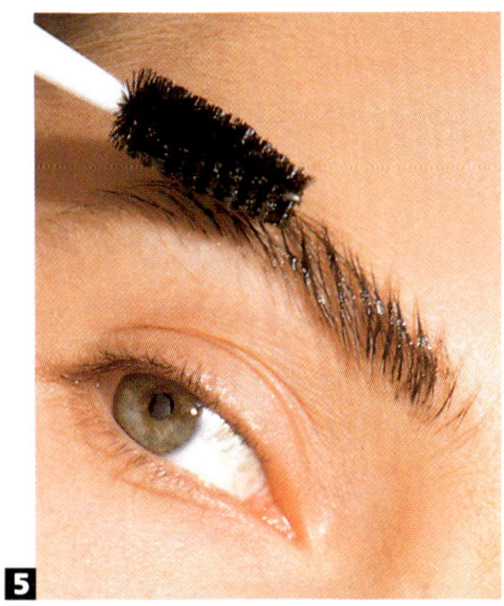

5

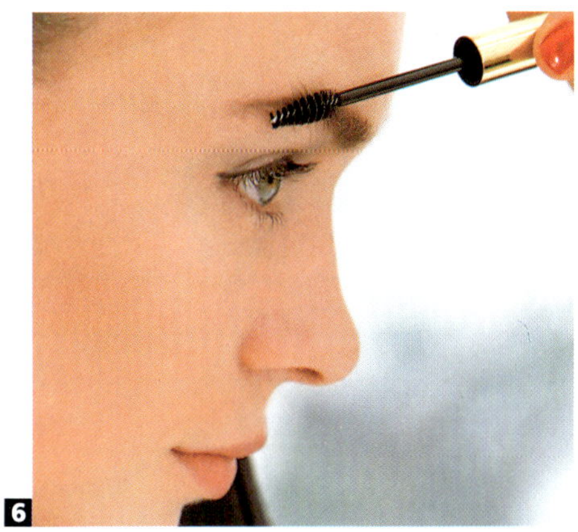

6

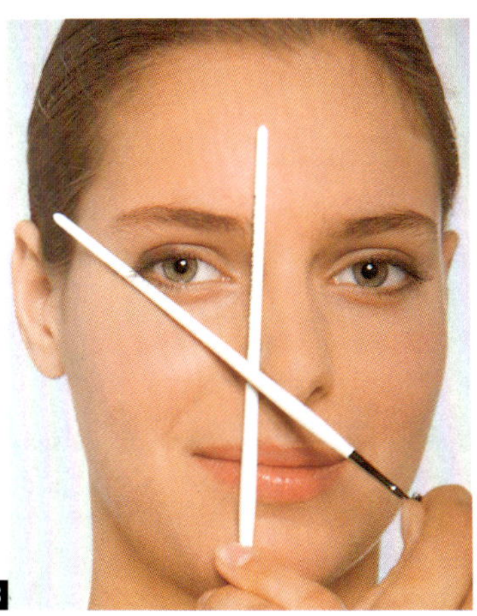

3

7

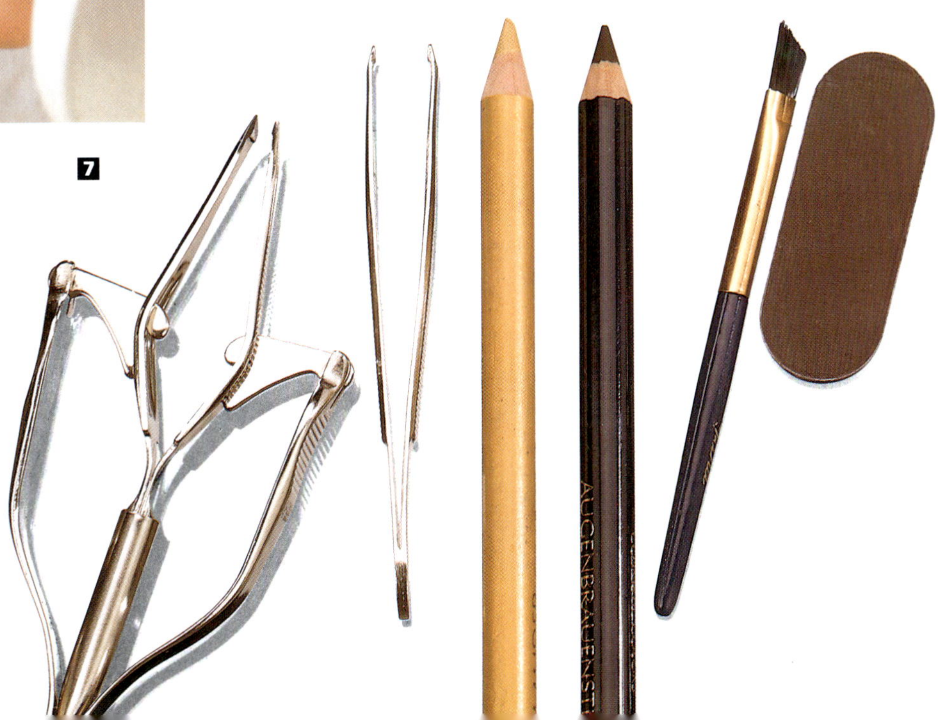

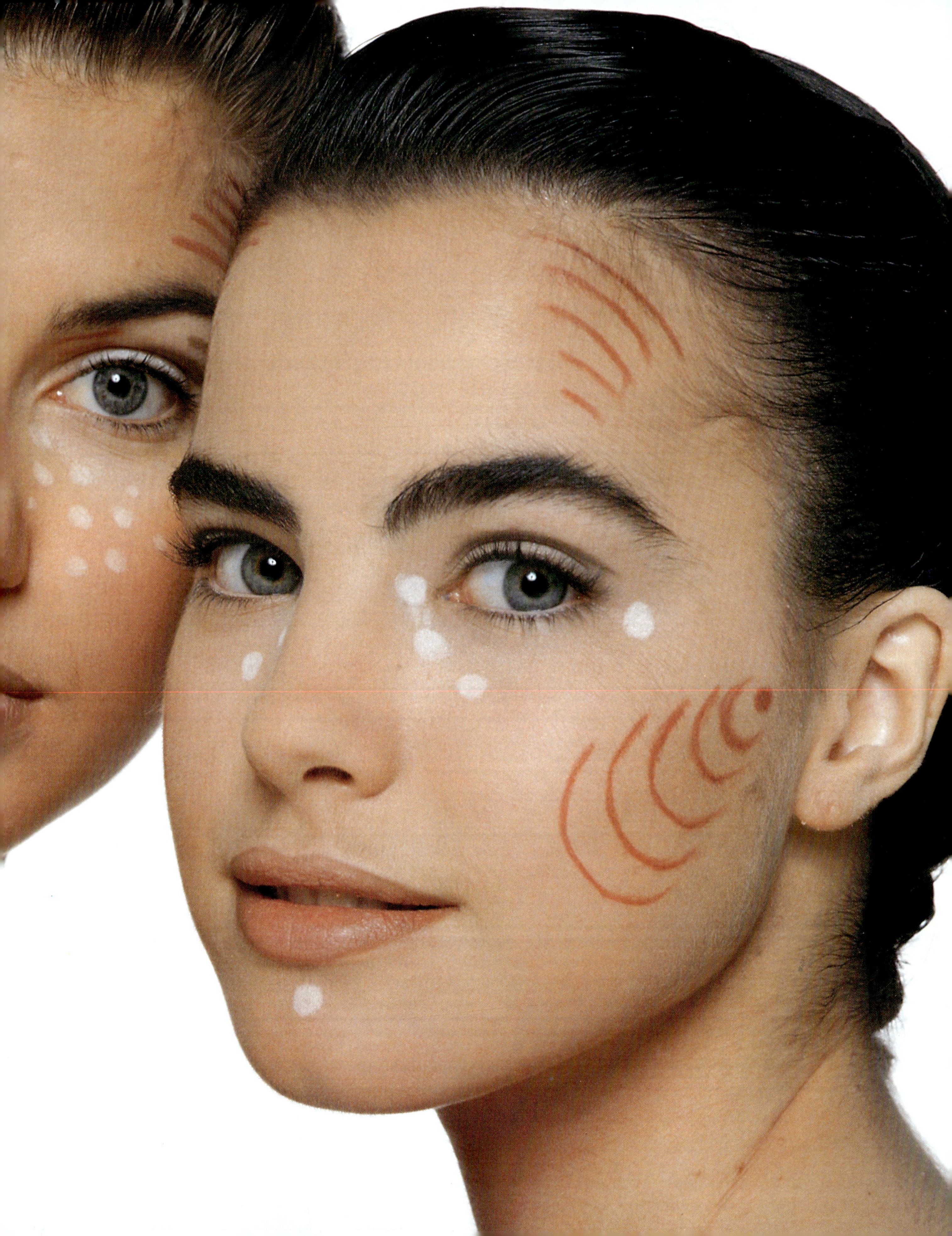

MODELLIEREN

Hell-dunkel-Effekte setzen: für Laien fast nicht zu schaffen und selbst für Profis eine hochdiffizile Angelegenheit . . .

Modellieren – was versteht man darunter?

■ Beim Modellieren wird mit Hilfe bestimmter Tricks im Gesicht optisch etwas dazu- oder weggemogelt. Das erreicht man mit hellen bzw. dunklen Tönen, die an den entsprechenden Stellen aufgetragen werden. Dabei verfährt man nach der Regel: Was zurücktreten soll, wird mit dunkler Farbe in den Schatten gerückt, was zu tief liegt, mit hellen Tönen optisch etwas angehoben.

Soll man? Soll man nicht?

■ Wer sich Frust ersparen will, muß wissen: Schattieren ist eigentlich nur etwas für Profis. Denn die optischen Modulationen sehen schnell unnatürlich aus, wenn man die Technik nicht hundertprozentig beherrscht oder nicht sauber genug arbeitet. Und häufig wirken sie beim Tages-Make-up übertrieben, so daß die Mühe und der nicht unbeträchtliche Zeitaufwand sich allenfalls für einen besonderen Anlaß am Abend lohnen.

Die braunen Linien und die weißen Tupfen zeigen an, wo schattiert und wo aufgehellt werden kann. Auch Visagisten tun sich allerdings mit solchen Effekten nicht immer leicht

Womit wird modelliert?

■ Mit Teintgrundierung in extrem hellen und dunklen Nuancen kann man sowohl aufhellen wie abschattieren, das gleiche gilt für Gesichtspuder, der entweder weiß oder bräunlich sein sollte. Dunkle Effekte lassen sich auch mit bräunlichem Rouge oder mit Bronzepuder setzen. Zum Aufhellen gibt es weiße Spezialcremes, preiswerter ist jedoch weiße Theaterschminke, die man mit normalem Teint-Make-up (auf dem Handrücken) vermischt. Auf jeden Fall muß die Haut vor dem Modellieren mit normaler Teintgrundierung farblich egalisiert werden. Außerdem gilt:

■ Wer mit heller oder dunkler Teintgrundierung modelliert, muß die entsprechenden Stellen dann auch mit hellem oder dunklem Puder mattieren.

■ Wer zum Modellieren hellen und dunklen Puder verwendet, muß das Gesicht vorher reichlich mit farblosem Transparentpuder abpudern.

■ Weiße und braune Kajalstifte eignen sich zwar gut zum Markieren, das Verwischen der Linien ist aber schwierig.

Was kann man korrigieren?

■ Aufhellen kann man Augenringe und die inneren Augenwinkel (das rückt die Augen weiter auseinander). Außerdem das Kinngrübchen (wenn es sehr ausgeprägt ist), die Falten zwischen Nase und Mundwinkel und sogar Senkrechtfalten zwischen den Brauen oder Querfalten auf der Stirn. Für alle flächigen Aufhellungen nimmt man ein cremiges Präparat, für einzelne Falten einen Stift.

■ Schattieren lassen sich die Nasenflügel (wenn man der Meinung ist, die Nase sei zu breit), außerdem die Seitenpartien der Wangen, wenn das Gesicht schmaler wirken soll. Eine sehr flächige Stirn gewinnt Kontur durch Abschattieren der Seiten, ebenso ein Doppelkinn oder eine überlange Nasenspitze.

Wenn sowohl aufgehellt als auch abschattiert wird, zuerst die hellen, dann die dunklen Akzente setzen. Beim Modellieren gilt in besonderem Maße: Mit wenig Farbe anfangen und die Intensität nach Bedarf steigern.

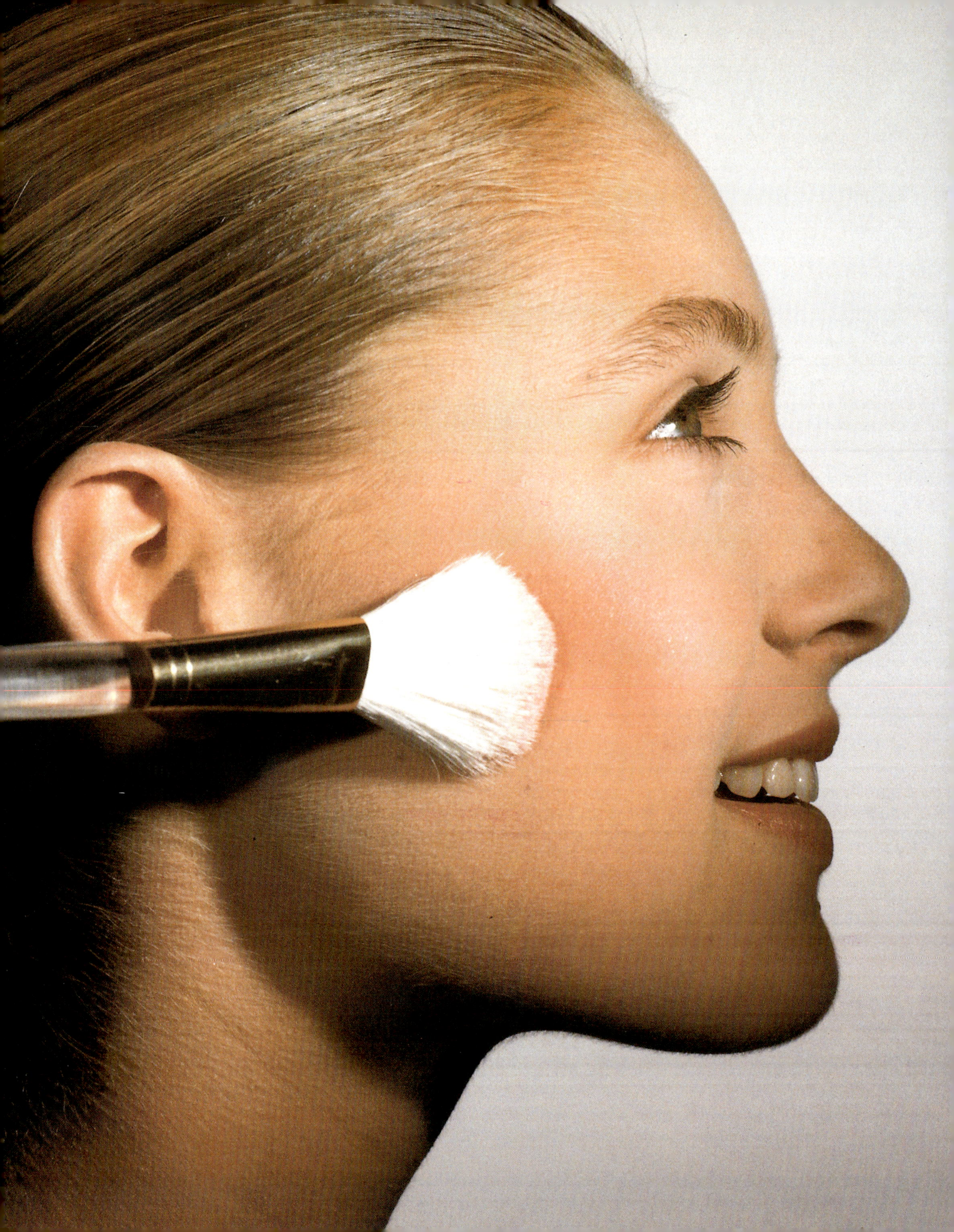

DAS ROUGE

Ein Hauch von Rouge auf Wangen, Stirn und Kinn belebt den Teint, modelliert das Gesicht und bringt die Augen zum Strahlen

Modegag oder „Muntermacher"?

■ Viel mehr als die Verwendung einer Teintgrundierung oder eines Puders ist der Gebrauch von Rouge der Mode unterworfen. Mal werden deutlich sichtbare Akzente gesetzt, dann ist Rouge wieder völlig out. Solche modischen Wechselfälle sollte man eher spielerisch sehen und sich im übrigen an die Tatsache halten, daß ein Hauch Rouge immer und in jedem Gesicht belebend und verjüngend wirkt. Hinzu kommt ein harmonisierend wirkender Effekt: Je kräftiger das Augen- und das Lippen-Make-up sind, desto wichtiger ist es, daß auch zwischen Mund und Augen farblich etwas passiert.

Puderrouge oder Cremerouge?

■ Die Antwort ist ganz einfach: Wurde der Teint gepudert, nimmt man Puderrouge, ist nur Grundierung (oder vielleicht sogar nur Tagescreme) auf der Haut, verwendet man besser Cremerouge. Der Grund: Puderrouge läßt sich nur auf gepuderter Haut wirklich schön und ohne Streifen auftragen; umgekehrt ließe sich Cremerouge auf einer Pudergrundlage nicht gut verteilen und würde auf der mattierten Haut speckig aussehen. Mit anderen Worten: Puderrouge ist das richtige für ein eher aufwendiges Make-up, Cremerouge ist ideal für ein natürliches Tages-Make-up.

■ Vorsicht: Viele Puderrouges enthalten feine Glanzpartikel. Abends sieht ihr Gold- oder Silberschimmer gut aus, tagsüber wirkt er eher künstlich. Beim Kauf unbedingt darauf achten und für den Tag ein mattes Rouge verlangen.

Puderrouge wird mit einem dicken Rougepinsel in Höhe der Wangenknochen aufgetragen, und zwar so, daß es möglichst natürlich aussieht. „Balken" sind out!

Auch möglich: Terracottapuder statt Rouge

■ Ein idealer Frischmacher für sonnengebräunten Teint ist der sogenannte Terracottapuder aus gemahlener Tonerde. Man kann ihn auf zweierlei Art verwenden: 1. anstelle von Rouge, um eine leichte Bräune zu betonen, 2. statt Teint-Make-up oder getönter Tagescreme, wenn die Haut gebräunt ist und die Bräune noch satter wirken soll. Im ersten Fall werden wie beim Rouge nur bestimmte Stellen akzentuiert (Wangenknochen, Jochbögen, Schläfen, Kinnkontur); bei der zweiten Möglichkeit trägt man den Puder hauchdünn aufs ganze Gesicht auf. Wichtig ist in beiden Fällen, daß man sparsam dosiert, weil Terracottapuder sehr farbintensiv ist und unnatürlich wirkt, wenn man zu viel davon nimmt. Deshalb gilt wie beim Puderrouge: mit sehr wenig anfangen und so lange auftragen, bis die gewünschte Wirkung erzielt ist.

Wo kommt das Rouge hin?

■ In erster Linie auf die Wangen. Profis setzen aber auch Rougeeffekte auf Kinn und Stirn sowie unter die Brauen, um das Gesicht zusätzlich zu beleben.

■ Wangen: Keine bestimmte Form anstreben, allenfalls einen gewissen Schwerpunkt in Richtung Schläfe setzen. Auch bei einem aufwendigen Make-up sieht es am besten aus, wenn sich das Rouge eher weich und konturlos verteilt. Deutlich sichtbare Rougebalken sind Geschmackssache und derzeit unmodern.

- Kinn und Stirn: Ein Tupfer Rouge auf der Kinnspitze und auf der Stirn verleihen ein frischeres Aussehen.
- Augen: Etwas Rouge, direkt unter die Brauen gestäubt, läßt die Augen größer und den Blick wacher wirken.
- Hals: Wenn der Hals heller ist als das Gesicht (trotz aller Bemühungen, die Farbe anzupassen) kann etwas Rouge für Ausgleich sorgen.

PROFI **TIP** ***Im Sommer statt Puderrouge Bronzepuder nehmen, das gibt einen schönen, natürlichen Schimmer, besonders auf gebräunter Haut. Wichtig: Immer nur sehr wenig Farbe auf den Pinsel geben und so lange wiederholen, bis der gewünschte Farbton erreicht ist.***

Mit Rouge läßt sich auch die Gesichtsform etwas korrigieren. Ein rundes Gesicht zum Beispiel bekommt mehr Kontur, wenn das Rouge wie ein langgezogenes Dreieck unterhalb der Wangenknochen von den Schläfen zu den Mundwinkeln verläuft. Ein sehr flächiges, quadratisches Gesicht verliert an Kantigkeit, wenn man das Rouge von den Wangen in Richtung Nase verteilt. Ein spitzes Kinn wirkt durch Rouge leicht rund. Auf eine zu breite Stirn kann man vorsichtig etwas dunkles Rouge tupfen.

Puder- und Cremerouge: Wie trägt man's richtig auf?

- Puderrouge läßt sich wesentlich besser mit einem langstieligen, buschigen Profipinsel auftragen als mit einem der flachen, kurzen Minipinsel, die den Rougedöschen beiliegen. (Diese Pinsel eignen sich allenfalls zum Ausbessern, und man sollte auch dann nur mit der Breitseite pinseln, damit das Rouge nicht aus Versehen streifig wird.)

Zuerst ein paarmal mit dem Pinsel über den Farbstein streichen, dann überschüssigen Rougepuder am Handrücken abklopfen oder von der Pinselspitze blasen. Den Pinsel am höchsten Punkt des Wangenknochens ansetzen und ohne viel Druck in der Schräge zwischen Mundwinkel und Schläfe hin- und herbewegen. Auch beim Rouge lohnt es sich übrigens (wie bei der Grundierung und später auch beim Lidschatten), eher behutsam vorzugehen und die Wirkung durch zwei-, drei- oder gar viermaliges Auftragen zu steigern, bis das gewünschte Ergebnis erzielt ist. Der Grund: überflüssiges Rouge wieder abzunehmen ist fast unmöglich, ohne dabei auch die Grundierung zu beschädigen. Intensivieren kann man den Farbton dagegen beliebig.

- Bei Cremerouge mit den Fingerspitzen zuerst kleine Portionen auf die Haut tupfen, dann sanft verstreichen. Ist die Rougepaste besonders zäh, läßt sie sich leichter mit einem

1 *Welche Rougefarbe ist die richtige? In jedem Fall die, die am besten zum natürlichen Hautton paßt. Anders als beim Lippenstift, wo eine Farbe auch einmal extravagant aussehen darf, sollte der Rougeton möglichst echt wirken. Wer sich nicht sicher ist, hält sich verschiedene Rougefarben mit Blau- und mit Gelbstich neben das ungeschminkte Gesicht und prüft, welche Farbe am ehesten mit dem natürlichen Hautton harmoniert.* **2** *Mit Rouge- und Terracottapuder läßt sich eine weiche Kinnkontur markanter machen. Damit kein Balken, sondern nur ein leichter Schatten entsteht, zum Auftragen einen buschigen Rouge- oder Puderpinsel nehmen.* **3** *Im Sommer der ideale Rougeersatz: Bronze- oder Terracottapuder. Gibt's als hauchfeines Pulver in Tontöpfchen oder zu Pudersteinen bzw. zu Kügelchen gepreßt. Vorteil der Kügelchen: Beim Darüberstreichen mit dem Pinsel bleibt relativ wenig Farbe hängen, so daß man genauer dosieren kann.* **4** *Cremerouge wird auf die ungepuderte Haut getupft und mit den Fingern verrieben. Es wirkt besonders natürlich, hält aber nicht so lange wie Puderrouge und muß deshalb zwei- bis dreimal am Tag nachgebessert werden*

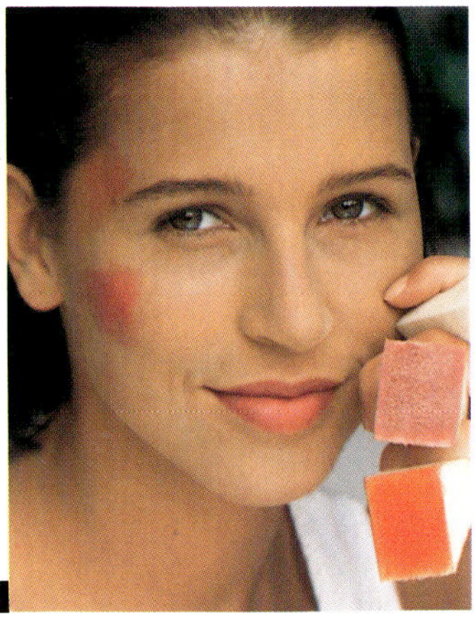

1

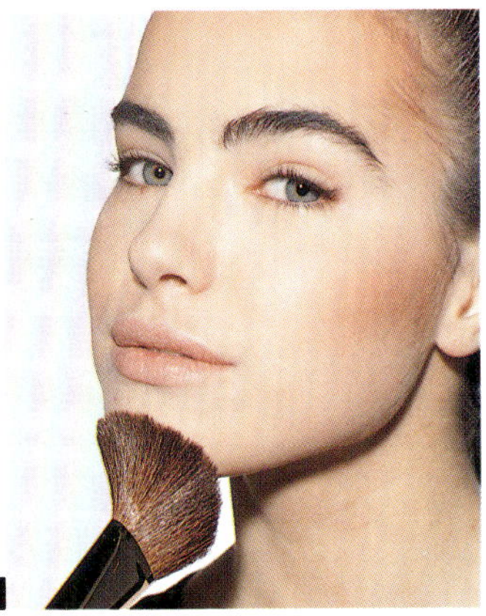

2

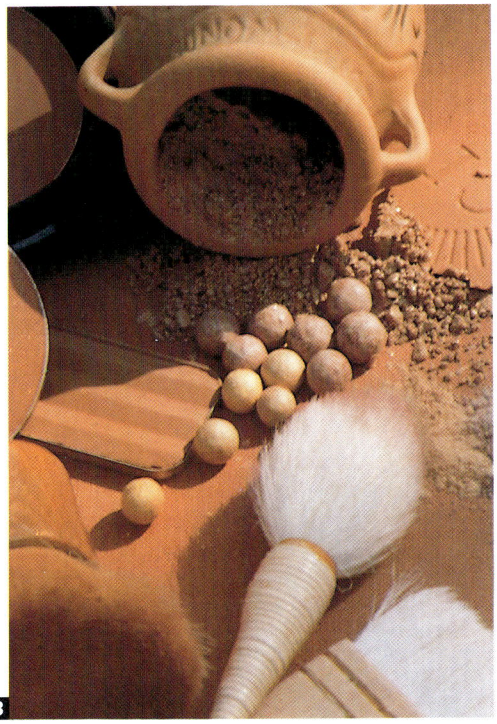

3

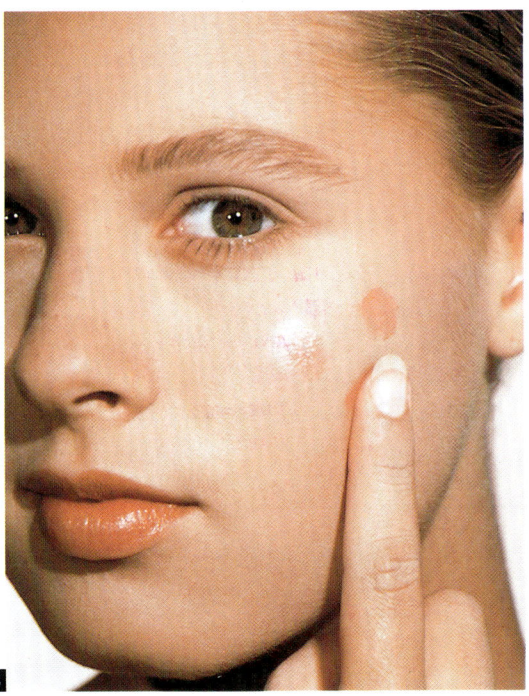

4

feinporigen Schwämmchen verteilen.

■ Rouge gibt es auch flüssig und als Schaum. Beide Arten sind in der Anwendung allerdings etwas kompliziert. Schaum- und Flüssigrouge müssen, solange sie noch feucht sind, zügig mit den Fingern verteilt werden, denn die Farbflüssigkeit trocknet schnell auf der Haut und läßt sich dann nicht mehr korrigieren.

Das Rouge muß mit der Hautfarbe harmonieren

■ Die Regel, daß Rouge und Lippenstift zusammenpassen müssen, stimmt nicht mehr, seit man das Rouge weniger stark und nicht mehr balkenförmig aufträgt. Der Trend geht zur Natürlichkeit; Rouge soll eher aussehen wie ein Hauch natürliche Gesichtsröte. Bei der Farbwahl orientiert man sich am Rotschimmer der beim einen mehr, beim anderen weniger durch die Haut scheinenden Blutgefäße.

Als Faustregel gilt: Zu heller, rosiger Haut passen alle blaustichigen, kühlen Töne von Rosa bis Pink. Ein Hautton, der mehr ins Gelbliche oder Olivfarbene geht, braucht eher warme Farben wie Apricot, Koralle, Braun oder Kupfer (siehe auch Seite 100).

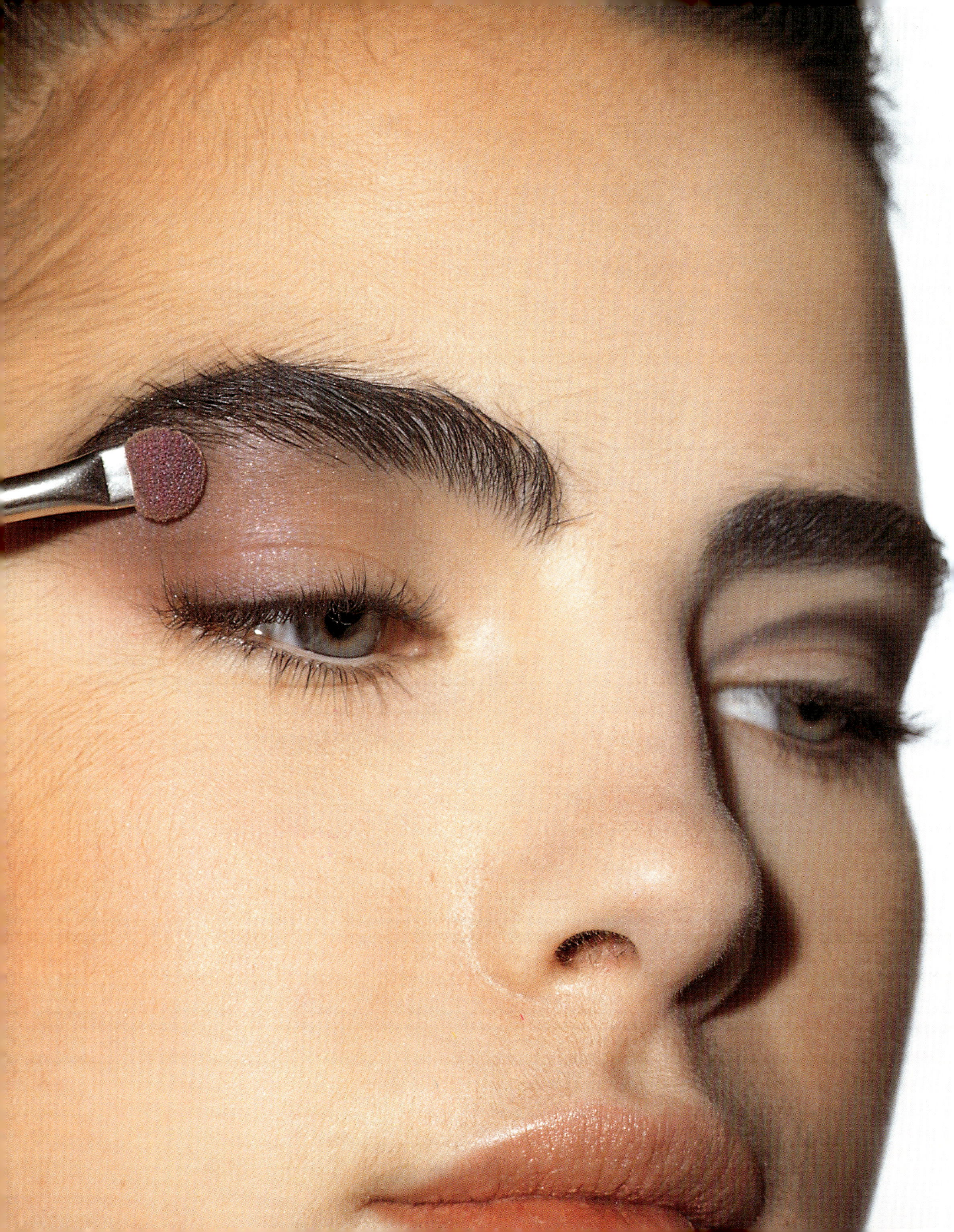

DER LIDSCHATTEN

Die Spielerei mit Farben ist ein Vergnügen besonderer Art. Und hat, wie jedes Spiel, seine Regeln . . .

Mit Lidschatten muß man experimentieren

■ Lidschatten betont die natürliche Schattenwirkung der Augenhöhle. Wer Lidschatten trägt, macht seine Augen bewußt zum Blickfang. Aufgetragen wird der bunte Puder nach dem Rougieren, aber vor Eyeliner, Kajal und Wimperntusche. Ob deckend oder hauchdünn, ob dämonisch, (dunkel) oder mädchenhaft (hell), ob in mehreren oder nur in einer Farbe – das hängt ab von den Farben der Kleidung (und damit auch vom Farbtyp – siehe Seite 100), vom Anlaß und vom persönlichen Stil. Was jeweils Mode ist, sollte man gerade beim Lidschatten (und vor allem bei den Lidschattenfarben) nicht blind übernehmen. Was nicht heißt, daß man keine Experimente wagen sollte. Im Gegenteil. Gerade beim Lidschatten kann man nur durch immer neues Ausprobieren von Farben und Auftragetechniken herausfinden, was am effektvollsten ist. Abgesehen davon, daß solche Spielereien Spaß machen, übt man sich dabei im Schminken.

Links: Trägt man Lidschatten hauchfein auf, kann man ihn bis hinauf zur Braue geben, ohne „angemalt" auszusehen

Puder, Creme oder Stift?

■ Puderlidschatten ist am gebräuchlichsten. Hier gibt es die größte Farbauswahl, die meisten Farbneuheiten pro Saison und zahllose Paletten mit zwei oder mehreren bunten Pudersteinen, die zum Ausprobieren animieren. Der Umgang mit Puderlidschatten ist relativ unproblematisch. Aufgetragen wird die Farbe mit einem Schaumstoffapplikator oder einem flachen, etwas breiteren Lidschattenpinsel. Wenn es schnell gehen muß und wirklich nur ein Hauch Farbe aufs Lid soll, kann man auch mal die Fingerkuppe nehmen.
Nicht sonderlich gut geeignet ist Puderlidschatten für Kontaktlinsenträgerinnen, weil Puderstäubchen ins Auge kommen können.
■ Weißen, cremeweißen oder leicht roséfarbenen Lidschatten nennt man Highlighter (siehe Seite 36).
■ Cremelidschatten gibt es in der Patrone und im Döschen. Wenn der Schatten auf dem Lid keine bestimmte Form haben soll, kann man die Cremefarbe mit den Fingerspitzen auftragen. Da sie rasch trocknet, muß man schnell arbeiten; Korrekturen werden sonst mühsam. Cremelidschatten sind optimal für Kontaktlinsenträgerinnen. Ein Nachteil: Er setzt sich leichter in der Lidfalte ab als Puder.
■ Lidschattenstifte sehen aus wie dicke Buntstifte und können mehr pudrig oder auch cremig sein. Man kann damit breite Linien ziehen und sie anschließend mit Pinsel, Applikator oder Fingerspitzen verwischen. Lidschattenstifte sind ideal für die Reise.

Die besten Tips fürs Auftragen

■ Das Lid muß fettfrei sein. Eventuelle Cremereste mit dem Schminkschwämmchen oder einem Kosmetiktuch abnehmen.
■ Mit der Puderquaste oder dem Puderpinsel das Lid leicht abpudern (der Puderrest, der noch vom Teintmattieren in Pinsel oder Quaste steckt, genügt).
■ Profis egalisieren das Oberlid bis hinauf zur Braue mit Teintgrundierung und pudern anschließend. Sinnvoll ist das vor allem bei geröteten Lidern. Falten oder Schwellungen werden dabei allerdings betont.
■ Nicht zu viel Farbe auf einmal aufs Lid bringen. Jedes

Zuviel ist schwer zu entfernen; dagegen kann man problemlos mehrmals auftragen. Empfehlenswert: Den Applikator leicht am Handrücken abstreifen, um überschüssige Farbe zu entfernen. Oder das Schaumstoffköpfchen anfeuchten, am Kosmetiktuch abdrücken und dann erst Farbe aufnehmen. Auf diese Weise läßt sich am besten vermeiden, daß Farbkrümel auf die Wangen fallen.

PROFI TIP ***Lidschattenapplikatoren aus Schaumstoff ab und zu mit etwas Seife auswaschen. Der Lidpuder haftet dann besser und krümelt nicht so leicht. Solange der Applikator noch feucht ist, wird die Farbe intensiver.***

- Entlang des Lidrandes die Farbe am stärksten auftragen. Dabei nicht im inneren Augenwinkel ansetzen, sondern in der Lidmitte. Von hier zum äußeren Augenwinkel hin die Farbintensität steigern. Mit dem Farbrest auf dem Applikator die innere Lidhälfte angleichen.
- Den Schatten schräg nach oben weich auslaufen lassen. Dazu das Lid außen etwas nach oben ziehen.
- Ein Hauch Transparentpuder zum Schluß macht den Lidschatten haltbarer.

Modelliertricks für die Augenlider

- Auch für das Schattieren der Augenlider gibt es einige Prinzipien. Die wichtigsten:
- Innen hell – außen dunkel, mit fließendem Übergang. Dadurch wird der äußere Augenwinkel betont, und die Augen werden optisch auseinandergezogen. Das ist nur dann falsch, wenn die Augen schon von Natur aus extrem weit auseinanderstehen. Ansonsten paßt es zu jeder Augenform.
- Unten dunkler – oben heller. Unabhängig von der Farbe sollte der Lidschatten entlang des Lidrandes am dunkelsten sein und zur Braue hin heller werden.
- Heller Lidschatten unterhalb der Braue (Highlighter) soll das Auge optisch „öffnen". Das kann leicht unnatürlich aussehen und paßt am ehesten zu einem aufwendigen Abend-Make-up. Tagsüber sieht es besser aus, wenn man zum Aufhellen eine normale Lidschattenfarbe unter der Braue einfach nur hauchdünn aufträgt.
- Ein Trick, der große Augen macht: Die Lidfalte dunkel schattieren. Besonders stark ist die Wirkung, wenn das Lid ungeschminkt bleibt. Die Farbe im Bogen knapp oberhalb der Lidfalte aufpinseln und nach oben verwischen. Vorsicht: Wenn die Augen tief liegen, sehen sie durch den Schatten eher düster aus.
- Kleine Augen mit wenig Platz zum Schminken wirken größer, wenn man dunklen oder farbigen Schatten statt am Oberlid am Unterlid aufträgt – zum Beispiel über einem Kajalstrich.

1 *Paßt immer, steht jedem: ein ganz neutrales, dezentes Lid-Make-up mit rauchgrauem Lidpuder. Die Farbe sehr zart auftragen und nur zum äußeren Augenwinkel hin etwas verstärken. Entlang des Lidrandes mit angefeuchtetem Lidpinsel in derselben Farbe einen feinen Strich ziehen.* **2** *Ist der Lidschatten zu intensiv geworden oder fließen zwei Farben nicht weich genug ineinander, transparenten Gesichtspuder darüberpinseln.* **3** *Puderrouge und Lidschattenfarben sollten von der Farbstimmung her zusammenpassen und entweder zu den warmen oder den kalten Farben gehören (siehe auch Seite 100 f.). Hier: Rougepuder und Lidpuder in sanften Herbsttönen.* **4** *Lidschattenpalette für den Hausgebrauch: Alle Lieblingsfarben vorsichtig mit einem spitzen Gegenstand aus den Döschen heben und auf eine gemeinsame Unterlage kleben.* **5** *Auf einer feinen Schicht Gesichtspuder wirkt Lidschatten transparenter. Trägt man verschiedene Farben auf, lassen sich die Übergänge weicher verwischen.* **6** *Spezialeffekt für abends: Mit dunklem Puder einen schmalen Bogen knapp oberhalb der tiefsten Stelle der Augenhöhle malen und leicht nach oben verwischen. Besonders effektvoll, wenn das übrige Lid frei bleibt*

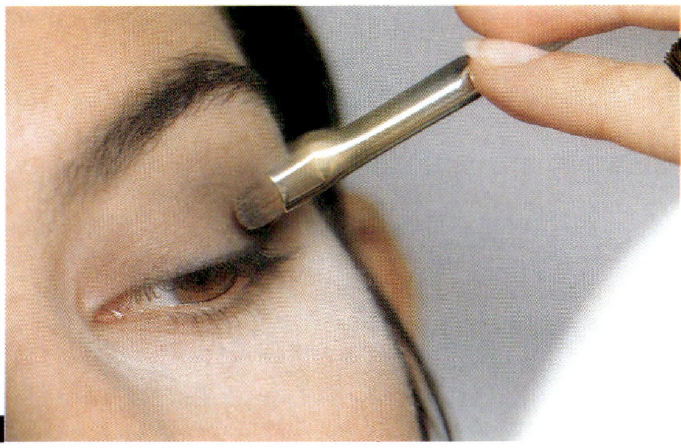

1

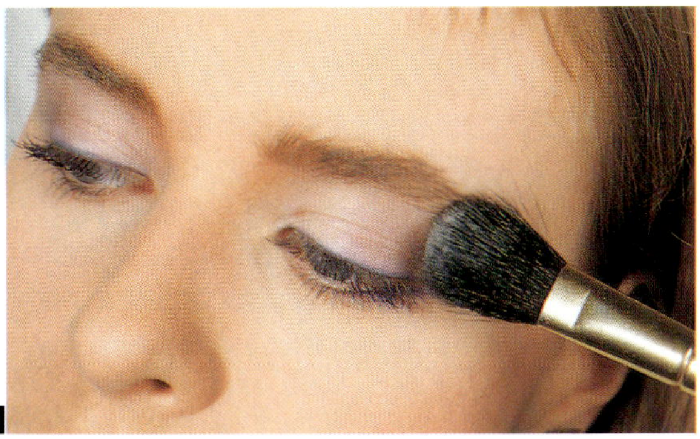

2

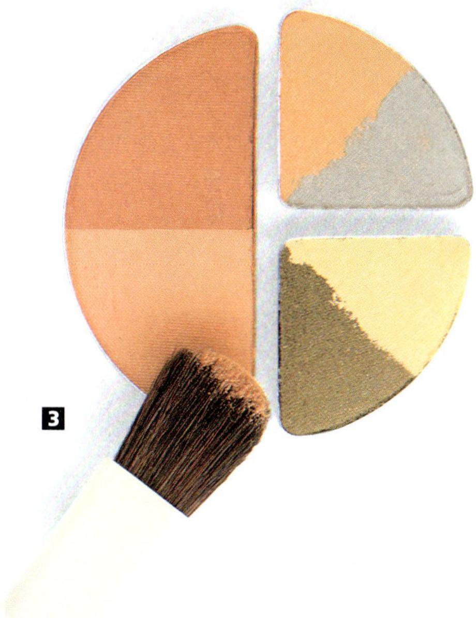

3

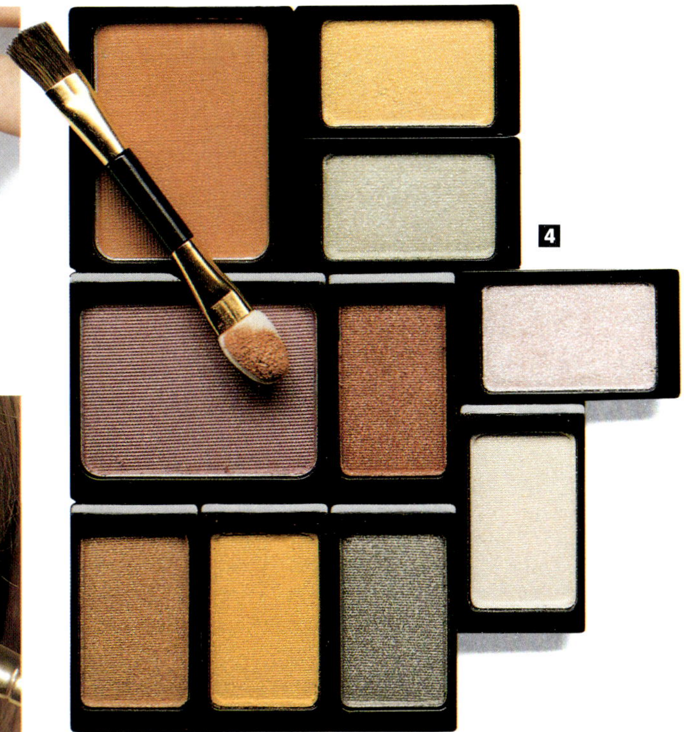

4

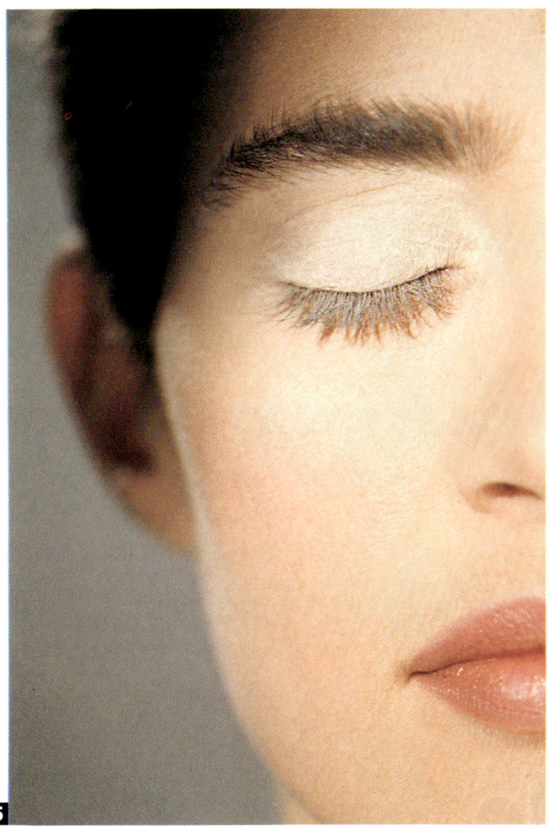

5

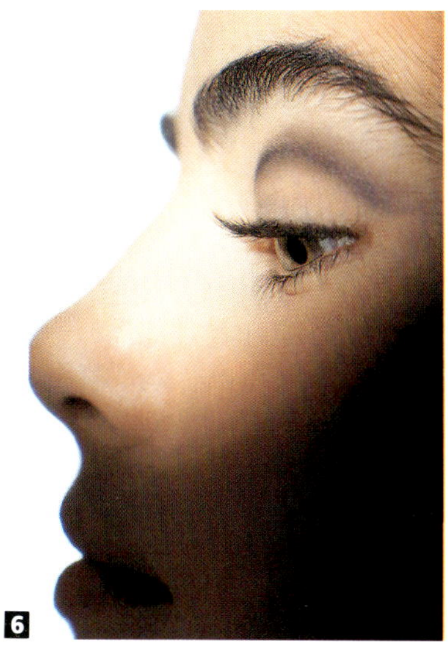

6

■ Lidschatten am äußeren Augenwinkel niemals nach unten verlaufen lassen (das wirkt traurig), sondern immer schräg nach oben. Wer sich Katzenaugen schminken möchte, führt einen schmalen Oberlidschatten mit einem Unterlidschatten ab Augenwinkel schräg nach oben zusammen. Weniger aufwendig: Nur das äußere Drittel des Augenlids oben und unten umrahmen. Auch das macht die Augen schön schmal.

PROFI TIP

Lidschatten mit Glanzpartikeln nur am Abend benutzen. Tagsüber sehen sie eher künstlich aus. Vorsicht: Glanz betont auf nicht ganz glatten Lidern jedes Knitterfältchen. Das gilt besonders für Gold-, Silber- und Kupfertöne.

Was ist im Lidschatten alles drin?

■ Zu den Grundbestandteilen aller Lidschatten gehören Puder (Talkum, Kaolin), Wachse (zum Beispiel Bienenwachs), Öle (zum Beispiel Silikon- und Paraffinöle), Filmbilder, Bindemittel, Wasser, Konservierungsmittel und Farbpigmente. Irisierende Lidschatten enthalten zusätzlich Perlsubstanzen. Lidschatten kamen vor Jahren ins Gerede, weil sie Spuren von Schwermetallen enthielten und Kontaktallergien verursachten. Inzwischen werden Pigmente nur noch synthetisch hergestellt und zusätzlich mit einem feinen Ölfilm umhüllt. So kommen sie nicht mehr direkt mit der Hautoberfläche in Berührung. Die Verkapselung hat den weiteren Vorteil, daß sich der Lidschatten leichter und gleichmäßiger auftragen läßt. Da die neuen Pigmente das Hautfett abstoßen, setzt sich der Schatten auch weniger schnell in der Lidfalte ab.

Lidschattenfarben – wie findet man die richtigen?

■ Die alte Faustregel, daß der Lidschatten dieselbe Farbe haben sollte wie die Iris, gilt nicht mehr. Die Augenfarbe wirkt eher stumpf, wenn man den Lidschatten zu genau darauf abstimmt. Komplementärfarben dagegen lassen die Augen leuchten. Beispiel: zu blauen Augen gelbliches Ocker, zu grünen Lila und zu braunen Augen Pink kombinieren. Hat die Iris farbige Sprenkel, die Lider in der Farbe dieser Pünktchen schminken. Die Nuance der jeweiligen Farbe sollte allerdings zum Farbtyp passen. Mehr darüber ab Seite 100. Farbregeln wie oben beschrieben gelten im Prinzip auch dann, wenn man das Lid mit zwei oder drei verschiedenen Farben schattiert. Wobei hier dann durchaus die Farbe der Iris in der Mischung enthalten sein darf. Wichtig: Beim Kombinieren darauf achten, daß die Farben, die dunkel wirken, eher nach außen, die hellen Farben eher nach innen hin plaziert werden.

Die Möglichkeiten, Lidschattenfarben zu kombinieren, sind praktisch unbegrenzt. Selbst herauszufinden, was einem am besten steht, kann ein kreatives Vergnügen sein. Zur Anregung einige Beispiele: **1** *Lidstrich und Lidschatten in mattem Taubenblau.* **2** *Flaschengrün in hellen und dunklen Nuancen – besonders schön bei sehr heller Haut.* **3** *Ganz neutral: anthrazitgrauer Schatten und ein Lidstrich in derselben Farbe.* **4** *Abend-Make-up: grüner Lidschatten, V-förmig aufgetragen, und heller Puder auf der Lidmitte.* **5** *Ausgefallen: eine Kombination aus Pink, Orange und zartem Gelb. Dazu ein betont unauffälliger Lippenstift.* **6** *Steht dunkelhaarigen Frauen besonder gut: Lidschatten in Rosa, mit etwas Grau gedämpft. Dazu ein weißer Strich im Unterlid.* **7** *Lidstrich und Lidschatten in hellem Lila; Rosa als Highlighter unter der Braue.* **8** *Nur am Abend schön und nur bei ganz glatten Lidern: goldener Lidpuder. Hier eingerahmt von einem weichen braunen Lidstrich und einem rotbraunen Schatten in der Augenhöhle.* **9** *Geheimnisvoll: Rauchgrauer Lidschatten, seitlich dunkler werdend und weich nach oben auslaufend*

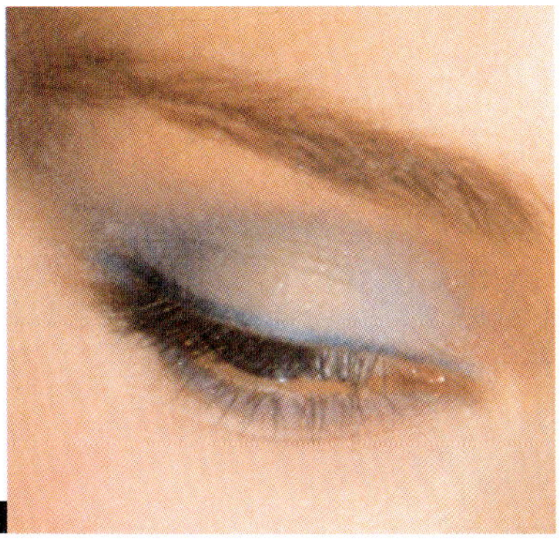
1

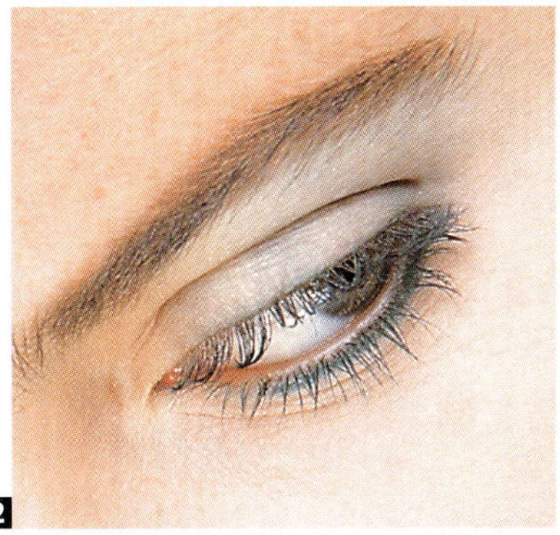
2

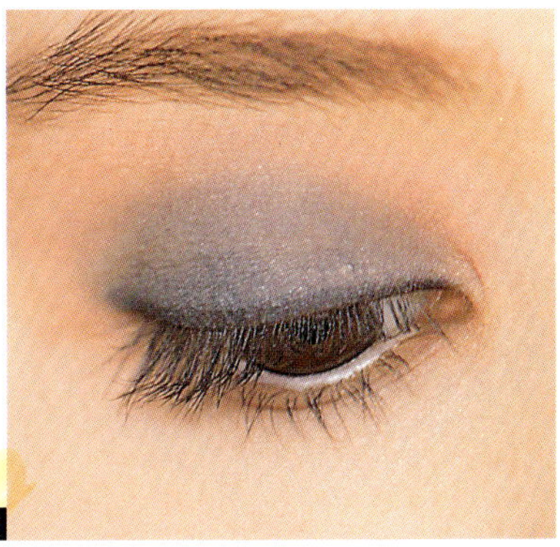
3

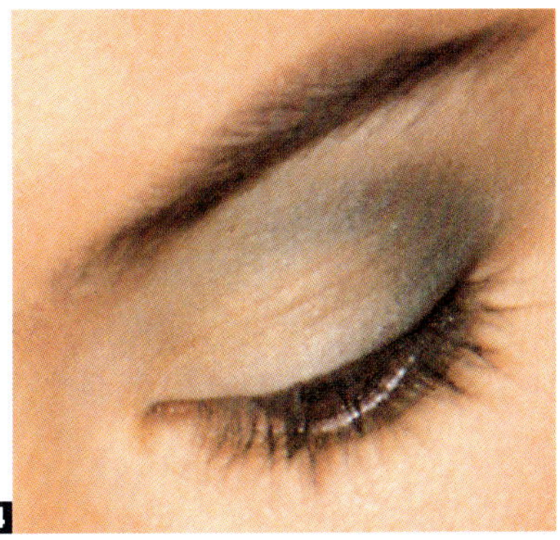
4

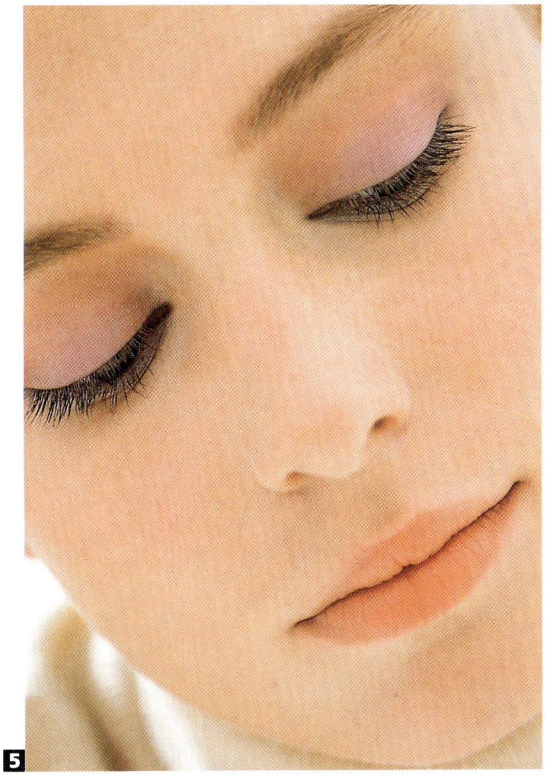
5

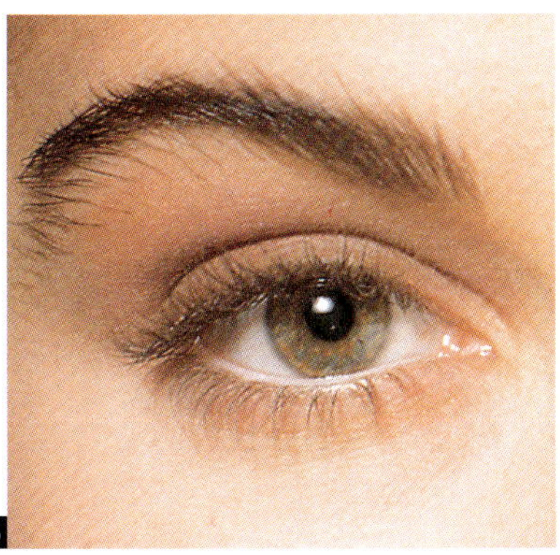
6

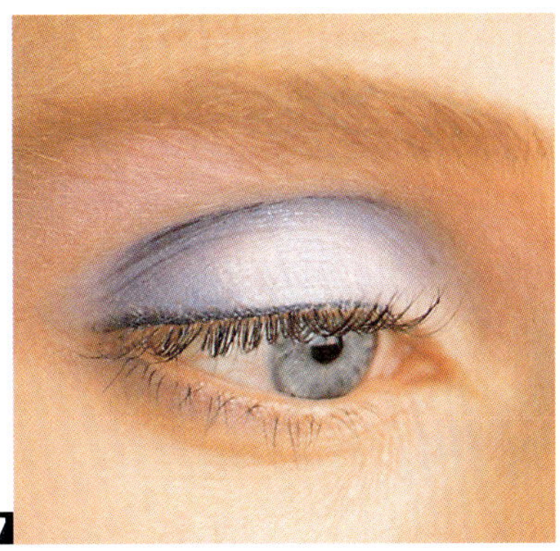
7

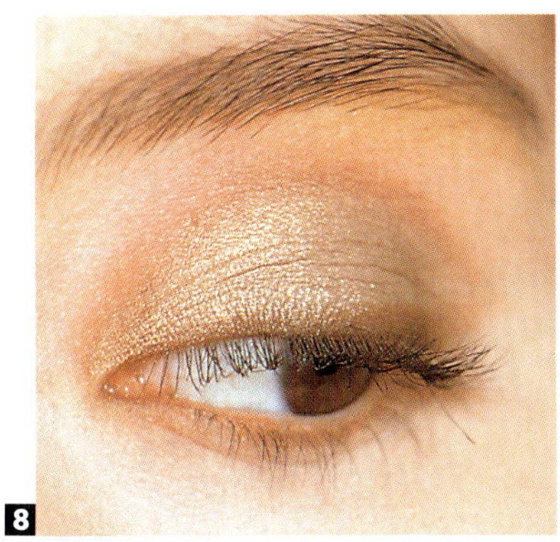
8

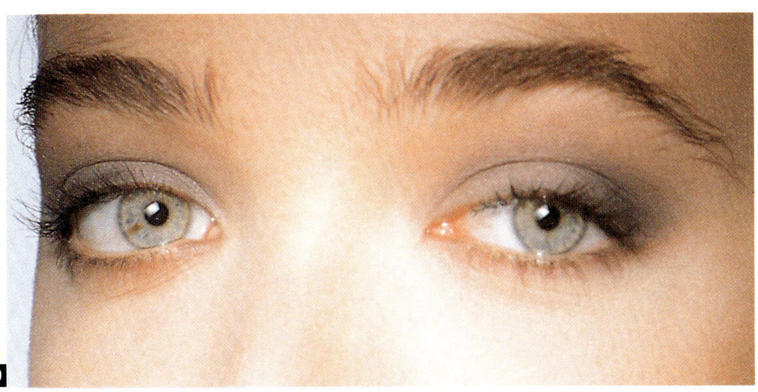
9

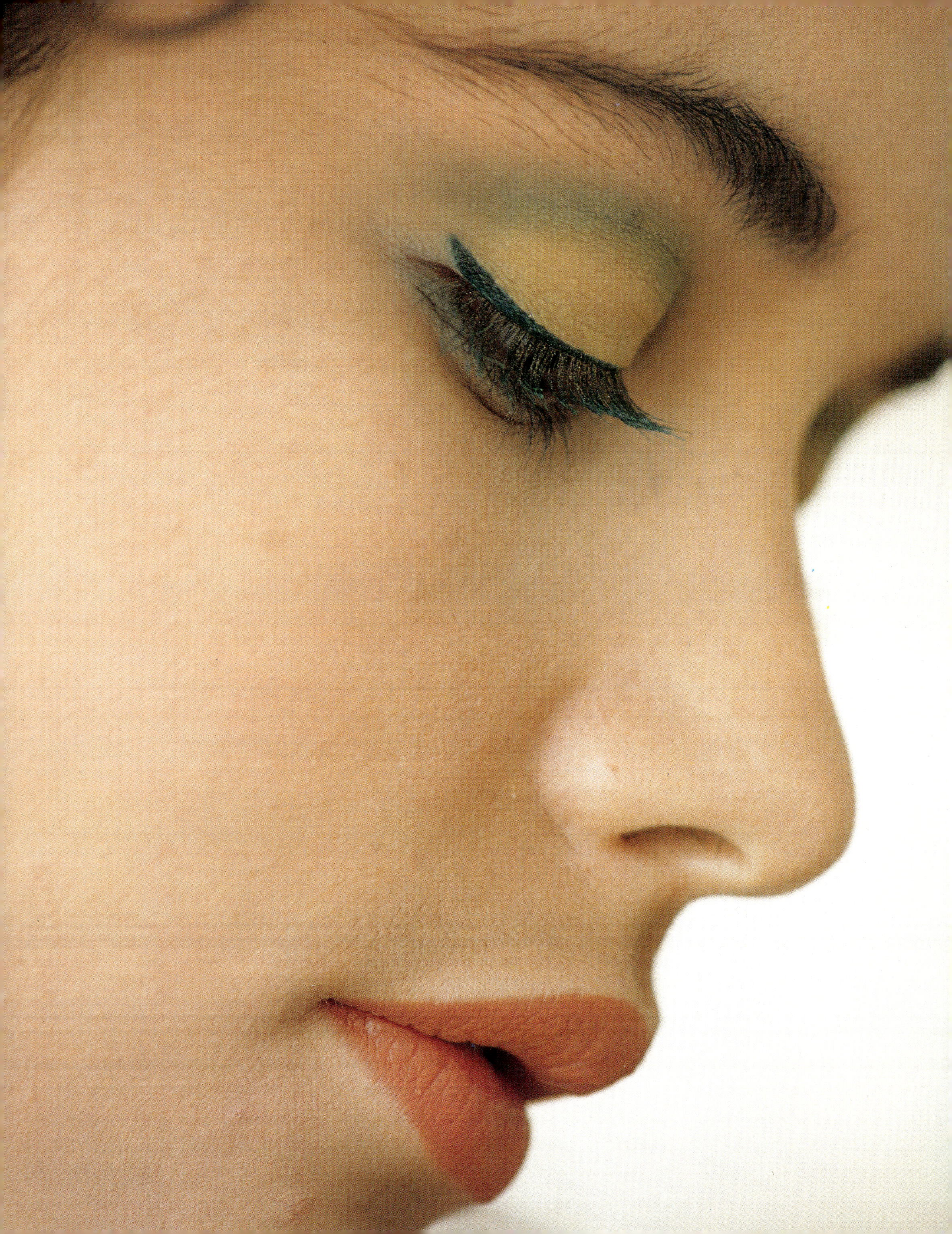

DER LIDSTRICH

Er liegt nicht immer im Trend und ist trotzdem ein Dauerbrenner: der Strich, der Augen zum Blickfang macht

Der Lidstrich – immer wieder aktuell

■ Mal hat er ein Schwänzchen wie zu Marilyns Zeiten, dann liegt er als dicker, schwarzer Balken über dem Auge wie in den Sechzigern. Manchmal ist er auch für Jahre völlig von der Bildfläche verschwunden. Immer wieder aber wird der Lidstrich von Visagisten neu entdeckt und neu propagiert. Ganz falsch liegt man damit also nie.

Der klassische Lidstrich à la Hollywood ist schwarz und wird ohne farbigen Lidschatten getragen. Ausnahme: beim großen Abend-Make-up. Ist farbiger Eyeliner Mode (und out ist er fast nie), wird er meist Ton-in-Ton zur Verstärkung des Lidschattens angewendet.

Immer Saison hat die „kosmetische" Variante des Lidstrichs, eine dünne, fast unsichtbare Linie entlang des oberen Wimpernkranzes. Sie ist eine gute Möglichkeit, die Augen dezent zu betonen und die Wimpern voller aussehen zu lassen. Am natürlichsten wirkt dieser Lidstrich, wenn man ihn farblich der Pigmentierung von Wimpern und Brauen anpaßt.

Links: Ein Lidstrich wie er sein soll – perfekt gemalt und farblich abgestimmt auf Lidschatten und Tusche

Lidstrichziehen – womit geht's am besten?

■ Die klassischen Präparate sind flüssiger Eyeliner im Fläschchen und ein Farbstein, auf dem man die Farbe mit einem Tropfen Wasser anrührt. In beiden Fällen wird der Strich mit einem feinen spitzen Pinsel gemalt.

■ Bequemer sind Patronen, die wie Wimperntusche aussehen und mit flüssigem Eyeliner gefüllt sind. Der Pinsel steckt (wie bei der Tusche) in der Hülse. Besonders einfach zu handhaben sind Lidzeichner, die wie Filzstifte funktionieren. Hier läuft die Farbe beim Malen automatisch wohldosiert in die Spitze.

■ Der „kosmetische" Lidstrich wird mit Kajal natürlicher als mit Eyeliner (siehe unten).

Und so gelingt der Strich

■ Das Lid muß möglichst fettfrei sein. Eventuell die Haut leicht abpudern, zum Beispiel mit hautfarbenem Lidschatten.

■ Den Pinsel immer gut abstreifen. Hängt zuviel Farbe in der Spitze, wird die Linie zu Beginn nicht fein genug.

■ Den Lidstrich entweder am inneren Augenwinkel beginnen und, ohne abzusetzen, durchziehen. Oder in der Lidmitte anfangen, nach außen malen und den inneren Teil zum Schluß auffüllen.

■ Wer eine unruhige Hand hat, malt zuerst Pünktchen aufs Lid und verbindet sie dann Stück für Stück.

■ Eine zusätzliche Hilfe kann es sein, die Haut am Oberlid außen mit zwei Fingern leicht zu spannen.

■ Ähnliches gilt für das „Schwänzchen" im Augenwinkel: Hebt man die Haut in Höhe der Augenbrauen mit den Fingern leicht an, bekommt man einen besonders schönen Schwung nach oben.

■ Den „kosmetischen" Lidstrich entlang der Oberlidwimpern erst ziehen, wenn das Auge fertig geschminkt ist – also über dem Lidschatten und nach dem Tuschen.

Wirkt weicher: Kajal statt Eyeliner

■ Für den Lidstrich am unteren Lidrand ist Eyeliner zu hart. Hier kommt nur Kajal in Frage.

Auch der Strich am Oberlid wirkt weicher, wenn man ihn mit einem Kajalstift zieht. Moderner Kajal ist eine in Minen gepreßte Farbmasse. Er hat nichts mehr zu tun mit dem indisch-arabisch angehauchten „Khol“ aus zerriebenen Kristallen, der zur Hippiezeit ins Unterlid gemalt wurde und die Augen exotisch umrandete. Die heutigen Stifte sind entweder Drehstifte mit dicken, abgeschrägten Minen (perfekt fürs Unterlid), oder sie sehen aus wie Augenbrauenstifte und haben verschieden harte Minen: weiche fürs Unterlid, härtere für den Strich oben. Ist man unsicher, wofür sich ein Stift eignet, kann man ihn auf dem Handrücken testen: Kratzt die Mine, ist sie fürs Augenlid zu hart (auf jeden Fall zu hart sind Augenbrauenstifte).

PROFI TIP ***Wer Schwierigkeiten mit dem Lidstrichzeichnen hat, kann mit einem gut gespitzen Kajalstift kleine dunkle Punkte zwischen die Wimpern setzen. Andere Möglichkeit: Nach oben schauen und den Strich von unten in den inneren Lidrand malen.***

Die Tricks beim Schminken mit Kajal

- Weißer, hellgrauer und hautfarbener Kajal sind fürs Unterlid bestimmt. Am inneren Lidrand aufgetragen, lassen sie das Auge größer erscheinen.
- Dunkler Kajal im unteren Augenlid verkleinert das Auge. Große, dunkle Augen aber wirken mit Kajal ausdrucksvoller.
- Wer sich den Verkleinerungseffekt nicht leisten kann, aber doch etwas Kontur haben möchte, nimmt braunen, grauen oder farbigen Kajal und fährt nach dem Auftragen mit einem (zwischen den Lippen) angefeuchteten Wattestäbchen am inneren Lidrand entlang. So bleibt auf jeden Fall etwas Farbe zwischen den Wimpernansätzen stehen.
- Einen nicht ganz makellosen Kajalstrich am Oberlid kann man mit gleichfarbigem Lidschattenpuder leicht verwischen und überdecken. Der Kajaleffekt (Betonung der Kontur) bleibt dabei erhalten.
- Auch den Kajalstrich am Unterlid kann man mit Lidpuder überpinseln. Das verstärkt die Wirkung und macht die Farbe haltbarer.
- Soll das Augen-Make-up ganz natürlich werden, kann Kajal am Oberlid auch mal den Lidschatten ersetzen. Man braucht dafür den Strich nur leicht zu verwischen (siehe auch Seite 59).
- Am Unterlid den Kajalstrich nicht ganz bis zum inneren Augenwinkel ziehen. Den äußeren Augenwinkel dagegen voll umranden.

Der Lidstrich muß zur Augenform passen

- Der Lidstrich sollte der Augenform folgen und im äußeren Augenwinkel enden.

1 Extremes Augen-Make-up mit schwarzen Kajalstrichen am Ober- und Unterlid steht nur Frauen dunklen, südländischen Typs. Vorsicht aber auch hier: Dunkle Striche machen die Augen kleiner. 2 Paßt nicht zu jedem Styling, kann aber je nach Typ und Anlaß super aussehen: ein schwarzer Lidstrich mit „Schwänzchen“. Ausprobieren! 3 Weißer Kajal im inneren Unterlid macht die Augen größer. Verstärkt wird der Effekt, wenn man vorher zwischen die Unterlidwimpern einen schmalen, dunklen Strich oder Schatten malt. 4 Von links nach rechts: ein Kajalstift, mit dem man auch den „kosmetischen“ Lidstrich (siehe Seite 41) am Oberlid gut malen kann. Ideal für den Kajalstrich am Unterlid ist der Drehstift mit abgeschrägter Mine. Eyelinerpinsel müssen schön spitz und dürfen nicht zu weich sein. Praktisch: wenn sich der Pinsel aus einer Patrone mit Flüssigeyeliner herausdrehen läßt. Komfortabel: Lidstrichstifte, die ähnlich wie Filzschreiber funktionieren. Unentbehrlich: Wattestäbchen, mit denen sich kleine Patzer gut korrigieren lassen. Vorher kurz zwischen den Lippen anfeuchten, damit keine Fusseln ins Auge kommen

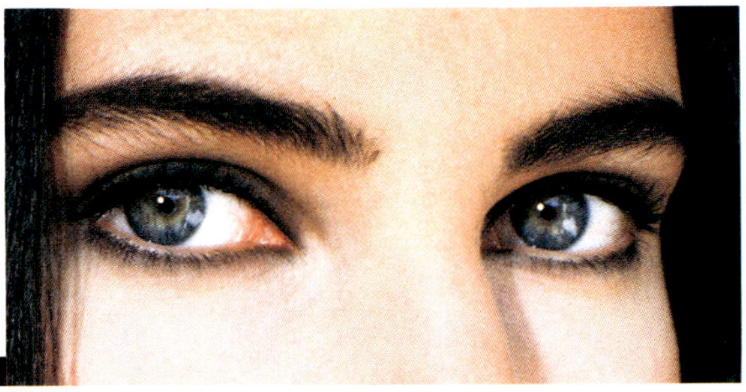
1

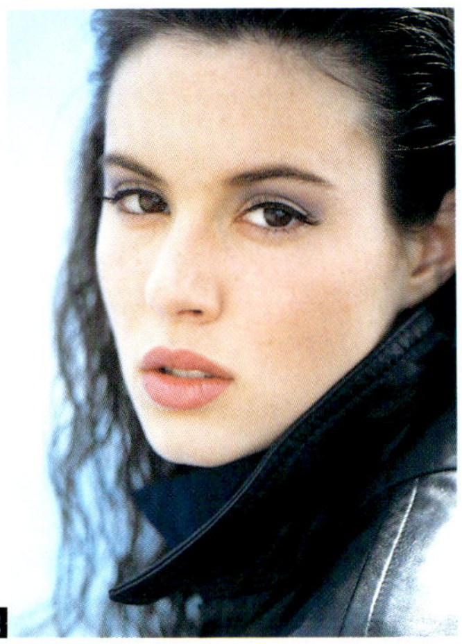
2

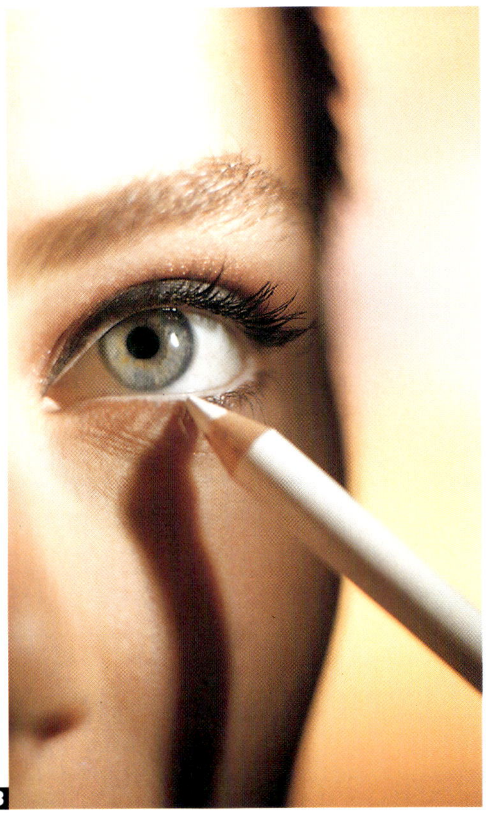
3

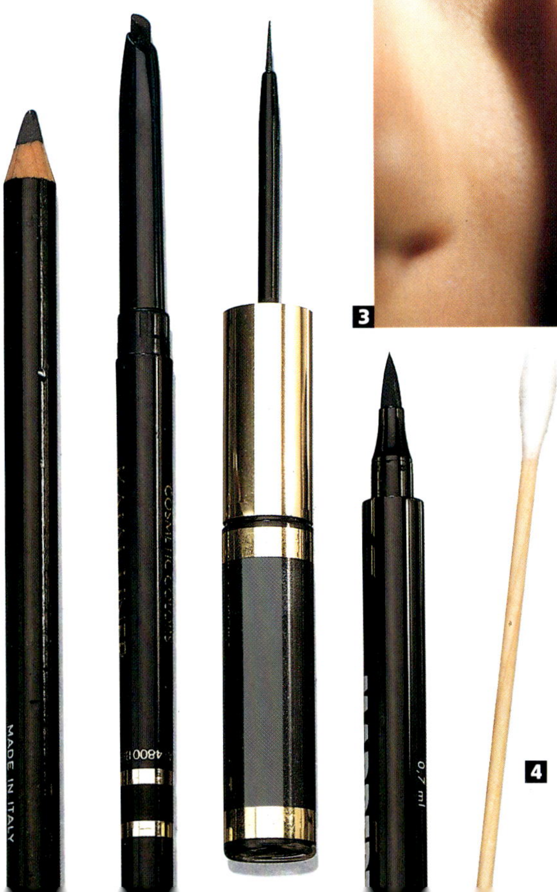

4

Sind die Augen allerdings extrem rund, ist es schöner, den Strich einige Millimeter über den Augenwinkeln hinaus nach außen zu verlängern. Bei hängenden Augenwinkeln das Lidstrichende unbedingt nach oben führen. Stehen die Augen eng zusammen, beginnt man mit dem Lidstrich erst ab Augenmitte. Er sollte ganz dünn anfangen und am Augenwinkel breit und nach oben auslaufen.

PROFI **TIP** ***Ein dunkler Kajalstift läßt sich auch mal zum Lippenkonturenstift umfunktionieren. Wichtig dabei ist, daß man die Linie ganz dünn zieht und sie mit einem Wattestäbchen sorgfältig nach innen verwischt. Erst dann Lippenstift oder Lip gloss auftragen.***

Lidstrich tätowieren? Lieber nicht!

■ Einen Lidstrich kann man sich wie die Lippenkonturen auch tätowieren lassen. Empfehlenwert ist das jedoch nicht. Abgesehen davon, daß die Stiche mit der Tätowiernadel am Lidrand besonders schmerzhaft sind, kann die Prozedur im wahrsten Sinne des Wortes ins Auge gehen und Verletzungen oder Entzündungen zur Folge haben. Tätowierte Lidstriche wirken zudem oft hart und unnatürlich – vor allem dann, wenn man ungeschminkt oder nicht ganz perfekt zurechtgemacht ist.

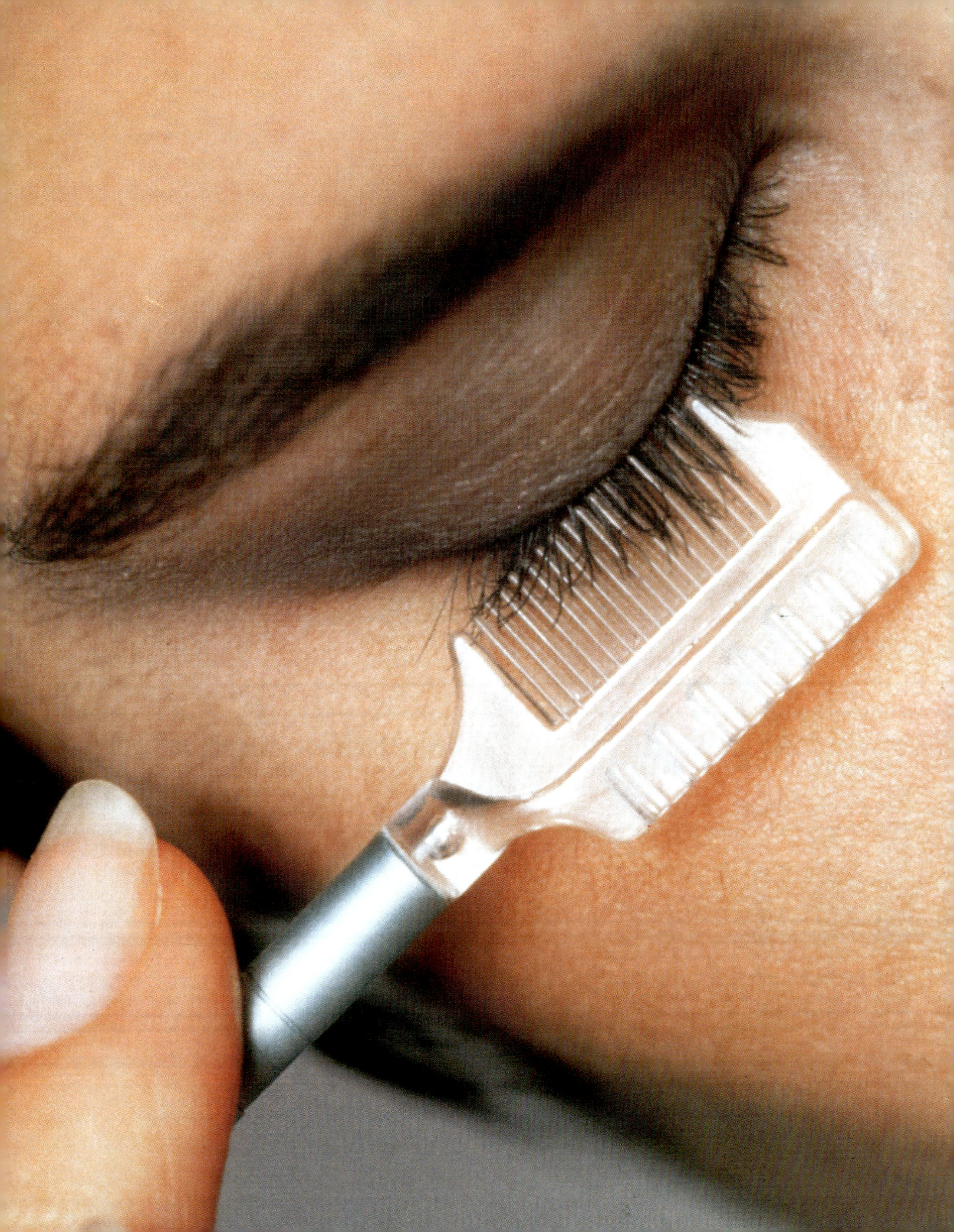

DIE WIMPERN

Mascara muß sein. Denn ohne schön getuschte Wimpern bleibt auch ein raffiniertes Augen-Make-up ausdruckslos

Dunkel, lang und dicht, mit schönem Schwung . . .

■ Ein Kranz langer dunkler Härchen gibt den Lidern Kontur und macht den Ausdruck der Augen lebendig. Auch Lidschatten und Lidstrich entfalten ihre Wirkung erst hinter sorgfältig getuschten Wimpern. Wimperntusche (Mascara) ist deshalb ein Muß. Die Farbschicht umhüllt jedes einzelne Haar mit einer Art Film, der es nicht nur tönt, sondern auch dicker und sogar länger erscheinen läßt, weil auch die meist farblosen Haarspitzen gefärbt werden. Vor allem blonde Frauen, die helle Wimpern und Brauen haben, bringen dadurch ihre Wimpern besser zur Geltung.

6 Tips für perfektes Wimperntuschen

■ Die Wimpern müssen fettfrei sein, weil die Tusche auf Fett schlecht hält.
■ Das Mascarabürstchen muß die richtige Form haben. Optimal sind kurze, dichte Borsten, die vorne spitz zulaufen.
■ Auf dem Bürstchen darf nicht zu viel Farbe sein, sonst verkleben die Wimpern. Bei guten Produkten bleibt beim Herausziehen des Bürstchens genau die richtige Menge daran hängen.
■ Der Mascara muß frisch sein. Sobald die Farbmasse anfängt zu krümeln, eine Nachfüllpatrone einschieben bzw. einen neuen kaufen.
■ Beim Tuschen in der Lidmitte ansetzen. Erst die äußeren Wimpern tuschen, dann mit dem Farbrest die inneren.
■ Immer vom Ansatz zu den Spitzen hin tuschen. Die Farbe kurz antrocknen lassen, dann ein zweitesmal tuschen (eventuell auch nur die Spitzen oder die äußeren Wimpern).

Frisch getuschte Wimpernhärchen mit einem Wimpernbürstchen oder -kämmchen trennen. Leichter geht es, wenn die Wimpern noch nicht ganz trocken sind

Wasserfest oder nicht? Beides hat Vor- und Nachteile

■ Nicht wasserfest sind Crememascara und die sogenannte Spucktusche. Crememascara besteht aus ähnlichen Grundsubstanzen wie jede Creme, nämlich aus Fett und Wasser. Hinzu kommen Wachse, festigende Harze, Farbstoffe und Konservierungsmittel; neuerdings auch Keratin, um die Härchen zu stärken, und Lanolin, damit sie nicht spröde werden. „Spucktusche" hat im Prinzip die gleichen Bestandteile, nur fehlt hier das Wasser. Der dunkle Farbstein muß deshalb vor Gebrauch etwas angefeuchtet werden.

Nicht wasserfeste Mascara hat den Vorteil, daß sie für die Wimpern etwas schonender ist als wasserfeste. Der große Nachteil: Man kann damit nicht schwimmen gehen, sollte nicht in den Regen kommen oder in Tränen ausbrechen, sonst kann die Farbe davonfließen. Vorteil: Da Crememascara wasserlöslich ist, genügt fürs Abschminken Reinigungsmilch oder eine ölfreie Augenlotion.

■ Wasserfeste Wimperntusche (Waterproof Mascara) wird durch Zusatz von wasserbeständigen Harzen weitgehend wasserunlöslich. In der Regel verläuft sie weder beim Schwimmen noch bei schweißtreibendem Sport und übersteht auch einen Tränenausbruch. Außerdem bildet sie einen dickeren Farbfilm auf den Wimpern, der an den Spitzen etwas Länge hinzumogelt. Der Nachteil wasserfester Mascaras: Sie sind fettlöslich. Das heißt: unterm Auge kann es „Trauerränder" geben. Deshalb dort nur wenig Creme oder ein fettfreies Augengel auftragen. Sauber abschminken läßt sich wasserfeste Mascara nur mit fetthaltigen Präparaten, beispielsweise mit Allzweckcreme und Theaterabschminke auf feuchter Watte oder mit ölgetränkten Abschminkpads. Empfindliche Augen reagieren darauf allerdings leicht gereizt.

■ Wimperntusche mit Seidenpartikeln oder wimpernverlängernden Faserteilchen können etwas mehr Fülle und Länge zaubern. Für Kontaktlinsenträgerinnen sind sie allerdings absolut tabu, da die Faserteilchen unter die Linsen kommen können.

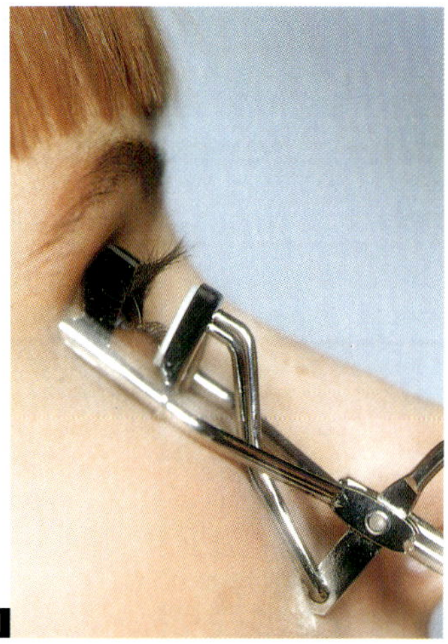
1

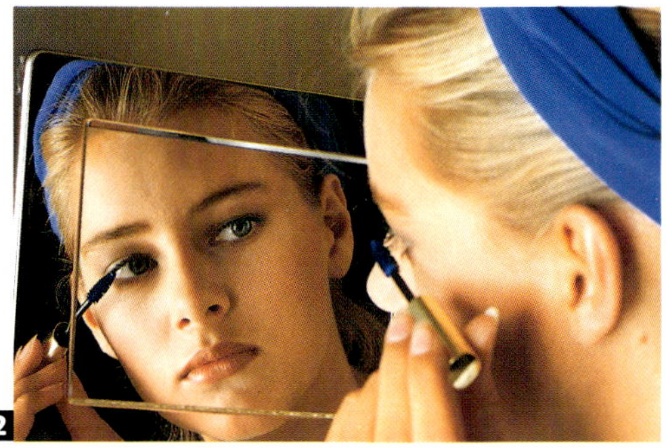
2

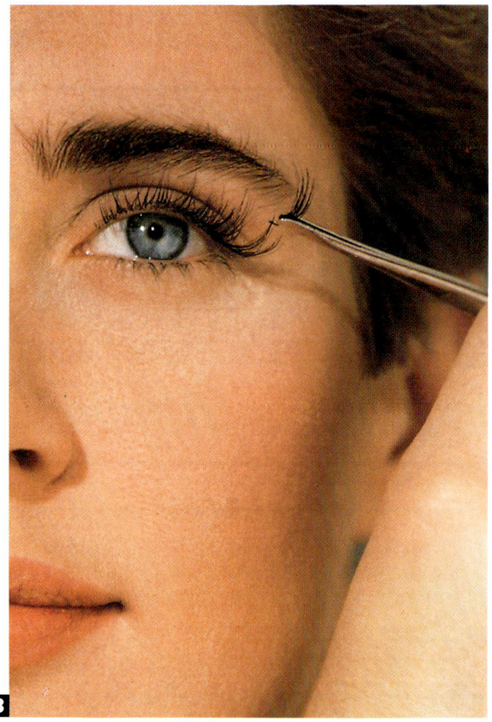
3

Wimpernfärben: Für den Urlaub schön bequem

■ Die Wimpern kann man wie Haare oder Augenbrauen färben oder färben lassen. Die Farbe hält etwa vier Wochen. Gefärbte Wimpern sind praktisch im Urlaub, wenn man sich entweder gar nicht oder nur wenig schminken möchte. Aber auch wer helle Wimpern hat und abends nach dem Abschminken oder morgens am Frühstückstisch nicht ganz „konturlos" aussehen möchte, ist mit Wimpernfärben gut beraten.

Selberfärben ist nicht ganz einfach. Das Färbemittel soll bis dicht an den Wimpernrand aufgetragen werden, darf aber nicht ins Auge kommen. Während die Farbe einwirkt, muß man die Augen geschlossen halten. Außerdem wirken die

4

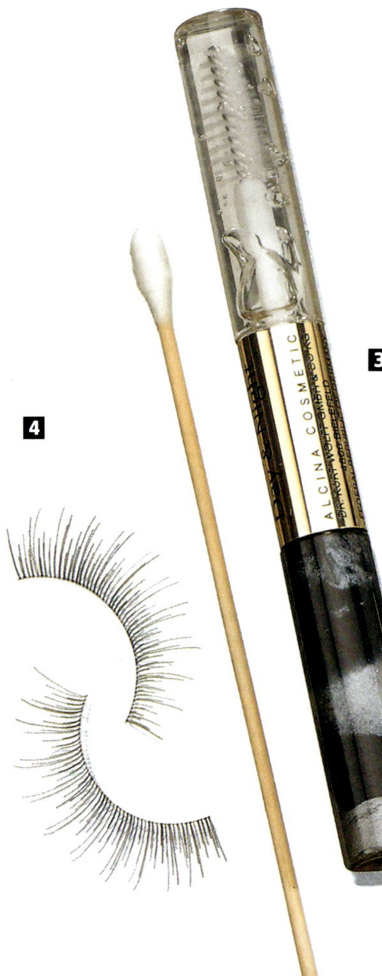

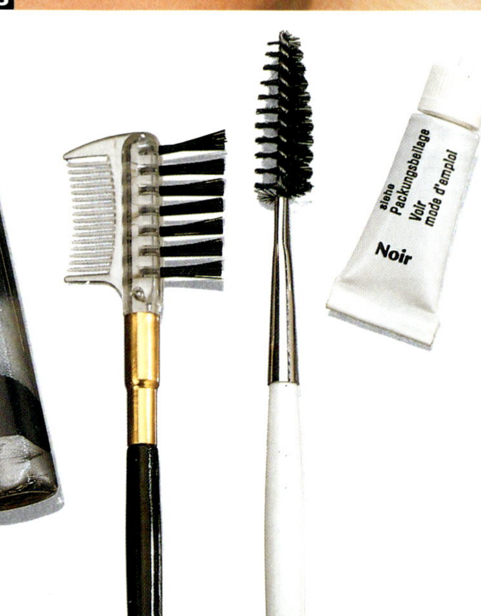

[1] Schwung in gerade Wimpern bringt die Wimpernzange. Damit der Knick an die richtige Stelle kommt, dicht am Wimpernrand ansetzen. Anschließend tuschen. [2] An die Oberlidwimpern kommt man mit dem Bürstchen am besten heran, wenn man das Kinn etwas hebt. Beim Tuschen der unteren Härchen den Kopf etwas neigen. [3] Einzelne, vom Band abgeschnittene Wimpern lassen sich mit einer spitzen Pinzette gut fassen und an die richtige Stelle bringen. [4] Von links nach rechts: Falsche Wimpern, wie sie sein sollen: mit langen und kurzen Härchen und nicht zu dicht an einen hauchfeinen Faden geknüpft. Mit Spezialkleber werden sie nach dem Auftragen des Lidschattens, aber vor dem Lidstrichziehen dicht hinter die eigenen Wimpern geklebt. Vorher die Länge der des Lidrandes anpassen, das Wimpernband aber nicht ganz im inneren Augenwinkel ansetzen. Bevor man die Augen abschminkt, die Wimpern vorsichtig abziehen, auf Papier legen und mit Augenabschminkmittel reinigen. Praktisch: eine Doppelpatrone mit Farbmascara auf der einen und mit Pflegemascara auf der anderen Seite. Unentbehrlich: Bürstchen und Kämmchen zum Trennen der Wimpern. Optimal sind Spiralbürstchen, die man von unten am Wimpernansatz ansetzt und kurz dreht. Professionell: Wimpernfarbe, die mit Peroxyd angerührt wird, färbt intensiver

Mittel zum Selberfärben weniger kräftig als diejenigen, die Friseure und Kosmetikerinnen benutzen, so daß sich die schwierige Prozedur nicht immer lohnt. Es empfiehlt sich also, zum Wimpernfärben einen Profi aufzusuchen.

Dauerwimpern machen (fast) alles mit

■ Während die herkömmlichen falschen Wimpern nur für den großen Auftritt am Abend gedacht sind und sich hinterher leicht wieder abziehen lassen, halten Dauerwimpern bis zu fünf Wochen. Sie werden einzeln oder in kleinen Büscheln von bis zu zehn Härchen mit Spezialkleber dicht am Ansatz auf die echten geklebt. Dauerwimpern gibt es überall zu kaufen. Sie sind wasserfest; man kann damit duschen und Haare waschen. Nur tuschen soll man sie nicht, weil sie beim Abschminken mit ölhaltigen Mitteln ausfallen können. Dauerwimpern kann man sich auch selbst aufkleben. Wer sicher sein will, daß sie richtig sitzen, läßt es aber besser bei der Kosmetikerin machen (rund 50 Mark für beide Augen).

Brauchen Wimpern wirklich Extrapflege?

■ Stabile Wimpern, die jeden Abend gründlich abschminkt werden, brauchen keine Extrapflege. Die Spuren von Fett und Feuchtigkeit, die beim Auftragen von Augen- oder Nachtcreme auch auf die Wimpern gelangen, genügen, um sie geschmeidig zu halten. Wer ein übriges tun will, kann seine Wimpern mit farbloser Mascara pflegen. Sie enthält Öle, Proteine, Keratin und andere Wirkstoffe, die alle für Geschmeidigkeit sorgen. Lange schwarze Wimpern, die gar keine Tusche brauchen, bekommen durch Pflegemascara mehr Glanz.

PROFI **TIP** ***Farbige Mascara sieht dann am besten aus, wenn die Wimpern von Natur aus lang, dicht und dunkel sind. Bei kurzen, hellen Wimpern sollte man anschließend zumindest die Wimpernspitzen und auch die Unterlidwimpern sorgfältig schwarz tuschen.***

Was läßt die Wimpern schneller wachsen?

■ Leider nichts. Wie lang sie sind und wie dicht, welche Farbe sie haben und wie schnell sie wachsen, ist genetisch festgelegt und durch nichts zu ändern. Am Oberlid stehen zwischen 90 und 160 Härchen, die eine Länge von 8 bis maximal 12 Millimeter erreichen. Etwa 75 bis 80 Härchen wachsen am Unterlid, sie messen zwischen 6 und 8 Millimeter. Die Lebensdauer der Wimpern beträgt nur einige Monate. Normalerweise merkt man es nicht, wenn Wimpern ausfallen, da Ersatz immer schon zu voller Länge herangewachsen ist.

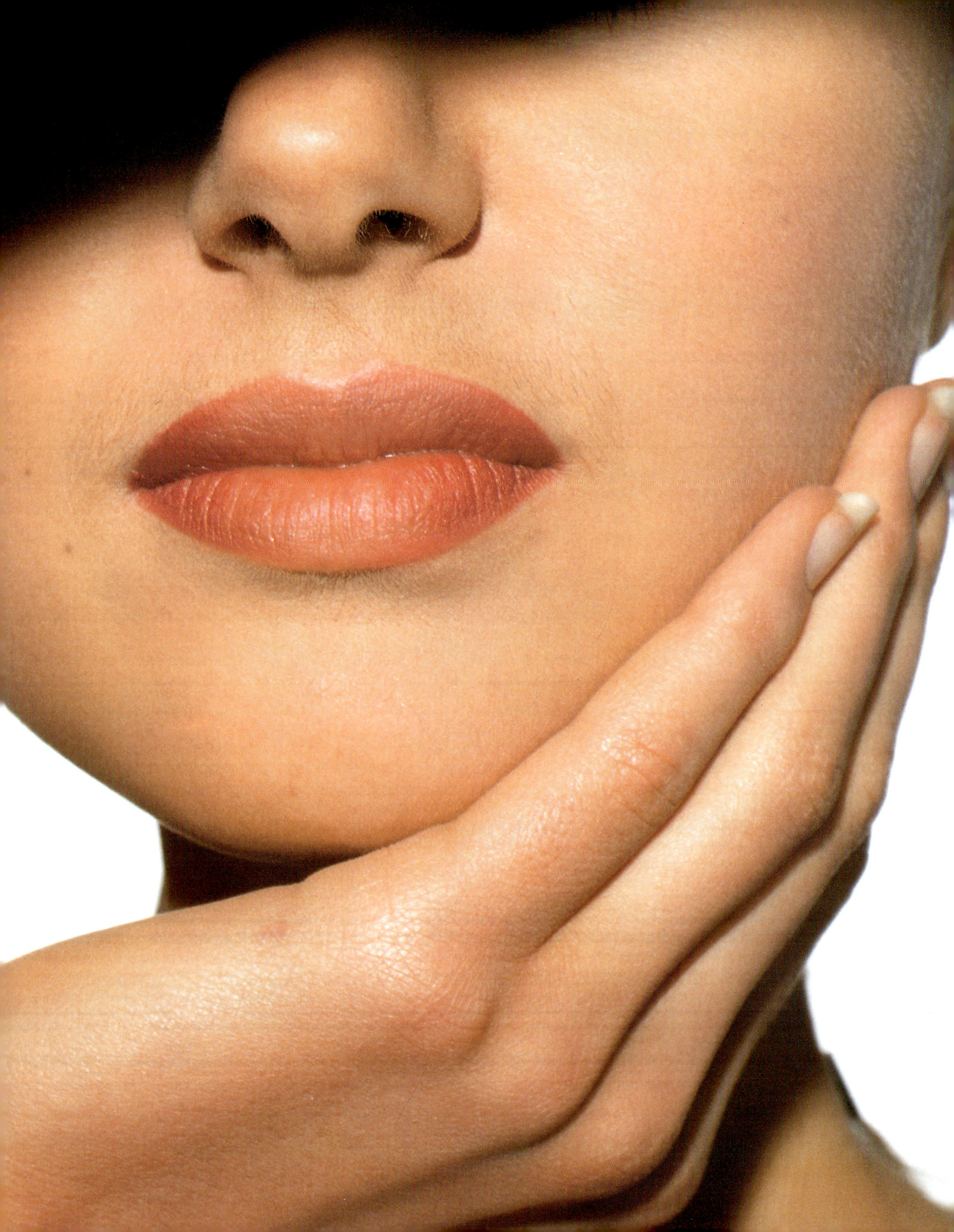

DIE LIPPEN

Lippenschminken – keine Kunst? Kann doch jeder? Mag sein. Aber Profis kennen viele gute Tricks, die zu lernen sich lohnt

Was Mundform und Lippenstiftfarbe verraten

■ Kaum ein Körperteil sendet so deutliche Signale wie der Mund. Er kann verlocken, schmollen oder abwehren. Schlechte Laune äußert sich nicht selten in herabgezogenen Mundwinkeln. Der Lippenform schreibt man sogar bestimmte Charakterzüge zu, ebenso wie der Farbe, die eine Frau für den Lippenstift wählt: Rot trägt die Lebenskünstlerin, Pink die romantische, Orangerot die extravagante und Perl die erfolgreiche Frau – heißt es.

Das ABC des perfekten Lippen-Make-ups

■ Je auffälliger die Lippenstiftfarbe, um so perfekter muß der Mund geschminkt werden. Die fünf wichtigsten Schritte:
■ Einen feuchtigkeitsspendenden Balsam auftragen, der die Lippen schön geschmeidig hält und verhindert, daß sich Hautfetzen lösen.
■ Mit Hilfe eines Schwämmchens die Lippen mit etwas Teintgrundierung betupfen. Der Lippenstift läßt sich dann gleichmäßiger auftragen, außerdem hält er viel länger.
■ Mit dem Konturenstift die Linie der Lippen exakt nachzeichnen. Am besten beim „V“ in der Mitte der Oberlippe beginnen und jeweils zu den Ecken hin malen. Bei der Unterlippe die Linie, ohne abzusetzen, von links nach rechts ziehen. Wer die Linie am Stück nicht schafft, kann winzige Pünktchen ganz dicht nebeneinandersetzen.
■ Die Lippenfläche nicht mit dem Lippenstift, sondern mit dem Lippenpinsel ausmalen. Immer nur wenig Farbe aufnehmen und von der Mitte bis in die Mundwinkel verteilen.
■ Um überschüssige Farbe abzunehmen, die sich sonst auf den Zähnen absetzt, ein Papiertuch gegen den leicht geöffneten Mund drücken. Wirkt die Farbschicht dann zu schwach, noch einmal nachschminken. Der doppelte Farbauftrag macht die Lippenfarbe intensiver und haltbarer.

Lippen-Make-up nur mit Konturenstift geschminkt. Das Rot am Lippenrand wird zur Mitte hin gleichmäßig verwischt

Warum ist der Konturenstift so wichtig?

■ In erster Linie, um den Lippen unauffällig Form zu geben und um zu verhindern, daß der Lippenstift „ausfranst“. Ist die Haut um den Mund herum nicht mehr ganz glatt, sollte man grundsätzlich die Lippenkonturen nachziehen, egal, ob man anschließend Lippenstift, Gloss oder nur ein Pflegeprodukt verwendet. Damit die Konturen dann nicht als harte Linie stehenbleiben, werden sie mit einem Wattestäbchen nach innen verwischt.
Mit Konturenstiften kann man auch gut mogeln, wenn man die Lippenform leicht korrigieren möchte (mehr dazu auf Seite 90/91).
Der Konturenstift sollte die gleiche Farbe haben wie der Lippenstift oder höchstens eine Nuance dunkler sein.

Lippenstift ist nicht gleich Lippenstift

■ Lippenstifte bestehen aus Ölen (zum Beispiel Avocado-, Jojoba- und Rhizinusöl), Wachsen (Lanolin) und Farbstoffen (in der Regel synthetische Pigmente). Der Anteil dieser Substanzen bestimmt die Eigenschaften des Stiftes.
■ Cremig-matte Stifte haben den höchsten Farbstoffanteil (ca. 10 Prozent). Sie decken und haften deshalb besonders gut.

- Bei Gloss-Stiften ist der Farbanteil um etwa 5 bis 8 Prozent niedriger, der Anteil an Ölen entsprechend höher. Die Wirkung: glänzend und transparent.
- Stifte mit Perlglanz enthalten synthetische Glimmerpartikel und viel Lanolin.

PROFI **TIP** ***Um den geschminkten Mund perfekt zu mattieren, legt man eine Lage eines Papiertuchs auf die geschlossenen Lippen und bestäubt sie mit reichlich Transparentpuder. Das Tuch wirkt wie ein Sieb; es läßt genau soviel Puder durch, wie nötig ist, um die Farbe zu mattieren und zu fixieren.***

Varianten des klassischen Lippenstiftes sind Glosscremes und Lippenpuder:

- Glosscremes bringen hauptsächlich Glanz. Dafür sorgt in erster Linie ein Lanolinanteil von etwa 45 Prozent. Gloss gibt es farbig oder farblos. Man kann es pur auftragen oder als Glanzpunkt auf die geschminkten Lippen tupfen. Gloss aus dem Döschen wird mit dem Finger verteilt, Gloss aus der Patrone mit dem Applikator.
- Lippenpuder sieht aus wie Lidschattenpuder und wird auch wie dieser mit einem Schaumstoffapplikator aufgetragen. Da Lippenpuder kaum Fett enthält, haftet er wesentlich länger als Lippenstift, pflegt aber nicht so gut. Bei sehr trokkenen Lippen verzichtet man deshalb besser darauf oder benutzt vorher einen Pflegebalsam.
- Ein Konturenstift besteht aus zur Mine gepreßter Lippenstiftmasse mit besonders hohem Farbstoffanteil. Er ist in etwa so hart wie ein Kajalstift und kann mit Spezialspitzern gespitzt werden.

Wie findet man seine Lippenstiftfarbe?

Die Wahl der Lippenstiftfarbe ist nicht nur von den aktuellen Trends abhängig. Sie sollte zum Farbtyp passen (siehe Seite 100) und damit zur Kleidung, die man trägt. Grundsätzlich gilt: Bei kaltem Licht (Winterhimmel, bläuliches Neonlicht) Vorsicht mit blaustichigen Nuancen, bei warmem Licht (Kerzen, gelbgefiltertes Lampenlicht) Vorsicht mit Orange- und Brauntönen.
Auch die Lippenform spielt bei der Wahl der Farbe eine Rolle. Helle, glänzende Farben lassen den Mund größer erscheinen, während dunkle Töne eher verkleinern.
Und noch etwas: Zähne, die von Natur aus einen leichten Gelbstich haben, wirken zwischen bräunlich und gelbrot geschminkten Lippen noch gelber. Besser sind hier nicht zu dunkle, bläuliche Rottöne.

- Wer sich für ein kräftiges Augen-Make-up entscheidet, sollte den Mund eher dezent schminken. Umgekehrt wirken signalrote Lippen für sich allein und brauchen als Pendant

Wenn der Lippenstift gut haften und das Lippen-Make-up ganz perfekt werden soll: **1** *Zuerst mit einem Schminkschwämmchen ganz dünn Teintgrundierung auftragen.* **2** *Die Lippenform mit dem Konturenstift von der Mitte aus nach beiden Seiten nachzeichnen, unten die Kontur vom linken zum rechten Mundwinkel durchziehen.* **3** *Eine weitere Möglichkeit: Die Lippen nur mit dem Konturenstift schminken (siehe auch Seite 49).* **4** *Von links nach rechts: je eine typische Frühlings-, Sommer-, Herbst- und Winterfarbe (mehr darüber ab Seite 100). Daß die Farbe des Lippenstifts zum Typ paßt, ist wichtiger, als daß sie voll im Trend liegt!* **5** *Einen Lippenpinsel sollte man immer dann benutzen, wenn das Lippen-Make-up besonders schön werden und möglichst lange halten soll. Mit dem Pinsel läßt sich die vorgezeichnete Kontur exakter ausfüllen und der Lippenstift besser dosieren.* **6** *Lip gloss, einfach mit dem Finger aufgetupft, paßt zu sportlicher Aufmachung und ist die schnelle Lösung für zwischendurch.* **7** *Empfehlenswert: Nach dem Zähneputzen die Lippen mit der Zahnbürste sanft massieren. Das macht sie weich und rosig*

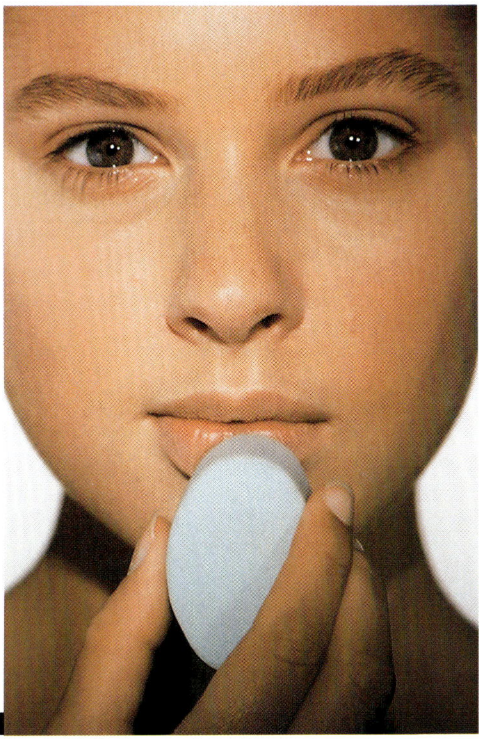

1

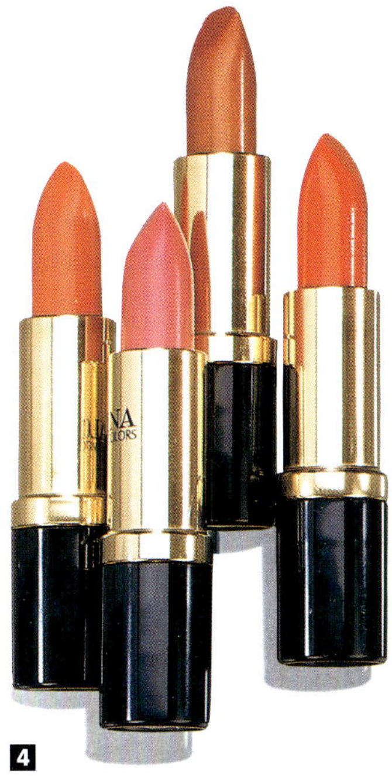

4

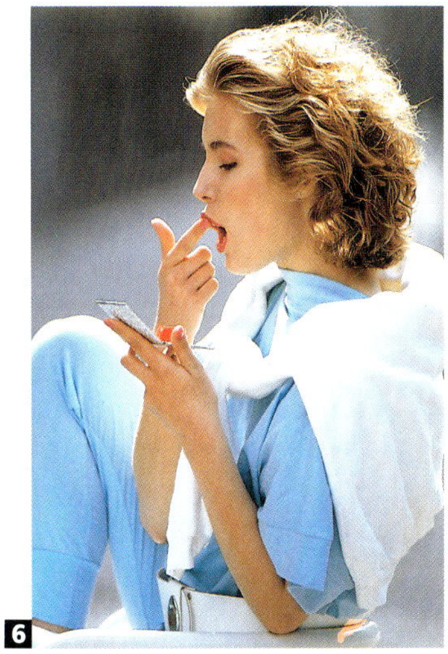

6

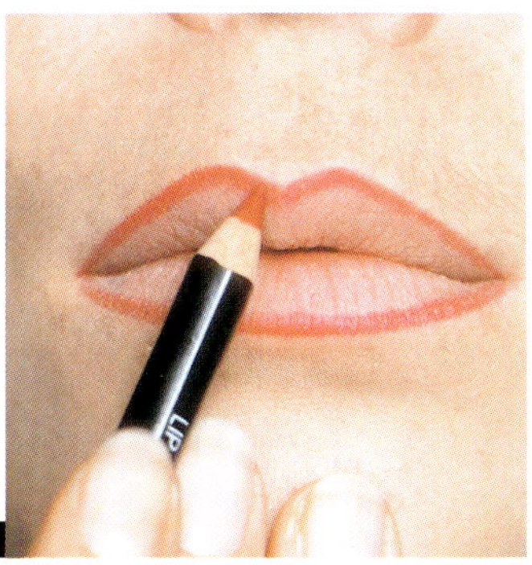

2

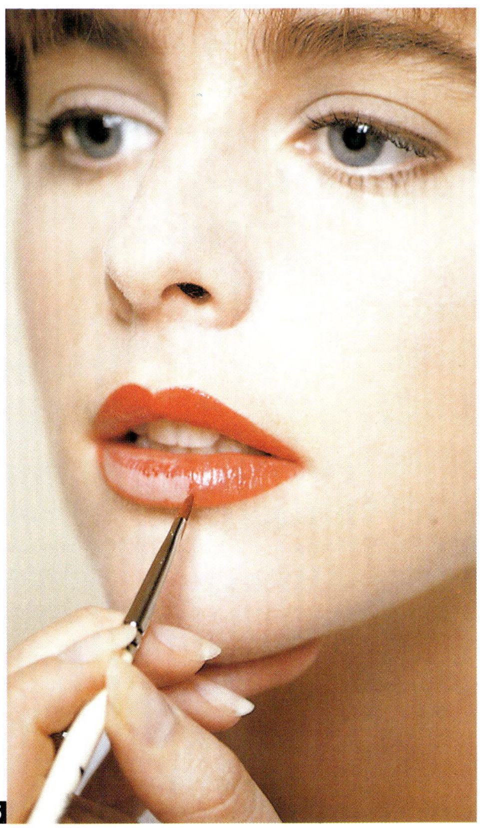

5

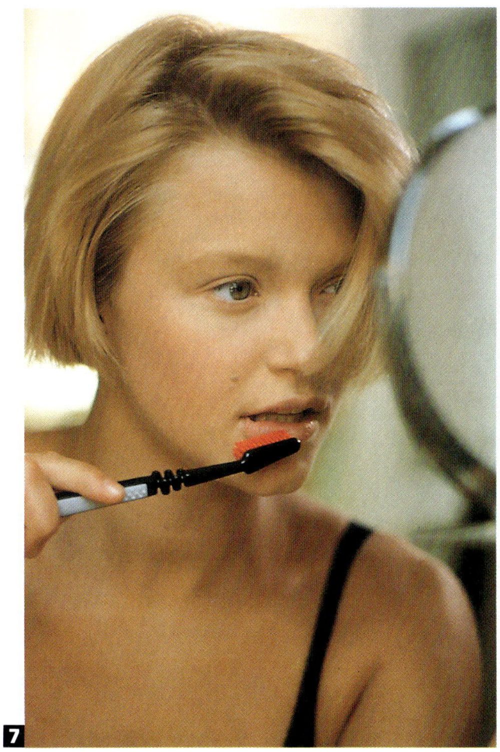

7

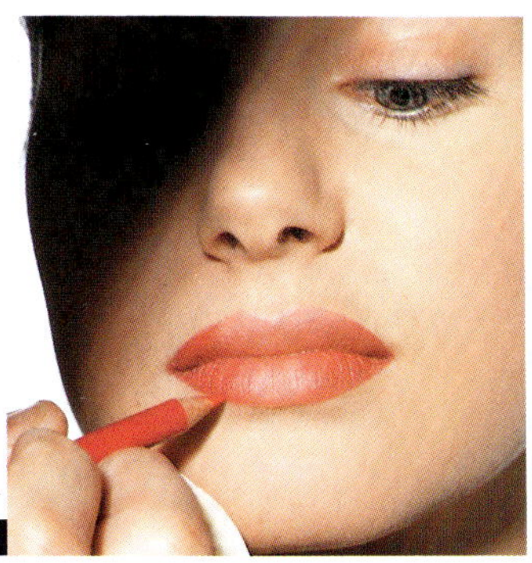

3

nur wenig Augen-Make-up. Eine gleichstarke Betonung von Augen und Mund sieht leicht unnatürlich aus.

Wie wird Lippenstift hergestellt?

■ Zur Herstellung von Lippenstiften werden Öle, pulverisierte Farbstoffe und geschmolzenes Wachs vermischt, in Formen gegossen und nach dem Abkühlen in die Lippenstifthülsen gesetzt.

Schadet es, wenn man die Farbe schluckt?

■ Die Inhaltsstoffe von Lippenstiften unterliegen den Vorschriften des Kosmetikgesetzes, nach dem nur bestimmte, geprüfte Substanzen verwendet werden dürfen. Der Farbstoff Eosin, früher Bestandteil jedes Lippenstifts, ist heute wegen seiner giftigen Schwermetallanteile verboten. Öle und Wachse, die für die Lippenstiftherstellung verwendet werden, sind Rohstoffe ohne chemische Zusätze.
Ein Lippenstift wiegt in der Regel fünf Gramm. Wer sich täglich dreimal die Lippen schminkt und die Farbe zum Beispiel beim Essen schluckt, nimmt täglich ca. 16 Milligramm Lippenstift zu sich. Nach Ansicht der Untersuchungsämter ist das jedoch gesundheitlich unbedenklich.

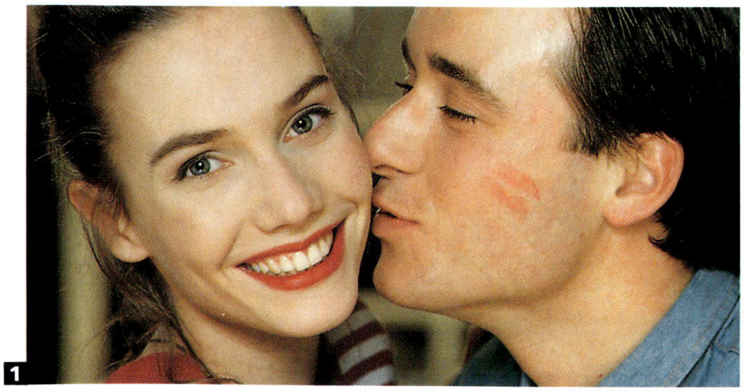
1

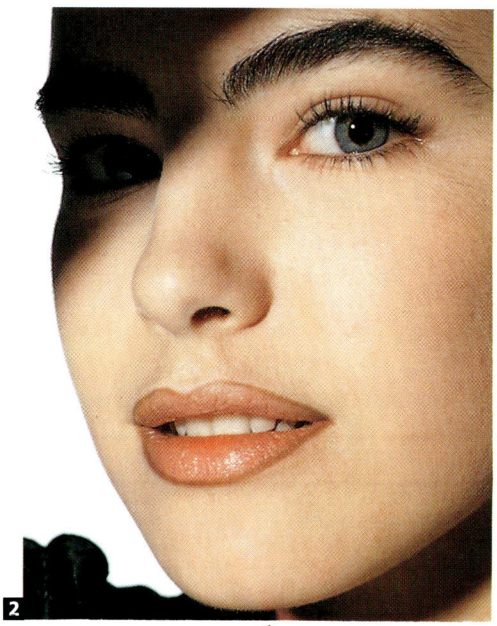
2

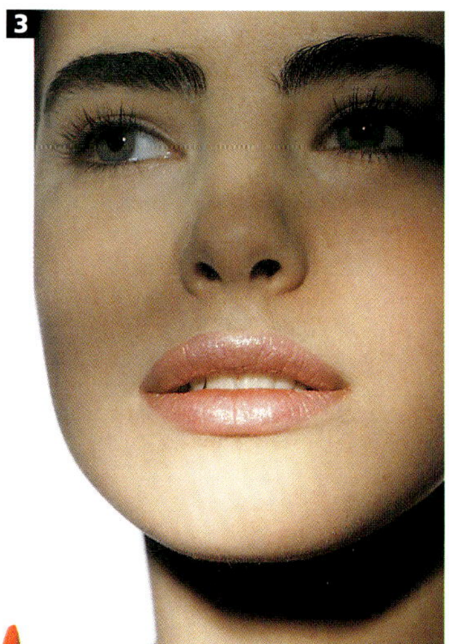
3

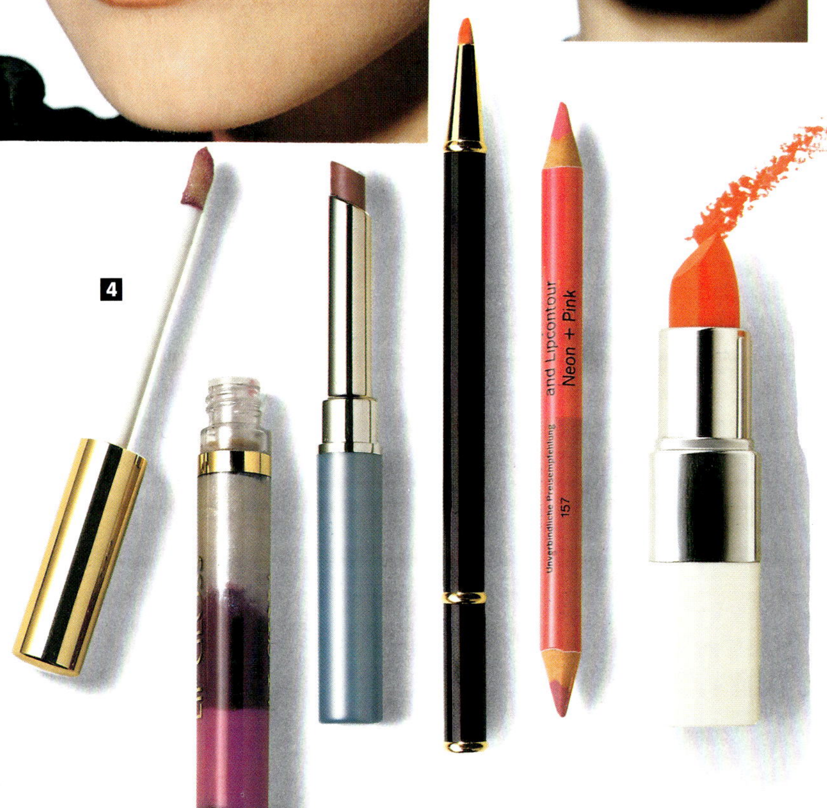

4

1 Wer vermeiden möchte, daß Lippenstift Spuren hinterläßt (nicht nur auf Männerwangen, sondern auch auf Gläsern, Tassen und Servietten), schminkt sich am besten nur mit Konturenstift, Lippenpuder oder einem fettarmen Lippenstift, der zusätzlich abgetupft und abgepudert wird. 2 Lippen-Make-up à la 60er Jahre – für alle, die gern experimentieren. Lippen eincremen und abtupfen, Lippenkontur mit einem graubraunen Augenbrauenstift nachzeichnen und mit einem Wattestäbchen verwischen. Lippenmitte mit hellem Lippenstift ausfüllen. 3 Lippen-Make-up mit starkem Perleffekt. Nur empfehlenswert für glatte Lippen mit fältchenfreien Lippenrändern, da Perlglanz alle Unebenheiten betont; leichter Fettglanz dagegen „glättet". Auch zu stark gebräunter Haut wirken Perllippenstifte eher hart und unnatürlich. 4 Von links nach rechts: Lip gloss in der Patrone. Die verschiedenen Farbebenen vermischen sich beim Herausziehen des Applikators. Lippenstift in der Drehhülse mit abgeschrägter Malfläche – praktisch zum direkten Auftragen zwischendurch, wenn kein Lippenpinsel zur Hand ist. Konturstift in Luxusausführung mit herausdrehbarer Mine und konventionell mit Holzkörpern (zum Spitzen gibt es Spezialspitzer). Der klassische Lippenstift. Für die Handtasche gibt es auch Miniformate

Das Tätowieren der Lippen – sinnvoll oder nicht?

■ Visagisten und auch manche Kosmetikerinnen praktizieren diese Technik, die dauerhafte Lippenkonturen verspricht und damit täglich etwas „Schminkarbeit" erspart.
Beim Tätowieren werden pflanzliche Farbpigmente in die Haut eingeritzt. Sinn macht die Methode am ehesten bei konturlosen, „ausgefransten" Lippen. Allerdings ist die Prozedur ziemlich schmerzhaft und auch nicht billig (ca. 600 Mark). Damit der Kunstgriff gelingt, sollte man sich nur an einen Experten wenden. Die Farbe der tätowierten Kontur und die der Lippen müssen so miteinander harmonieren, daß auch der ungeschminkte Mund natürlich wirkt.

Was tun bei kleinen Fältchen um den Mund?

■ Sie entstehen im Laufe der Jahre bei fast jedem, weil diese Partie ständig in Bewegung ist. Vorbeugend hilft hier, die Gesichtsmuskeln immer wieder bewußt zu entspannen. Sind die Kräuselfältchen erst mal da, gibt es drei Möglichkeiten, um sie etwas zu glätten: ein chemisches Peeling, bei dem die obersten Hautschichten abgetragen und damit auch die Fältchen beseitigt werden. Ähnliche, nur intensivere Wirkung erzeugt das mechanische Abschleifen. Beim Unterspritzen mit Collagen wird hingegen die Haut von innen aufgepolstert. Keine dieser drei Methoden ist allerdings risikolos, und keine hat eine dauerhafte Wirkung. Wichtig ist – ganz gleich für welche Methode man sich entscheidet –, daß man einen darauf spezialisierten Arzt findet. In der Regel wird das ein Dermatologe sein.

PROFI TIP ***Wer ein eher rundes Gesicht hat, sollte sich keine allzu geschwungenen Lippenkonturen malen, sondern gerade, klare Linien bevorzugen. Ein schmales oder gar herbes Gesicht dagegen wirkt femininer, wenn der Mund schön voll geschminkt ist und glänzt.***

Was tun bei spröden Lippen?

■ Lippenstift sieht nur auf glatten Lippen gut aus. Wenn Sonne, Kälte, Heizungsluft oder Krankheit die Lippen rauh gemacht hat, hilft Betupfen mit Honig oder das Auftragen einer schützenden Lippenpomade. Spröde Lippen nicht mit der Zunge anfeuchten. Das trocknet sie zusätzlich aus. Wer rauhe Lippen schminken möchte, nimmt am besten farbigen Lip gloss oder einen Lippenstift, der auch feuchtigkeitsbindende Substanzen enthält. Wichtig: Lippen, die zur Sprödheit neigen, in der Sonne mit Lichtschutzpomade, bei Kälte mit viel Fett schützen.

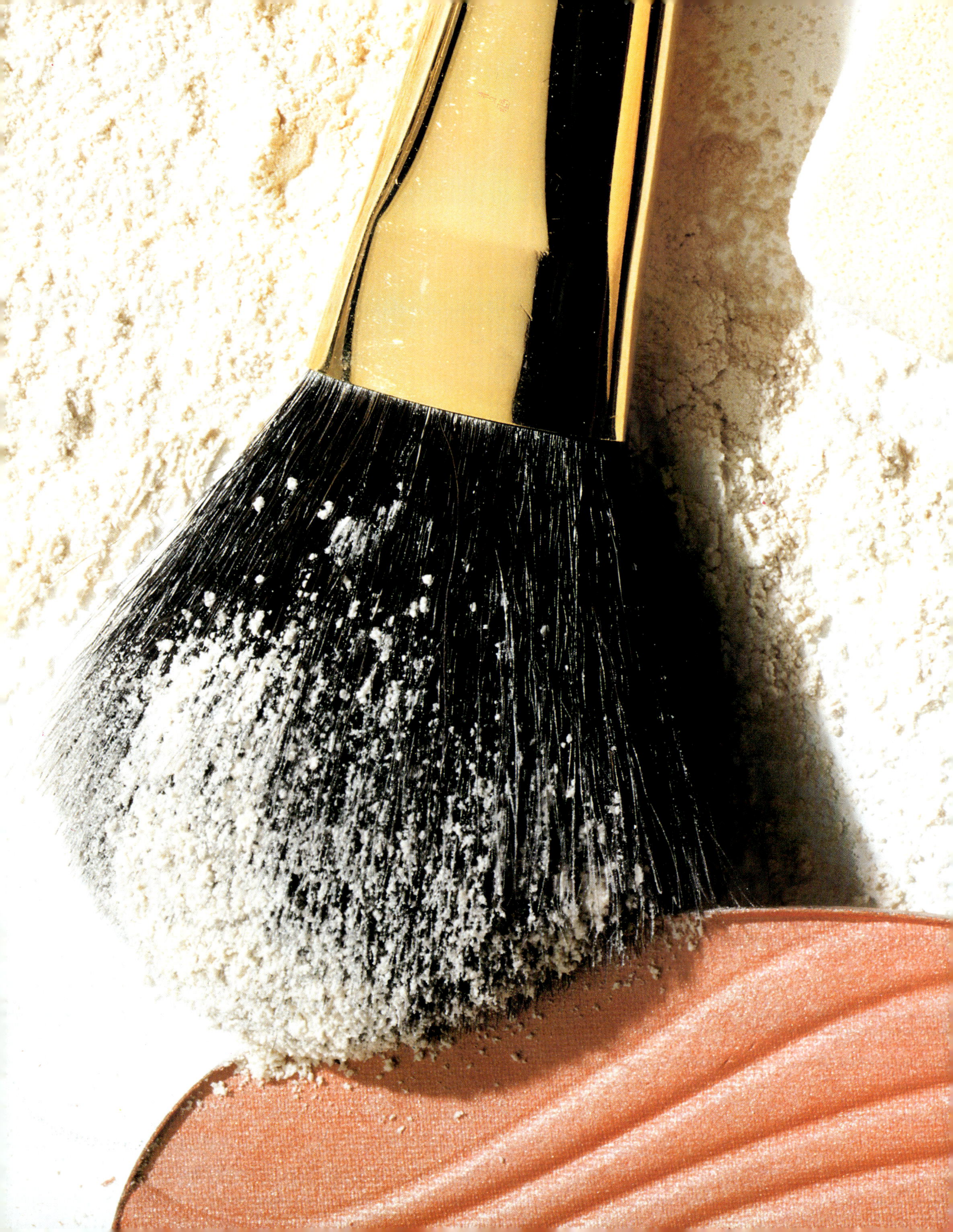

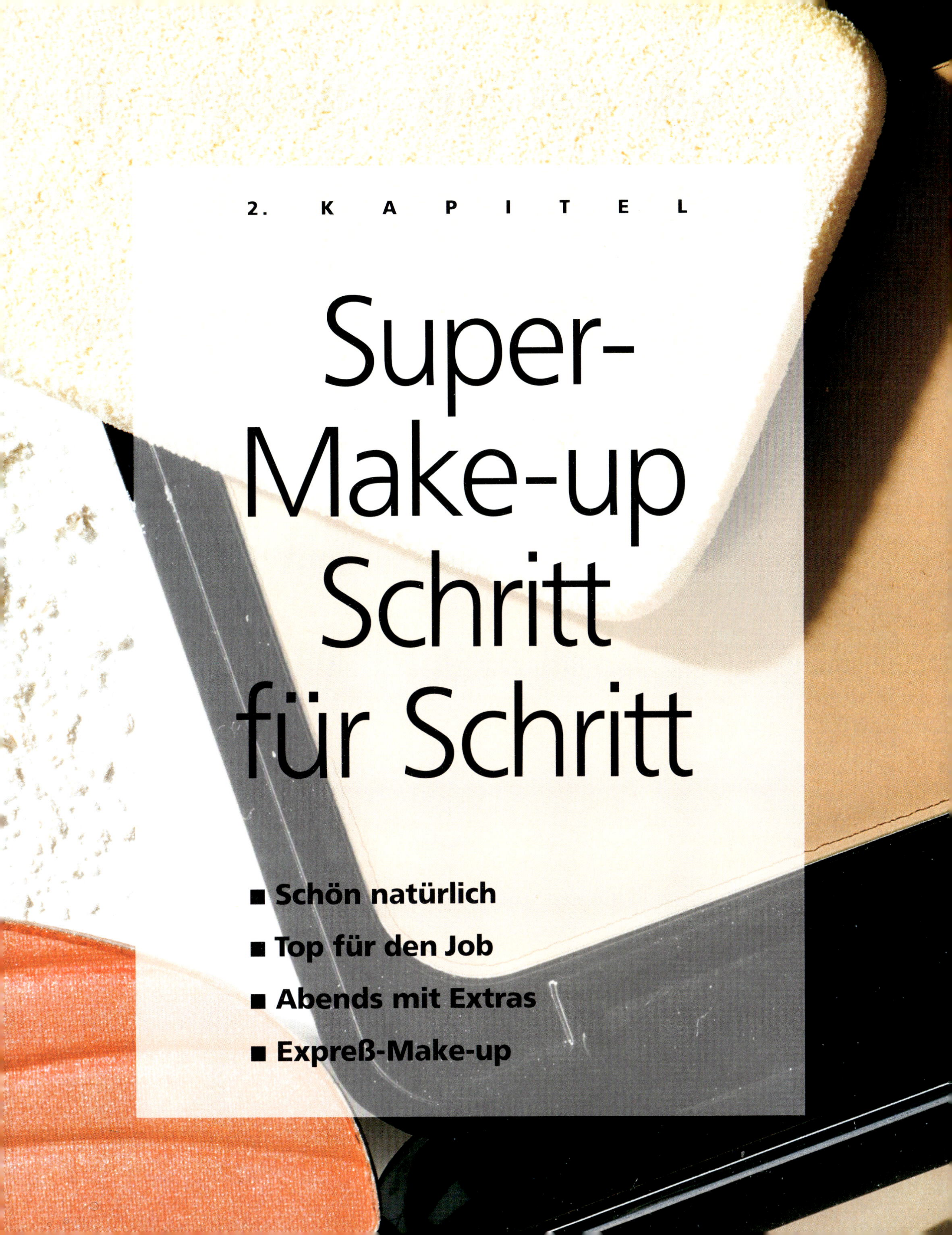

2. KAPITEL

Super-Make-up Schritt für Schritt

- **Schön natürlich**
- **Top für den Job**
- **Abends mit Extras**
- **Expreß-Make-up**

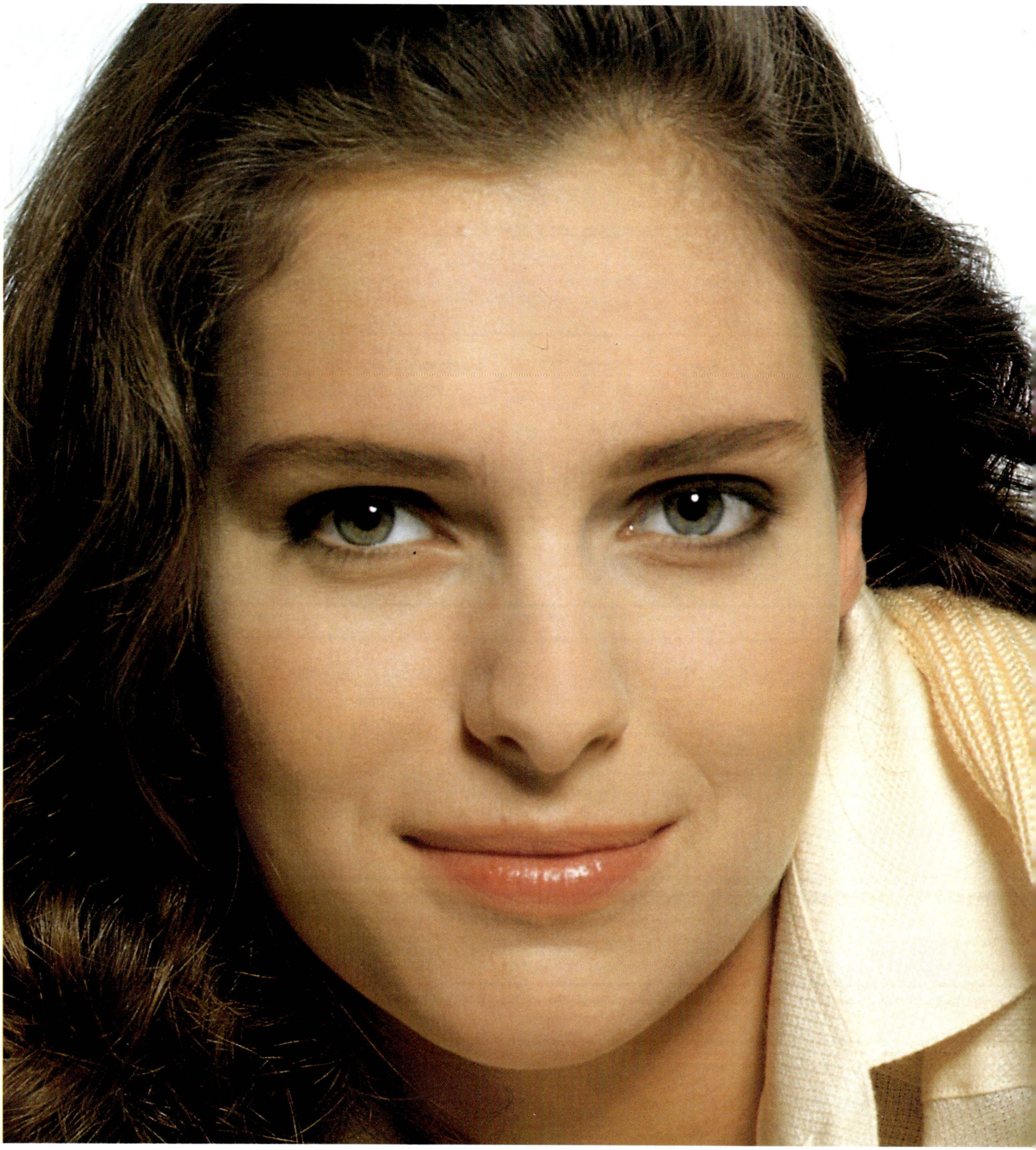

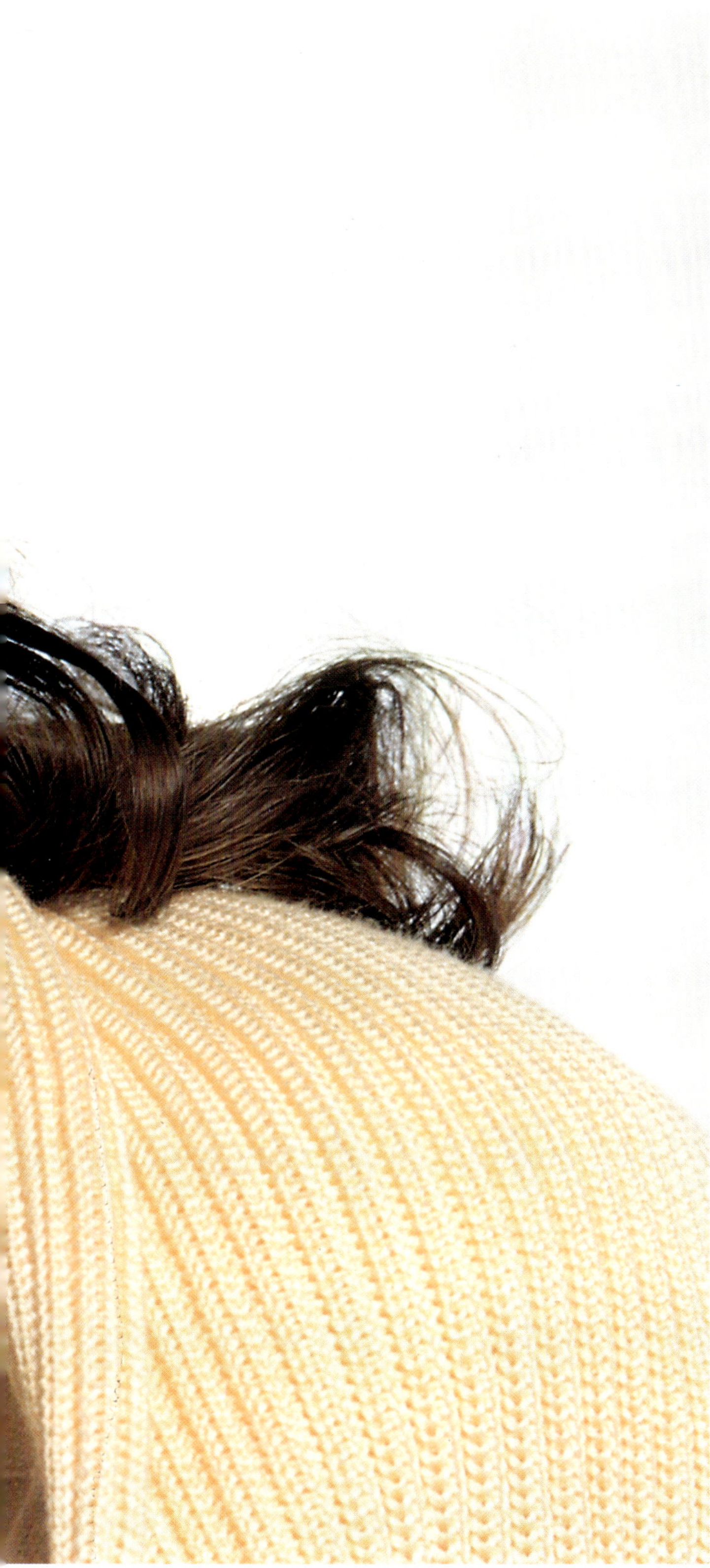

NATÜRLICHES MAKE-UP

Einfach nur betonen, was von Natur aus schön ist

Natürlichkeit ist gefragt – auch beim Make-up. Wer zu seinem Typ steht, verzichtet gern auf Farben und Effekte, die das Gesicht verfremden – zumindest für den Alltag. Denn natürlich hat jede Frau auch mal Lust auf den großen Auftritt, auf Experimentieren mit dem eigenen Typ (Anleitung dafür ab Seite 60). Das Make-up links kann jeder tragen – unabhängig von Typ und Alter. Es verschönert auf sanfte Weise und betont, was von Natur aus da ist: gepflegte Haut, strahlende Augen, ein Mund, der gern lacht (Anleitung step-by-step auf der nächsten Seite)

1 *Feuchtigkeitscreme auf Gesicht und Hals geben. Auch die Augenlider eincremen, aber möglichst wenig Creme an die Wimpern bringen.* **2** *Ein Schminkschwämmchen aus Latex anfeuchten und im Handtuch fest ausdrücken. Flüssig-Make-up, das farblich genau zum Hautton paßt, in die Mitte des Schwämmchens geben. Das Schwämmchen zusammenbiegen, bis das Make-up in die Latexporen gedrungen ist. (Feuchtet man das Schwämmchen nicht an, wird die Grundierung weniger transparent.)* **3** *Nun mit dem Schwämmchen die Haut betupfen, bis das ganze Gesicht gleichmäßig getönt ist. Alle Vertiefungen (Kinngrübchen, Nasenflügel, Augenhöhlen) besonders sorgfältig behandeln. In Richtung Kinn und Ohren weniger Farbe auftragen bzw. die Grundierung etwas verwischen.* **4** *Mit den Fingerspitzen etwas Cremerouge aus dem Döschen nehmen, auf die Wangenknochen tupfen und schräg zum Ohr hinauf verreiben.* **5** *Etwas Cremerouge auch auf den Jochbogen unterhalb der Brauen, seitlich auf die Stirn und aufs Kinn geben – gut verreiben.* **6** *Die Übergänge von Rouge zu Teint-Make-up vorsichtshalber noch einmal mit dem Schwämmchen betupfen, damit sie wirklich fließend werden. Dabei nicht wischen,*

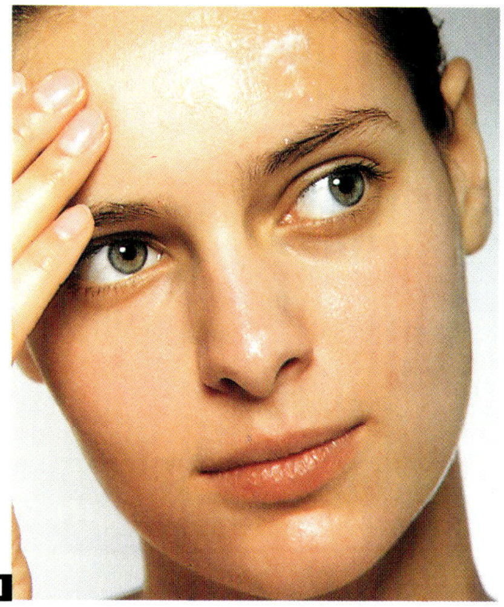

1

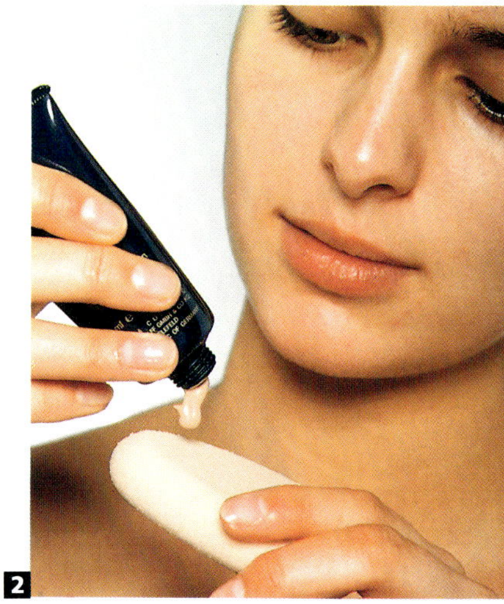

2

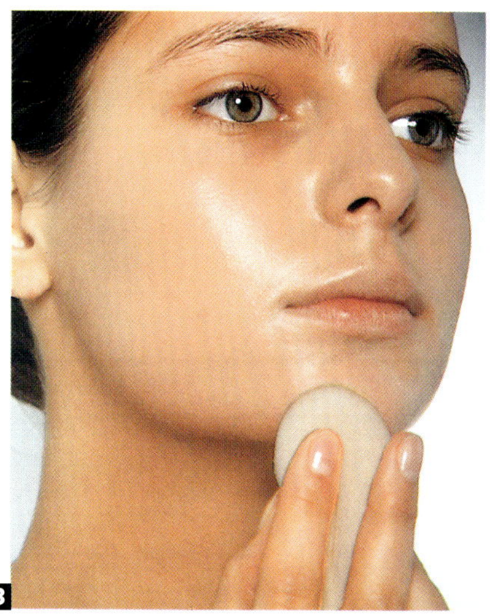

3

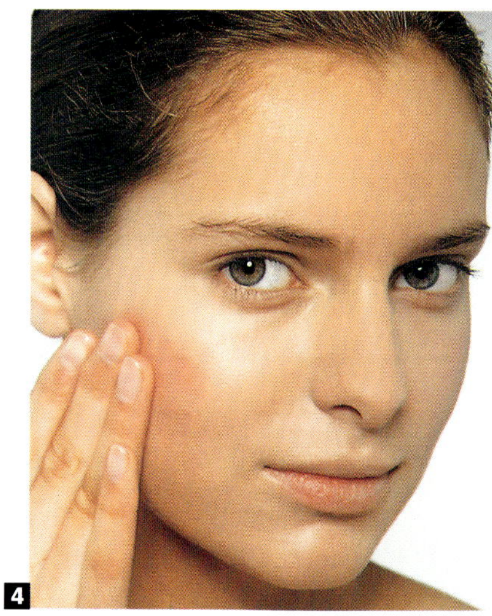

4

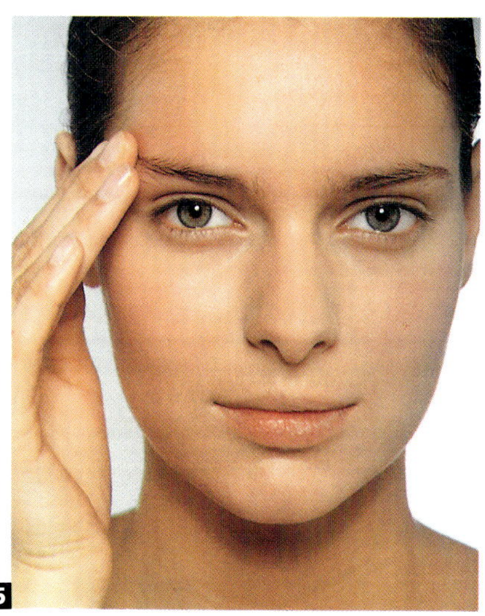

5

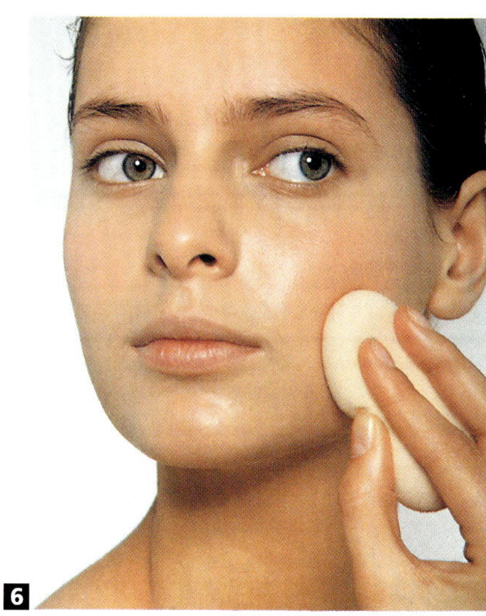

6

sondern das Schwämmchen sanft gegen die Haut drücken. **7** *Wenn die Haut sehr glänzt, die Gesichtsmitte (Stirn, Nase, Kinn) mit etwas losem Transparentpuder mattieren. Damit die Mattschicht wirklich hauchfein wird, einen dicken Pinsel benutzen und nur ganz wenig Puder nehmen.* **8** *Die Augen mit Kajalstift in einer neutralen Farbe wie Braun oder Dunkelgrau konturieren. Kühlen Farbtypen steht Grau, warmen steht Braun besser (siehe auch Seite 100). Ab Lidmitte am oberen und unteren Augenlid einen Strich ziehen, der vor allem auf dem Oberlid nach außen hin breiter wird. Im Augenwinkel beide Striche zusammentreffen lassen.* **9** *Am Oberlid den Kajalstrich mit einem Schaumstoffapplikator etwas verwischen.* **10** *Die Wimpern je nach Farbtyp mit schwarzer oder dunkelbrauner Mascara tuschen, und zwar außen deutlich stärker als innen.* **11** *Für ein besonders natürliches Augenbrauen-Make-up das Wimpernbürstchen an einem Papiertuch sorgfältig abstreifen und ganz leicht damit über die Augenbrauen streichen. Zuerst parallel zur Wuchsrichtung, dann von unten nach oben. Die Farbe darf nur auf die Härchen, nicht auf die Haut kommen.* **12** *Einen Lippenstift auftragen, der weder zu blaß noch zu kräftig ist, sondern nur die natürliche Lippenfarbe betont*

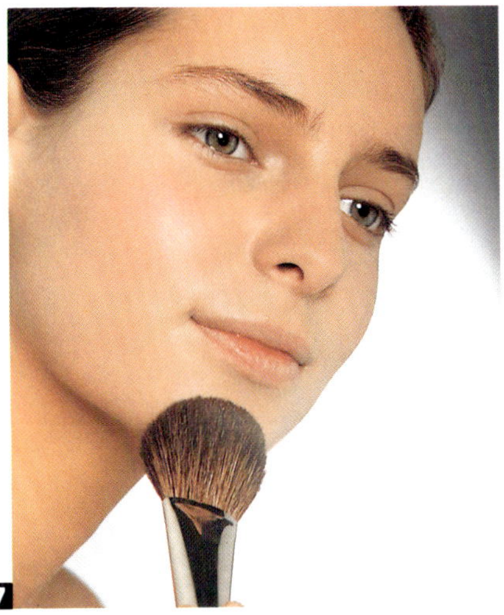
7

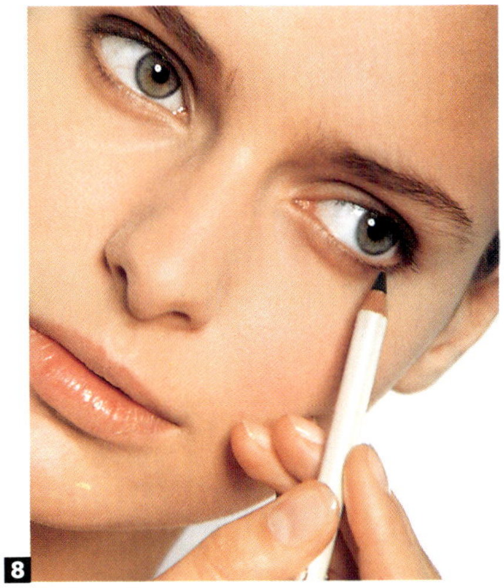
8

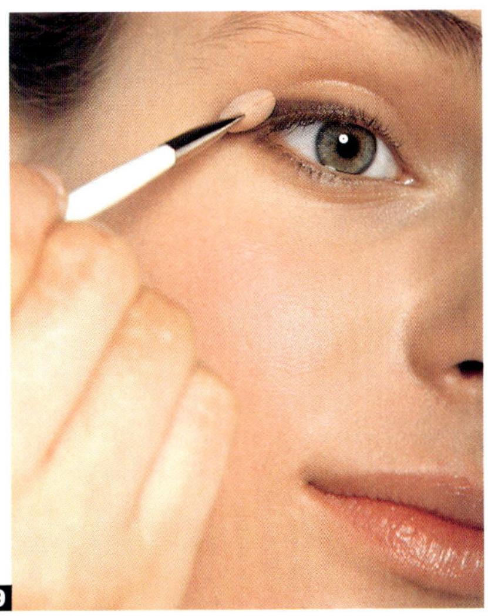
9

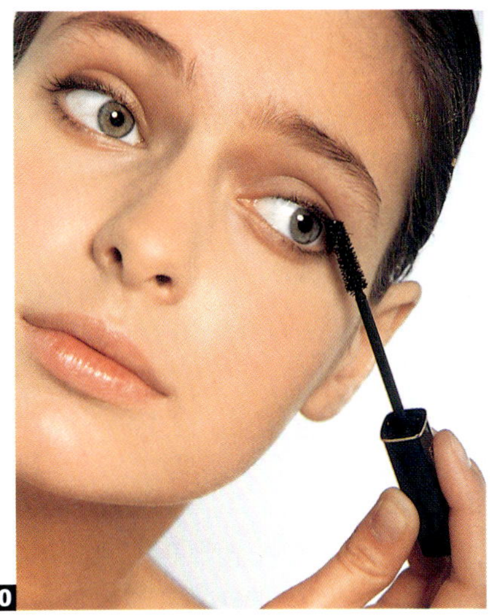
10

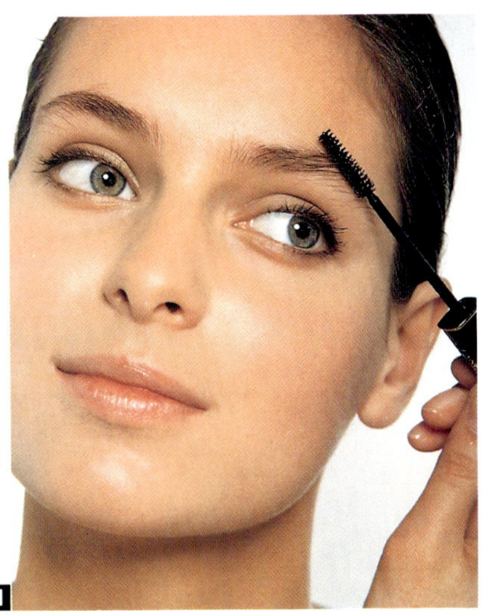
11

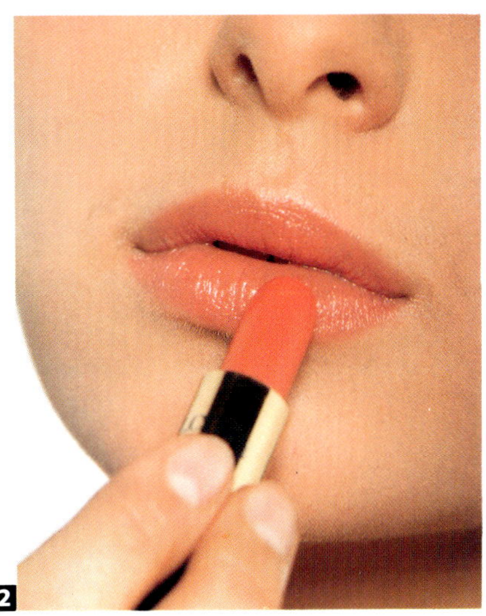
12

ABEND-MAKE-UP

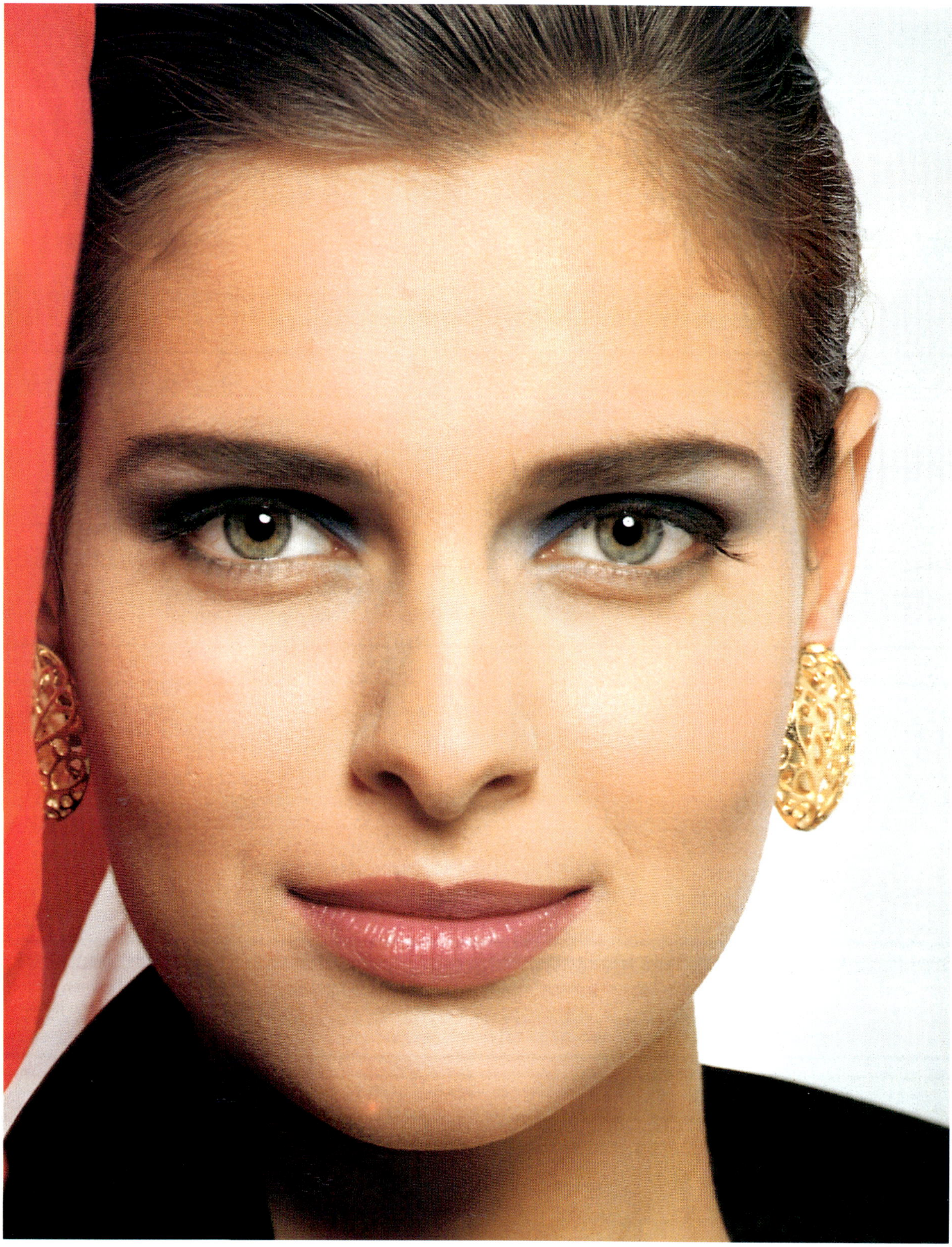

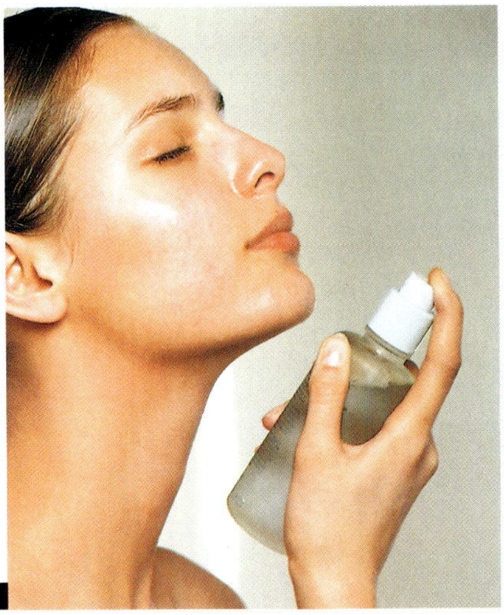
1

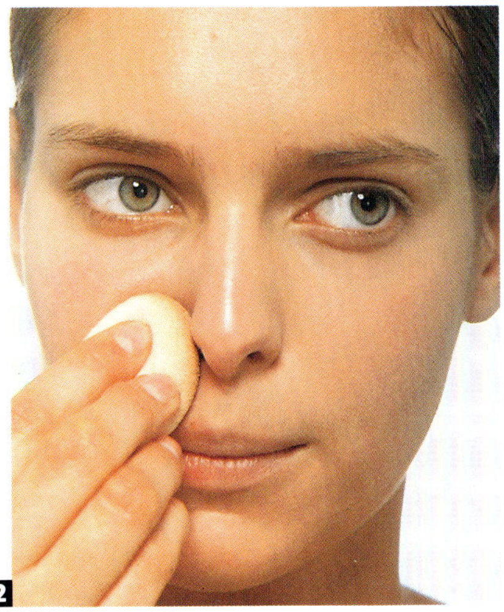
2

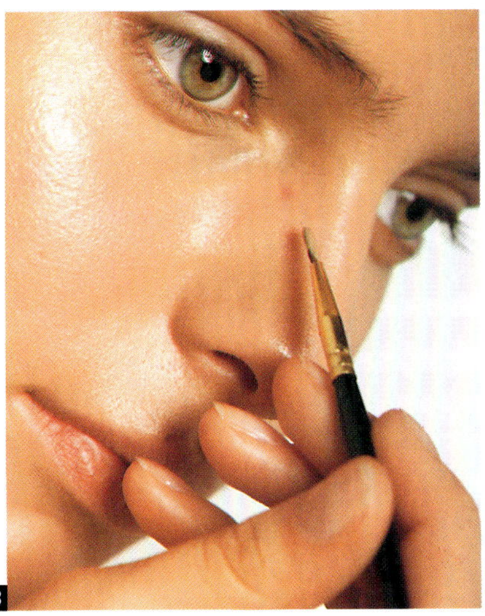
3

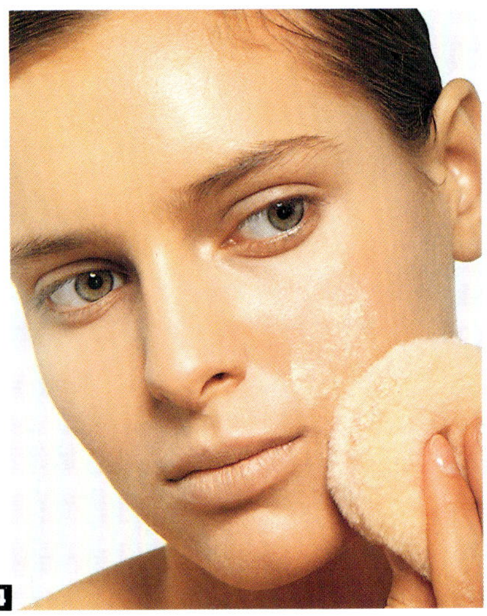
4

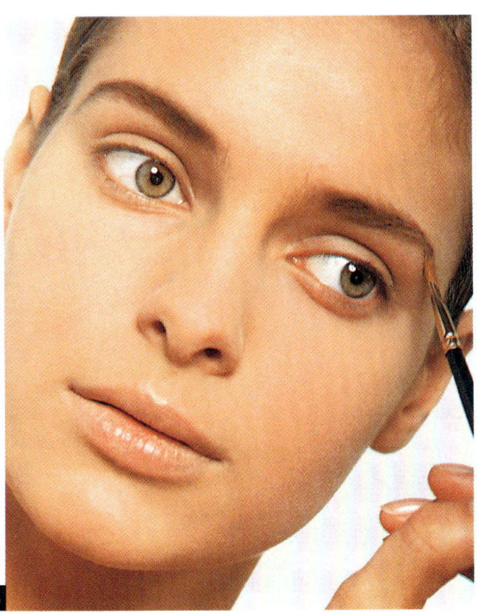
5

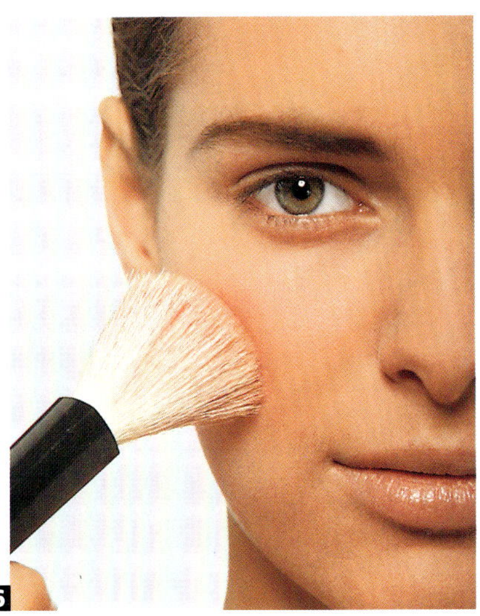
6

Zeigen, daß man auch ganz anders aussehen kann!

Modisch und trotzdem zeitlos: Ein Make-up, passend zur großen Robe. Für Frauen, die es genießen, auch mal aufzufallen

1 Macht müde Gesichtszüge wieder „fit“: Die (eingecremte) Haut mit feinem Wassernebel besprühen. 2 Kompaktgrundierung auftragen. Die Farbe darf einen Ton heller sein als am Tag. Das wirkt „dramatischer“. Ein heller Ton gleicht auch farblich meist besser Hals und Dekolleté an. Das Make-up mit dem trockenen Schwämmchen in kleinen Portionen nach und nach auf die Haut drükken. Lippen und Augenlider (leicht) mitgrundieren. Übergänge zu Hals und Ohren sorgfältig verwischen. 3 Pickelchen und Flecken, die immer noch durchscheinen, noch mal mit Kompakt-Make-up oder Spezialcreme abdecken. 4 Transparentpuder mit der Quaste zentimeterweise gegen die Haut drücken; besonders sorgfältig rund um die Nasenflügel. 5 Spezialeffekt für die Augenbrauen: innen betonen, außen verlängern. 6 Unterhalb des Wangenknochens schräg nach hinten Puderrouge aufpinseln (siehe Seite 30). **7** *Wenn das Gesicht etwas modelliert werden (zum Beispiel schmaler wirken) soll, unterhalb vom Rouge einen bräunlichen Puder auftragen. Damit Rot und Braun nahtlos ineinander übergehen und auch zur helleren Haut hin kein Rand entsteht, das Ganze mit einem sauberen Puderpinsel etwas verwischen.* **8** *Auch Schläfen, Kinn und je nach Kleidung, Hals und Dekolleté mit einem bräunlicheren Ton leicht rougieren.* **9** *Alle rougierten Stellen mit etwas Transparentpuder betupfen, um die Farbe weicher und auch hier die Übergänge randlos zu machen. Hals und Dekolleté vor dem Auftragen des Rouges etwas pudern.* **10** *Augen-Make-up: Das Lid bis zur Lidfalte hell grundieren.* **11** *Dunklen (grauen oder braunen) Lidpuder auftragen. Zuerst am oberen Lidrand entlang, dann um den äußeren Augenwinkel herum und zurück bis fast zum inneren Augenwinkel. Achtung: Je stärker man den Akzent nach innen verlagert, desto mehr rücken die Augen optisch zusammen. Umgekehrt gilt dasselbe: Betonung außen zieht die Augen auseinander.* **12** *Auf die freigebliebene Fläche zwischen Lidrand und Lidfalte eine zweite Farbe (schön dramatisch: nachtblau) auftragen. Die Farben weich ineinander verwischen.* **13** *Auch das*

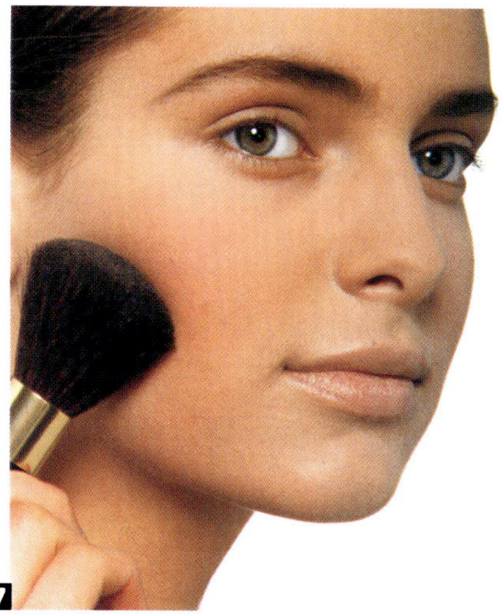

7

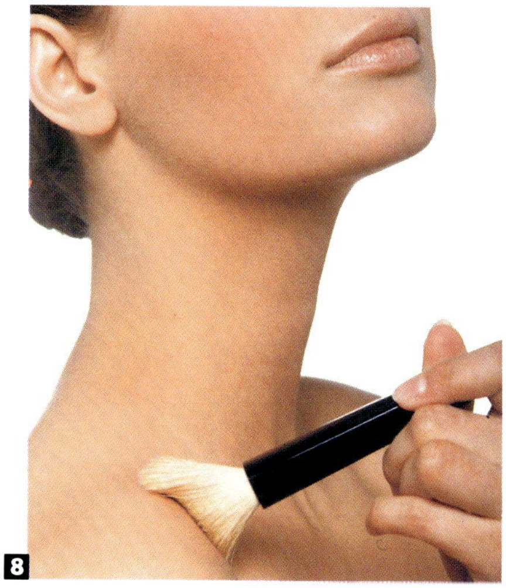

8

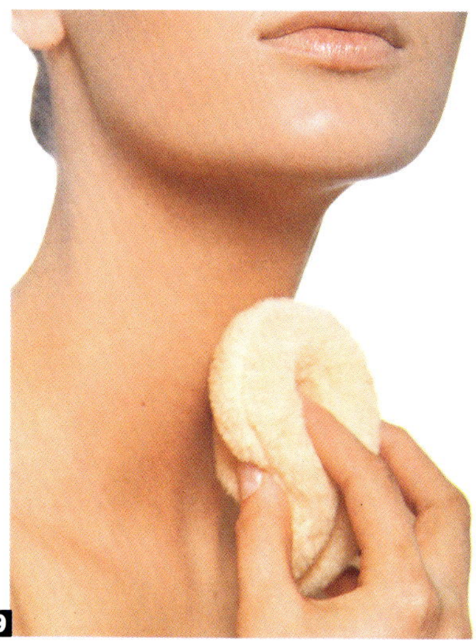

9

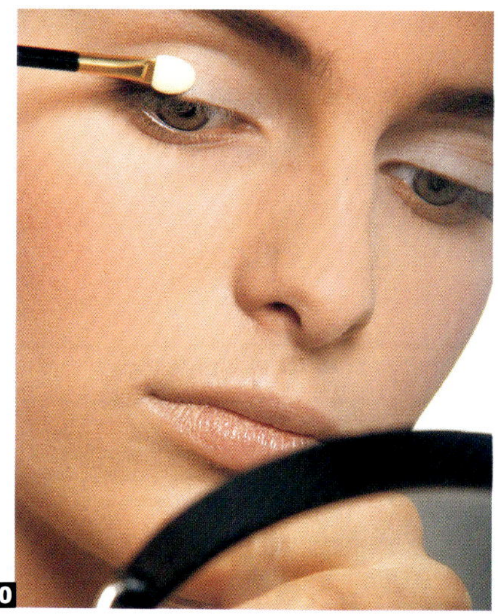

10

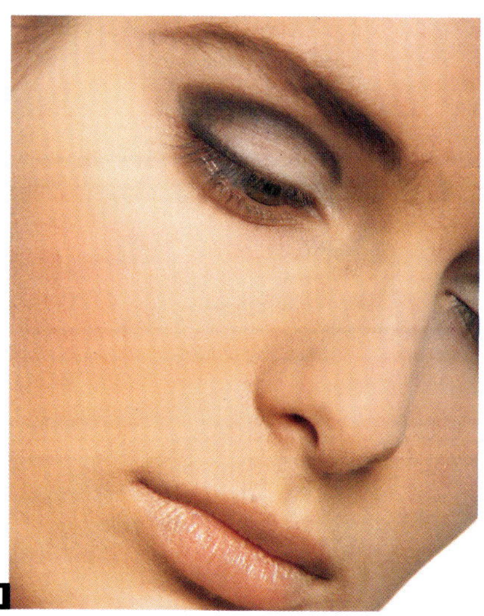

11

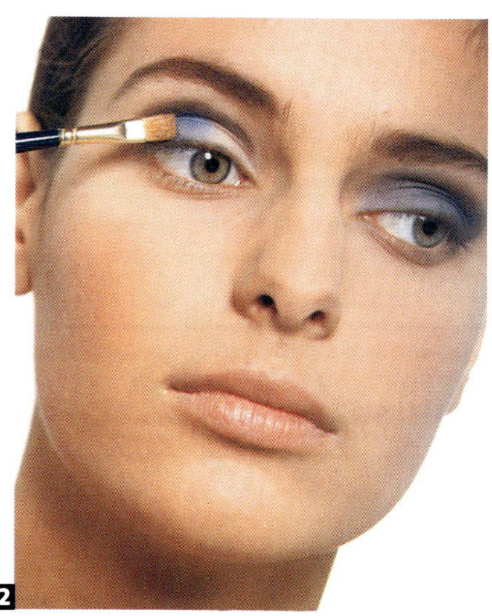

12

Unterlid leicht schattieren. Den Schatten zum äußeren Augenwinkel hin breiter werden und in den oberen Schatten übergehen lassen. **14** Mit flüssigem Eyeliner am oberen Wimpernrand einen dunklen Lidstrich ziehen. Ob breit oder schmal richtet sich nach der Form des Augenlids: Auf großen Lidern kann der Strich bis zum äußeren Augenwinkel hin vier Millimeter breit werden und danach spitz auslaufen. Auf kleinen Lidern den Strich schmaler zeichnen und erst in der Lidmitte anfangen. **15** Mit der Wimpernzange vorsichtig die Spitzen der Wimpern hochbiegen. Nicht zu tief ansetzen, sonst verschmiert das Make-up. (Vorheriges Hochbiegen erschwert dagegen das Auftrages des Lidstrichs und das Schattieren). Anschließend die Wimpern oben und unten zweimal tuschen, am besten schwarz. **16** Am Oberlid außen zwei, drei Büschelchen mit falschen Wimpern zwischen die echten setzen. Die Härchen mit Klebstoff betupfen und mit Hilfe einer Pinzette an die richtige Stelle manövrieren. **17** Mit einem Konturenstift die Lippenränder nachzeichnen. **18** Den Lippenstift mit dem Lippenpinsel sehr sorgfältig auftragen, am Papiertuch leicht abdrücken und das Ganze wiederholen. Die Lippenstiftfarbe soll zum Rouge passen und kräftig sein, aber nicht zu sehr mit dem Augen-Make-up konkurrieren

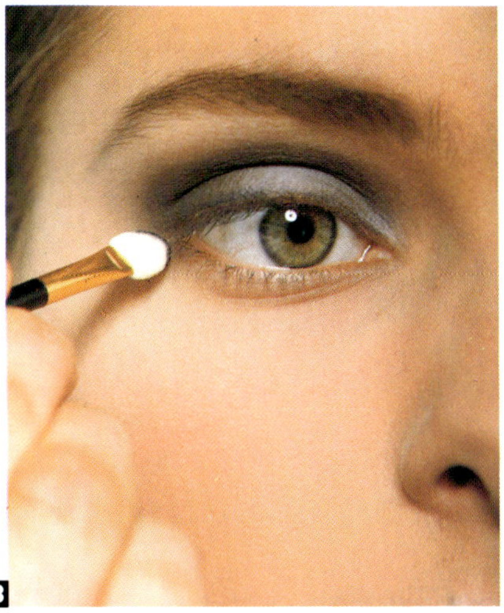

13

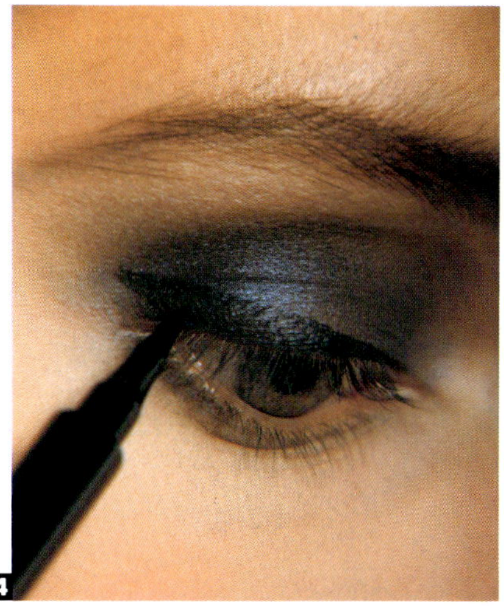

14

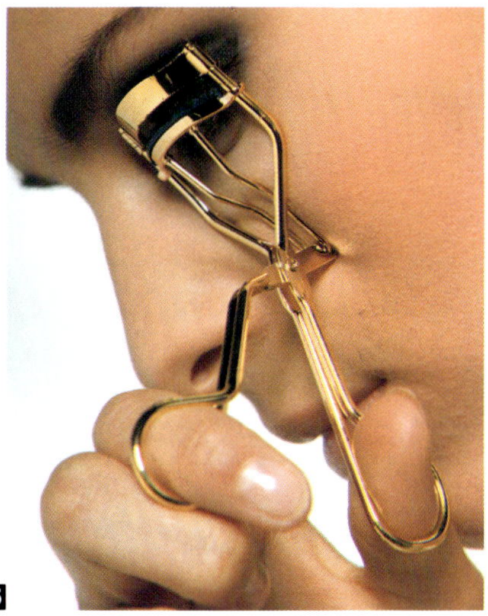

15

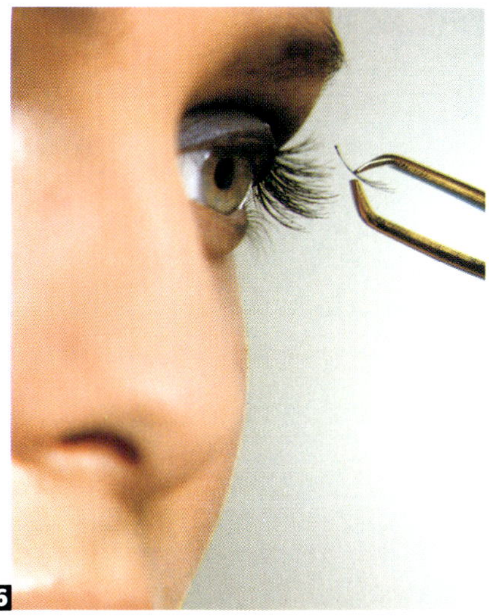

16

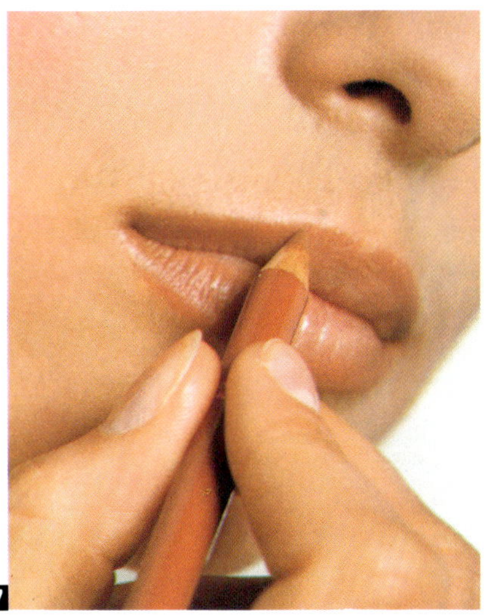

17

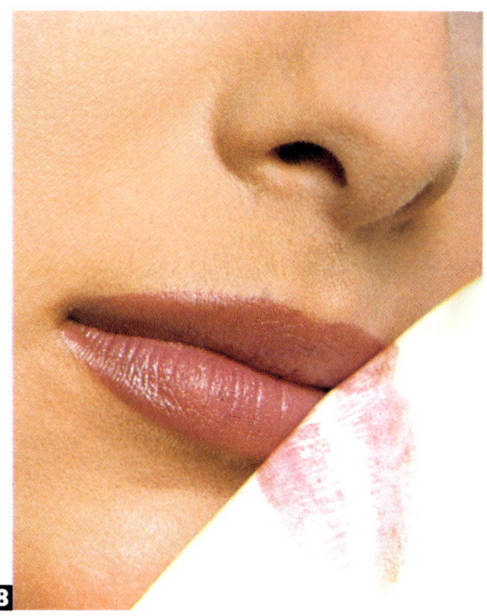

18

JOB-MAKE-UP

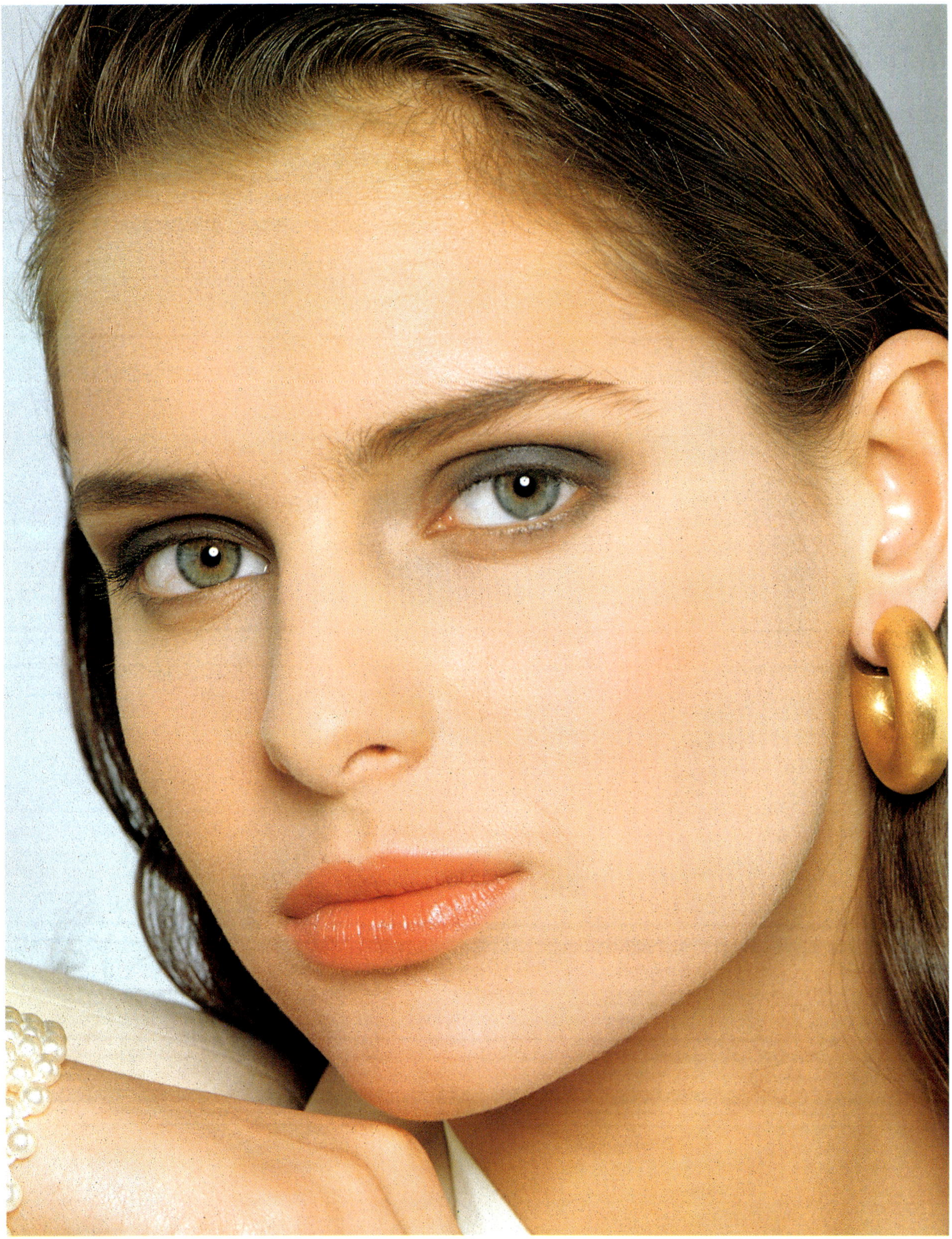

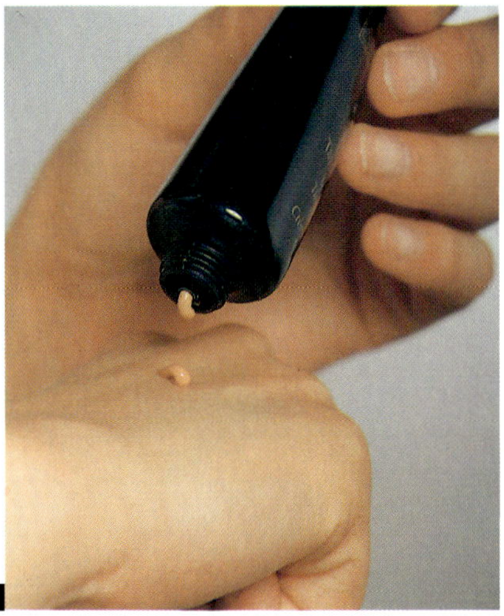

1

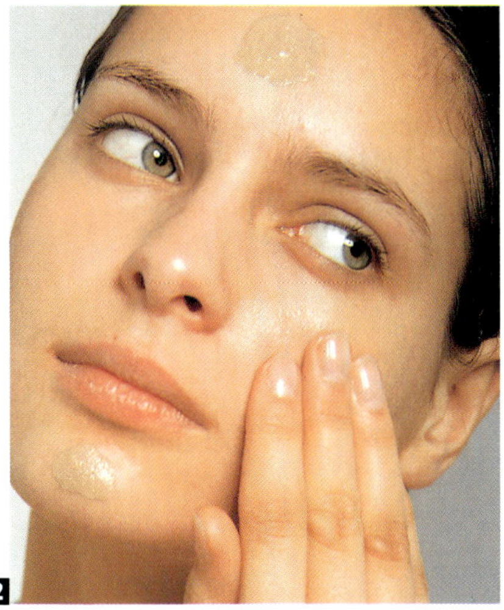

2

Dezent und selbstbewußt – der perfekte Karrierelook

Morgens nicht zu „groß“, abends nicht zu „klein“ – ein modisches Allround-Make-up für Frauen mit Power und Ausstrahlung

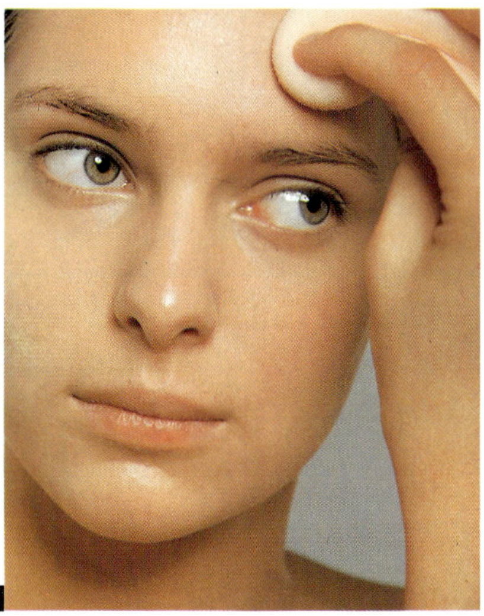

3

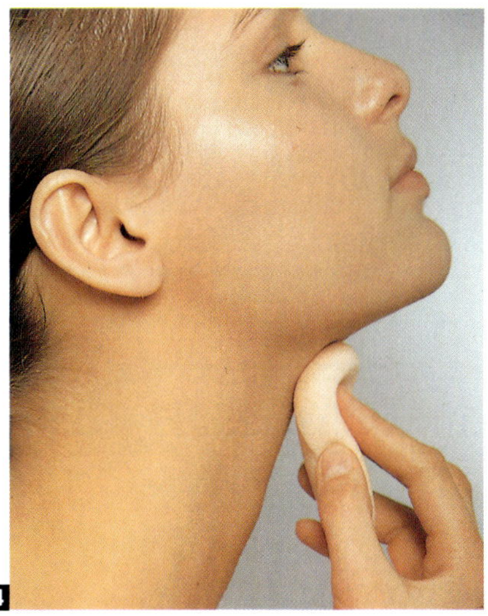

4

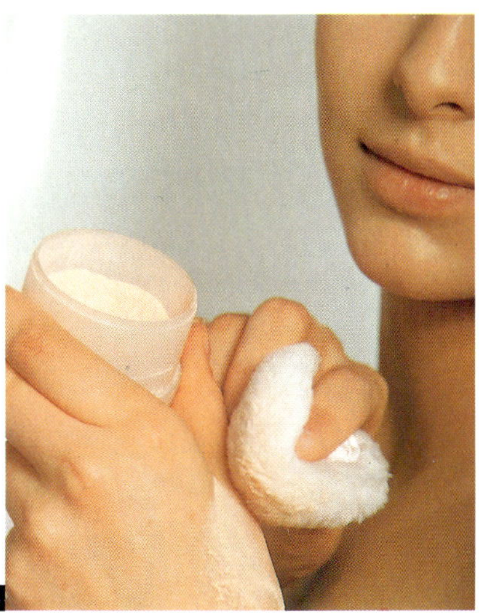

5

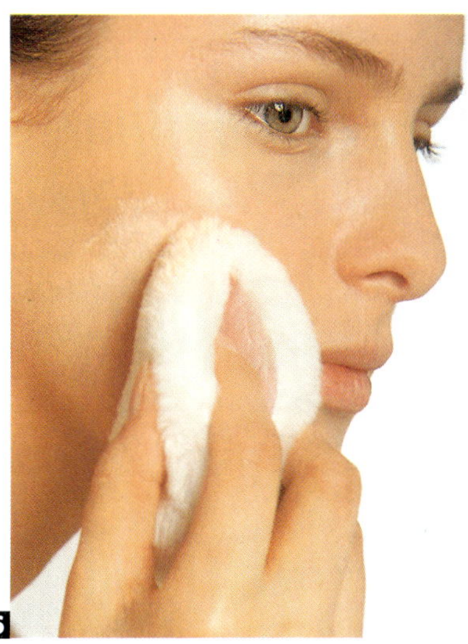

6

1 Auch wenn es morgens schnell gehen muß: Teintgrundierung immer erst auf den Handrücken geben. 2 Von dort in kleinen Portionen mit den Fingerspitzen abnehmen. Tupfenweise im Gesicht verteilen und dann erst verreiben. Der Vorteil dieser Technik: Die Grundierung wird sehr natürlich, läßt sich aber bei Bedarf verstärken, zum Beispiel dort, wo Druckstellen oder rote Äderchen unter der ersten Schicht nicht verschwinden. 3 Die Grundierung mit dem Schminkschwämmchen noch mal sorgfältig in die Haut drücken. 4 Zum Hals hin das Make-up nur so weit verstreichen, daß der Kragen nichts abbekommen kann. 5 Mit einer großen Quaste Transparentpuder aufnehmen und am Handrücken abklopfen. 6 Was haften bleibt, genügt, um die Grundierung etwas zu mattieren.

7 *Die Augenbrauen mit einem gut gespitzten Brauenstift nachstricheln, dabei die natürliche Brauenform am oberen Rand etwas herausarbeiten. Mit einem trockenen Bürstchen anschließend vorsichtig darüberfahren. Andere Möglichkeit: etwas Haarspray aufs Bürstchen geben und die Brauen damit fixieren.* **8** *Puderrouge in einem dezenten, natürlichen Ton so auf die Wangenknochen pinseln, daß keine Balken entstehen. Das Rouge soll wie ein zarter Hauch wirken.* **9** *Auch auf die Lider bis hinauf zum Brauenbogen etwas Puderrouge geben, das „öffnet“ die Augen.* **10** *Am Unterlid entlang der Wimpern einen feinen Kajalstrich ziehen, am Oberlid einen etwas breiteren. Beide Striche verdicken sich zum äußeren Augenwinkel hin und treffen sich dort. Nicht im inneren Augenwinkel beginnen, sondern erst in der Lidmitte oder im ersten Liddrittel. Ideale (weil neutrale) Farben sind Dunkelgrau und Dunkelbraun – je nach Farbtyp (siehe auch ab Seite 100).* **11** *Etwas Lidpuder in der gleichen Farbe auf den Applikator nehmen und beide Striche (Lidstrich und Lidpuder) leicht verwischen.* **12** *Mit etwas mehr Lidschattenpuder den äußeren Augenwinkel V-förmig schattieren. Bei dunklen Farben ist es besonders wichtig, daß man sehr sparsam dosiert, eventuell mehrmals*

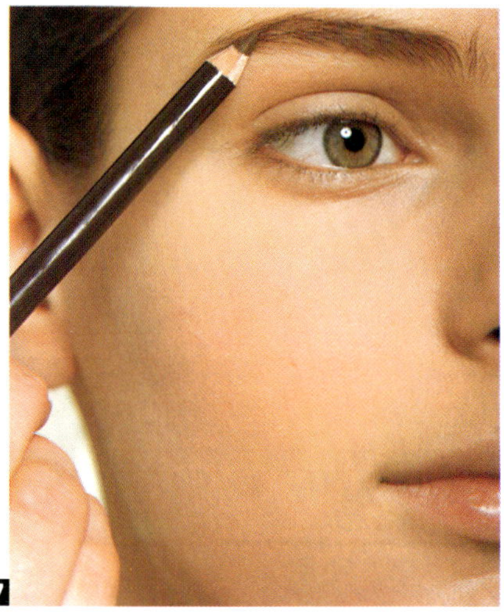

7

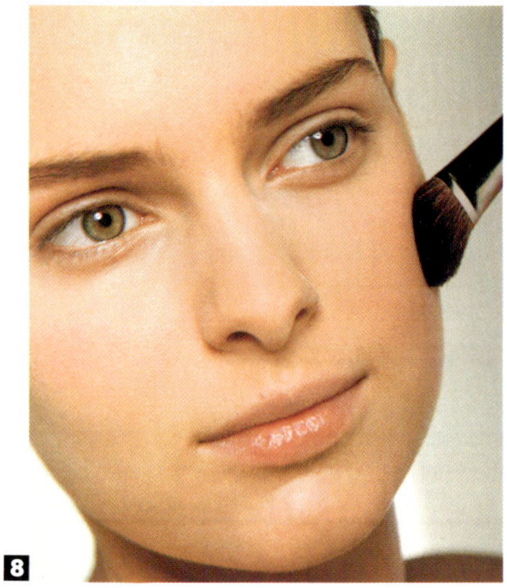

8

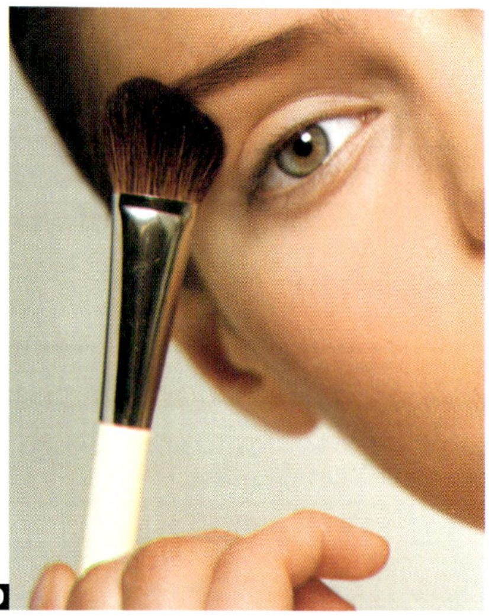

9

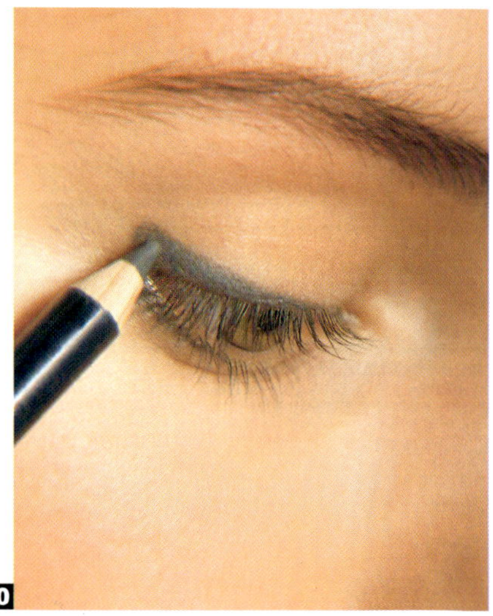

10

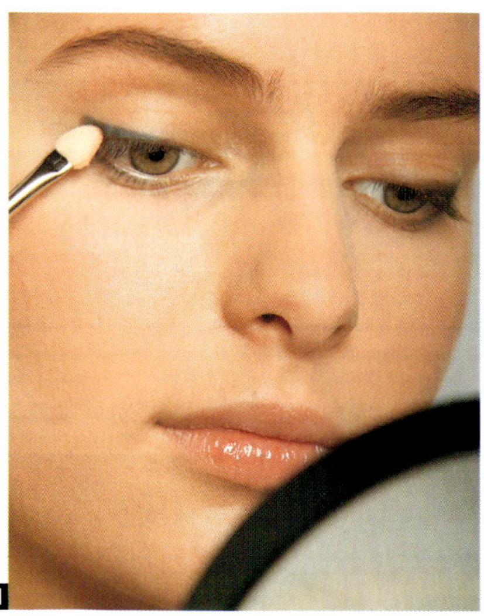

11

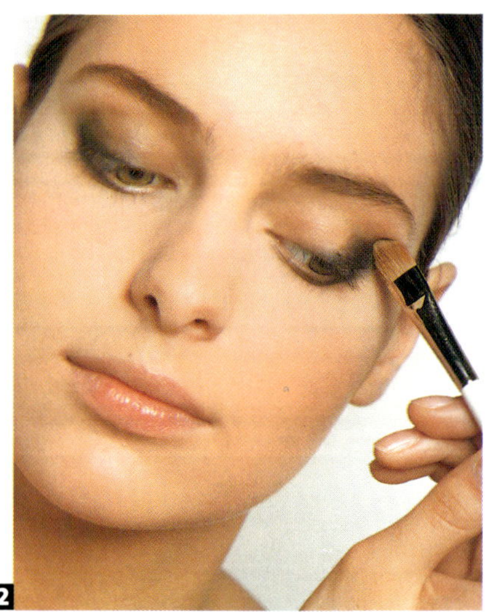

12

aufträgt, bis das gewünschte Ergebnis erzielt ist. **13** *Wimpern schwarz tuschen: oben zweimal, unten einmal; die äußeren Härchen besonders sorgfältig.* **14** *Die Lippen leicht mit Vaseline oder einer vaselineähnlichen Creme einfetten; das macht sie schön weich, und der Konturenstift (siehe unten) gleitet besser. Überschuß am Papiertuch abdrücken.* **15** *Die Lippen sorgfältig konturieren. Am einfachsten ist es, wenn man in der Mitte der Oberlippe beginnt und den Strich zum Mundwinkel hin zieht – erst auf der einen, dann auf der anderen Seite.* **16** *Die Konturen sollen nicht außerhalb, sondern eher innerhalb der Lippen mit präzisem Abschluß an der Lippenkante verlaufen (Ausnahmen siehe Seite 90/91). Exakt gezeichnete Lippenkonturen sind vor allem dann wichtig, wenn die natürlichen stellenweise unklar verlaufen.* **17** *Lippenstift auftragen. Wenn es schnell gehen muß, direkt mit dem Lippenstift, ansonsten mit dem Lippenpinsel. Vor allem die Ecken sorgfältig ausmalen.* **18** *Besonders haltbar wird das Lippen-Make-up, wenn man eine Lage eines Papiertuchs leicht dagegendrückt und mit dem Pinsel etwas losen Puder daraufgibt. Allerdings nimmt das den Glanz. Wer Glanz möchte, trägt anschließend noch mal etwas Lippenstift auf*

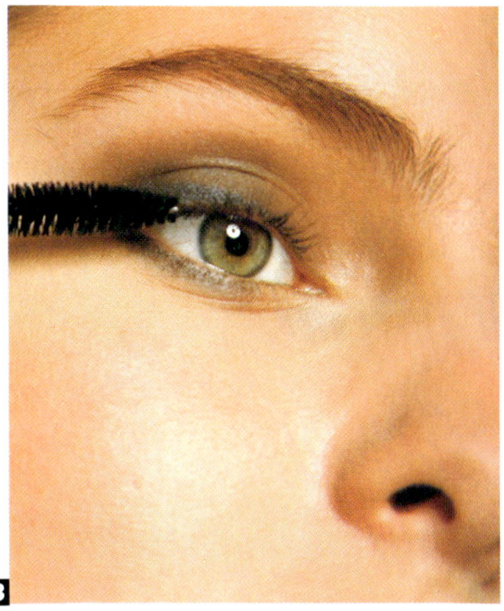
13

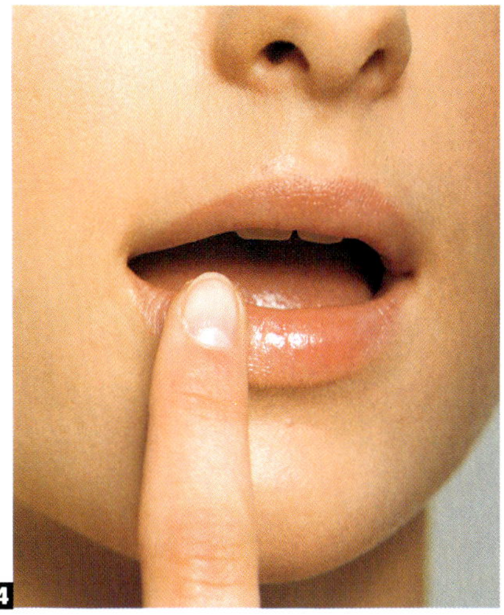
14

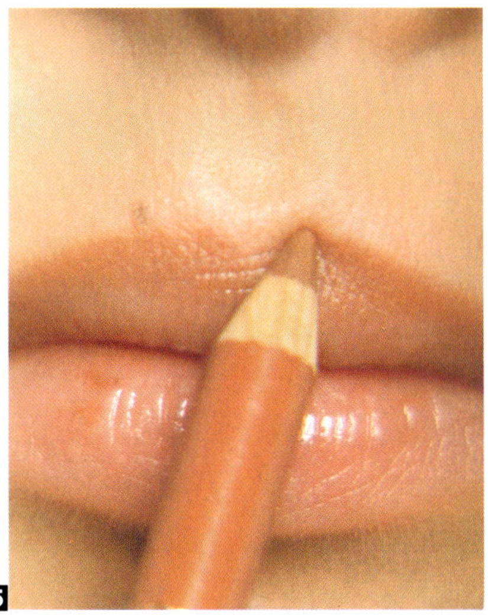
15

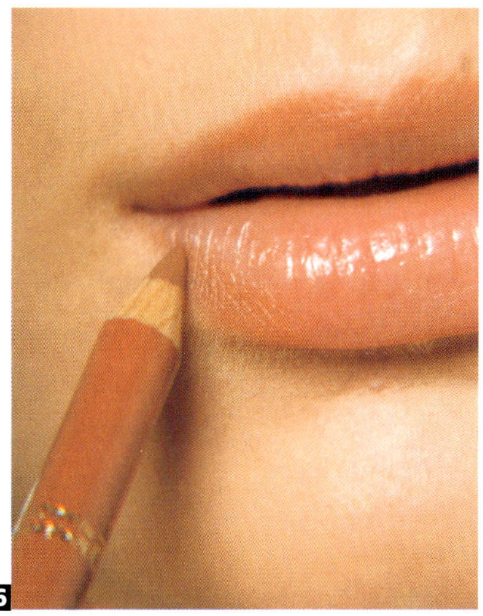
16

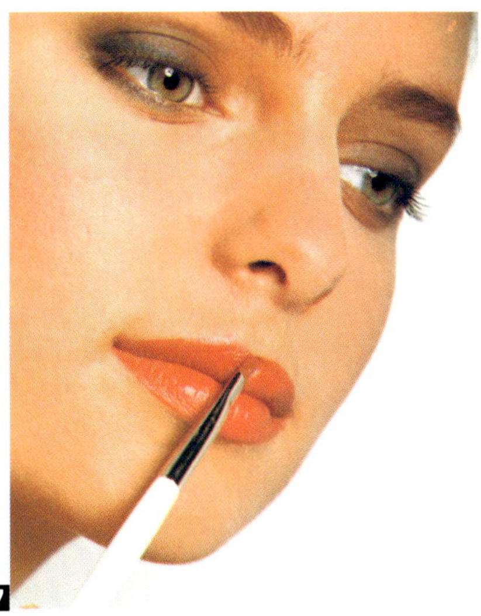
17

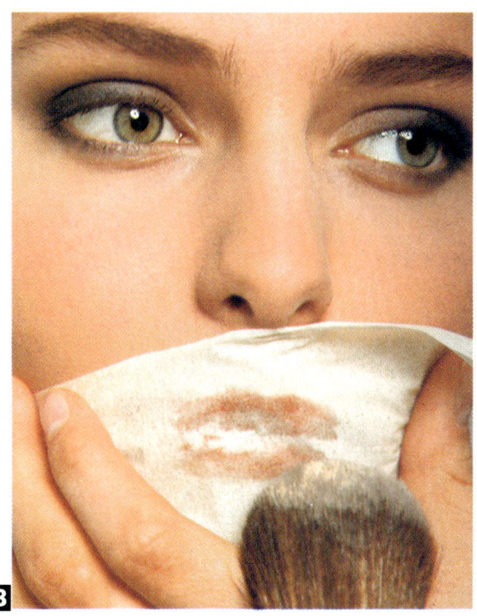
18

EXPRESS-MAKE-UP

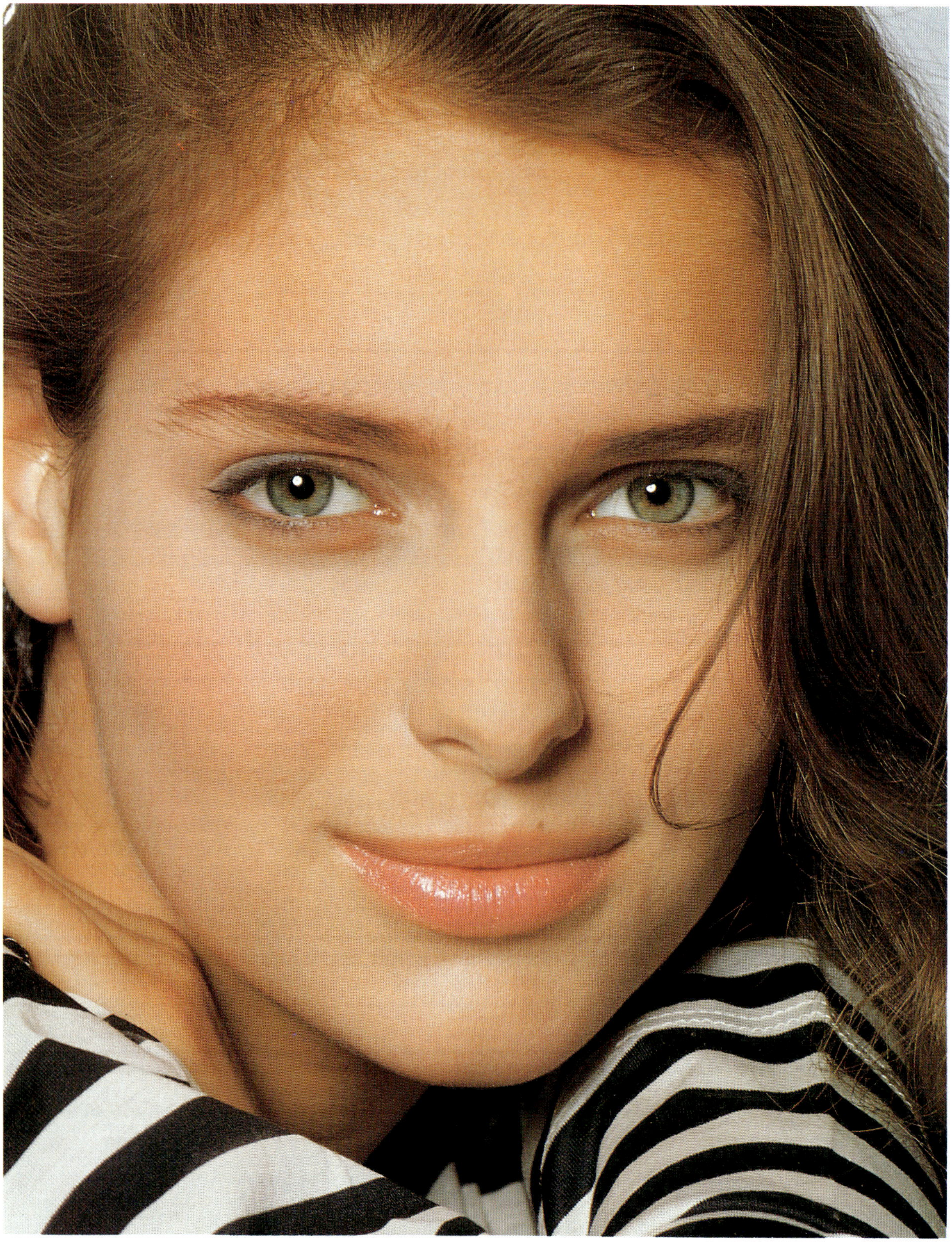

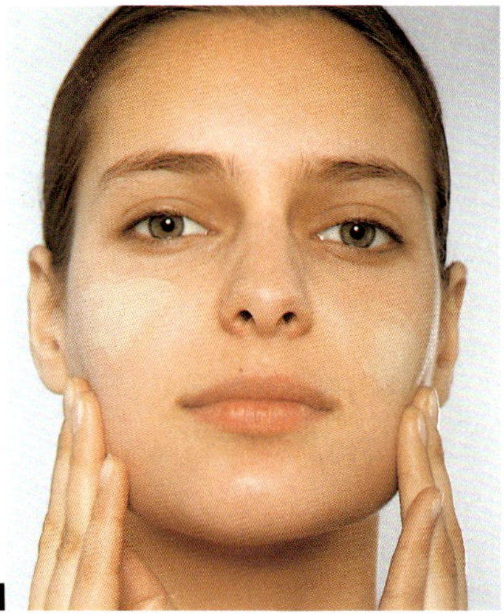

1

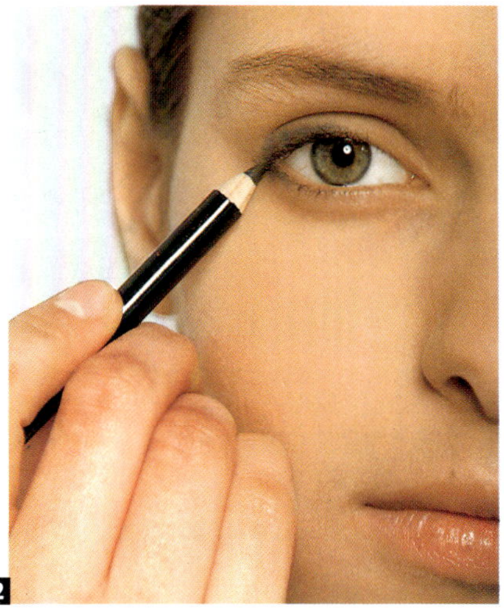

2

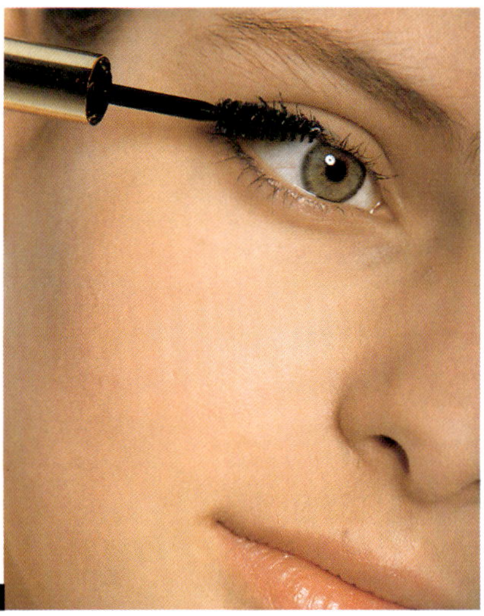

3

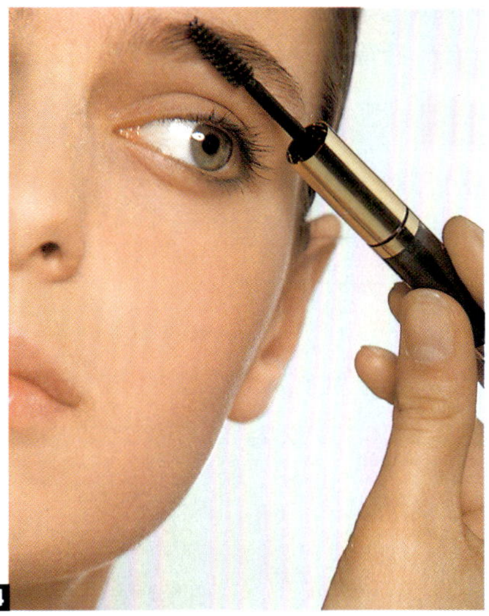

4

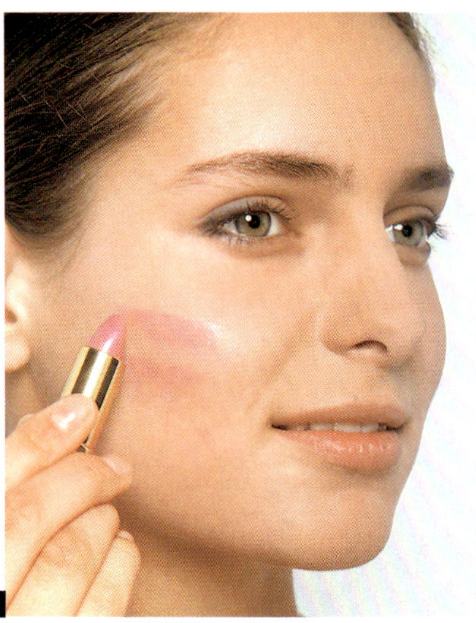

5

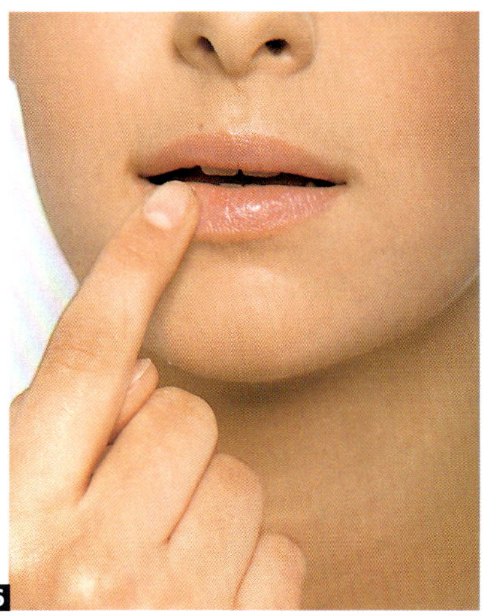

6

Die schnellen Tricks für Freizeit und Reise

Nicht ganz ungeschminkt sein, aber auch nicht lange vor dem Spiegel stehen. Und mit vier Produkten auskommen – das geht!

1 *Statt Tagescreme und Teint-Make-up nur eine getönte Tagescreme benutzen. Alternative bei fettiger Haut: Kompakt-Make-up mit trockenem Schwämmchen wie einen Puder auftragen.* **2** *Den äußeren Augenwinkel mit dunklem Kajal umranden.* **3** *Nur die äußeren Wimpern tuschen – oben und unten.* **4** *Das Mascarabürstchen am Papiertuch abstreifen und ganz leicht damit über die Brauen fahren.* **5** *Spart ein richtiges Rouge: mit einem cremigen Lippenstift zwei Streifen auf die Wangenknochen malen und verreiben.* **6** *Mit derselben Farbe die Lippen betupfen – fertig!*

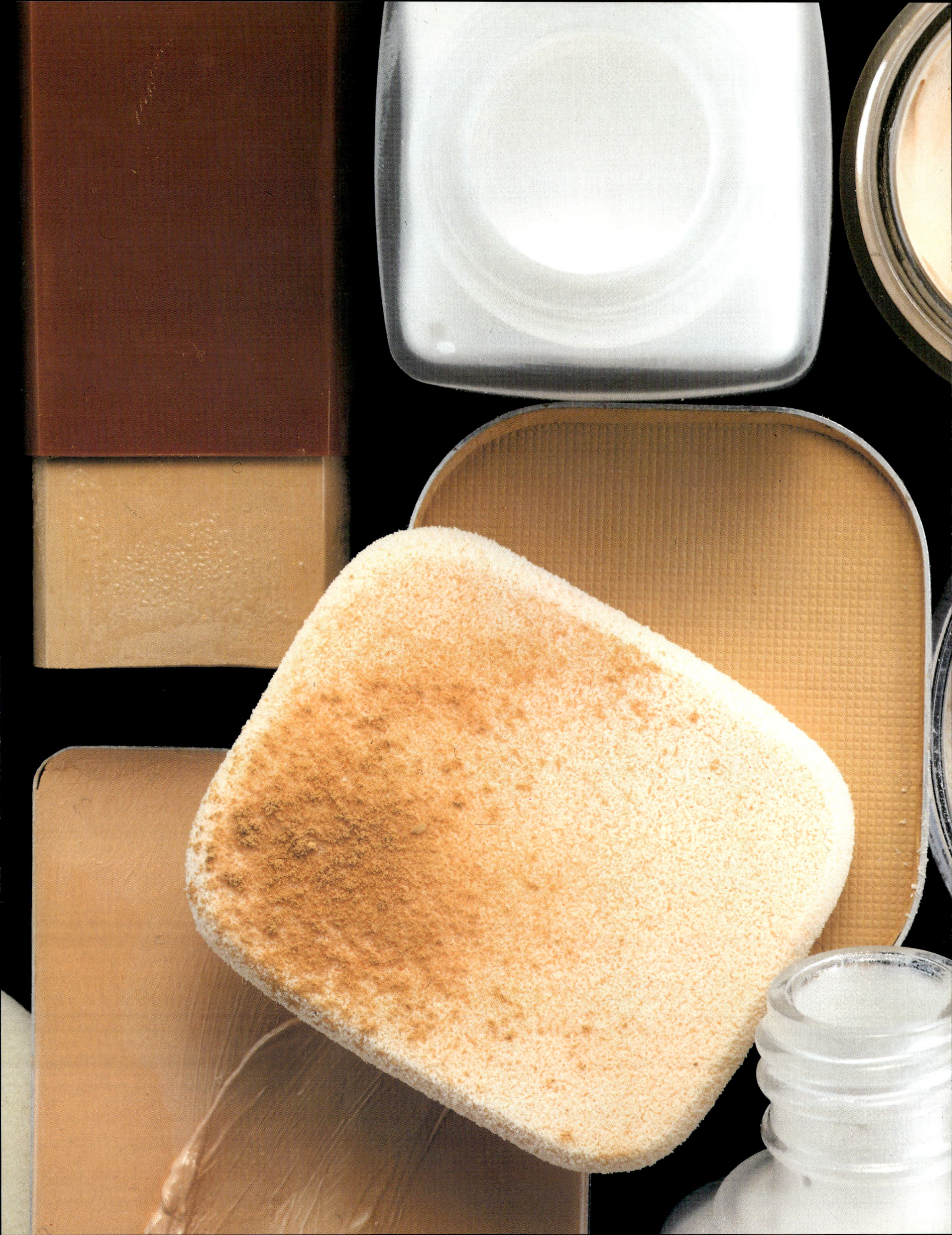

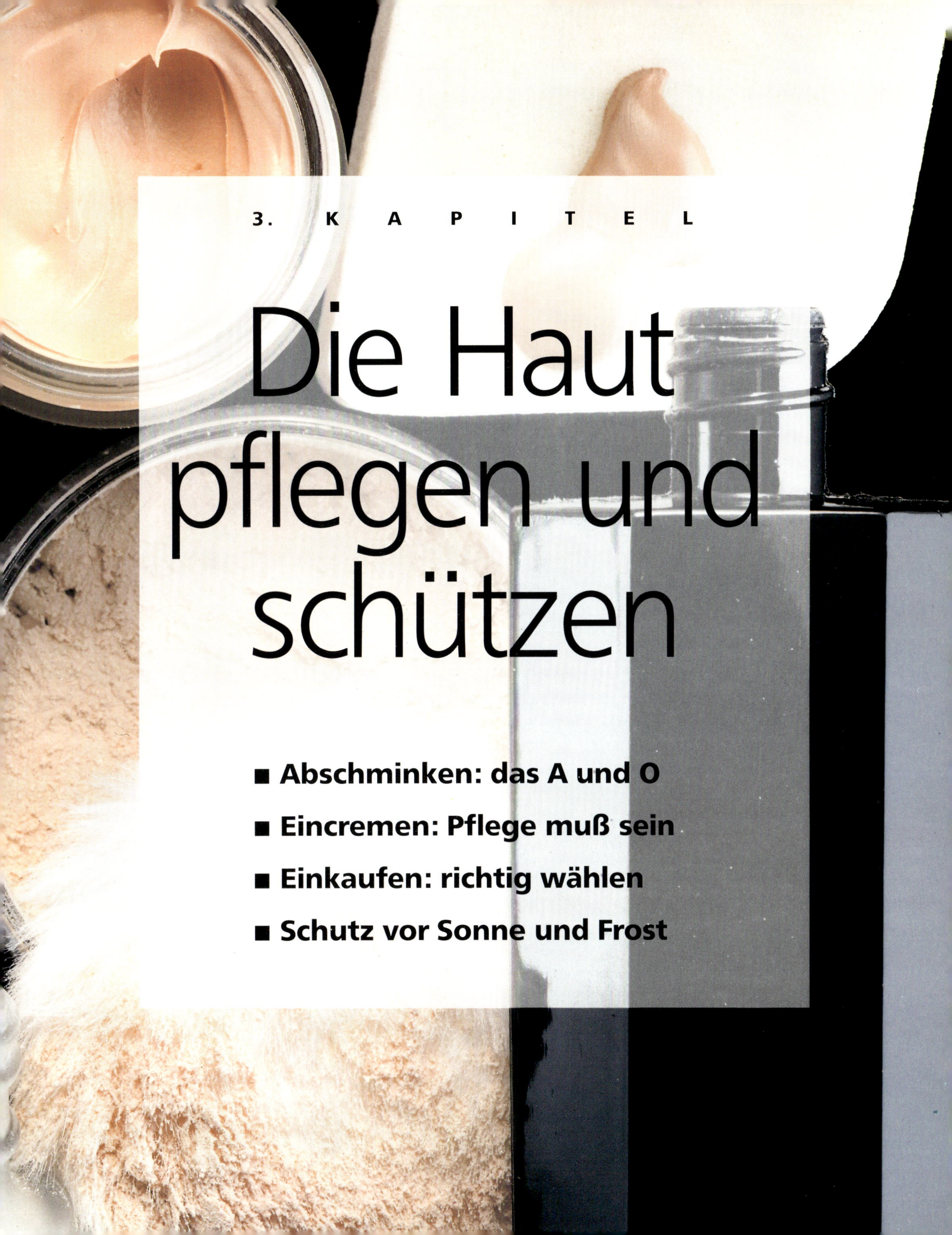

3. KAPITEL

Die Haut pflegen und schützen

- Abschminken: das A und O
- Eincremen: Pflege muß sein
- Einkaufen: richtig wählen
- Schutz vor Sonne und Frost

HAUTPFLEGE

Make-up macht hübsch, keine Frage. Aber Teintgrundierung, Puder, Lidschatten und alles andere kommen nur auf einer tadellos gepflegten Haut wirklich zur Geltung. Das bedeutet: Konsequente tägliche Reinigung, die richtigen Cremes und hin und wieder ein Extra sind Voraussetzung

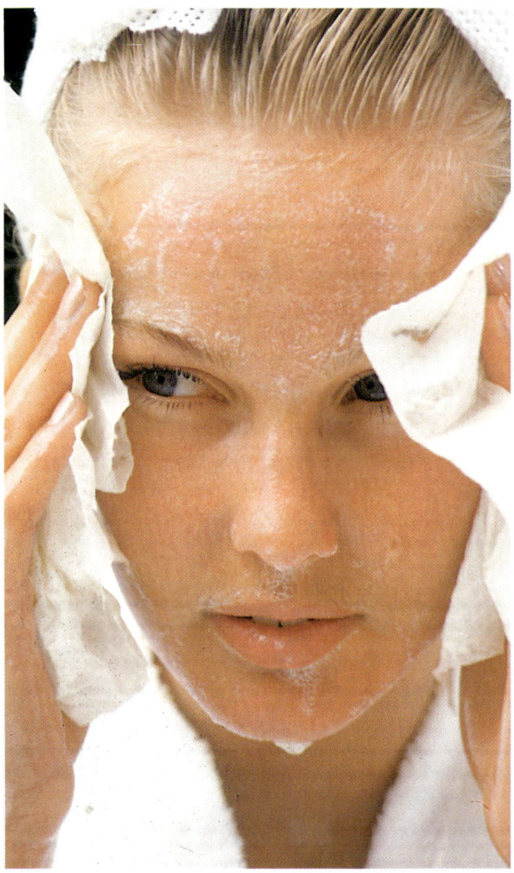

■ Die richtige Einschätzung des Hauttyps ist das A und O bei der Wahl der Pflegepräparate. Nur wenn Cremes und Lotionen wirklich den Bedürfnissen der Haut entsprechen, ist ihre Wirkung so, wie man sich das wünscht. Wer sich nicht sicher ist, zu welchem Typ seine Haut gehört, sollte deshalb eine gute Kosmetikerin um eine Hautdiagnose bitten oder selbst versuchen, mit einem Test seinen Hauttyp zu bestimmen. Man braucht dazu gutes Licht, einen Spiegel und ein Päckchen feines Seidenpapier (am besten ist Zigarettenpapier). Und so wird's gemacht: Die Haut mit einer milden Seife waschen und anschließend nicht eincremen. Nach einer Stunde den Hautzustand prüfen.

■ Zum Mischtyp gehört die Haut, wenn sie sich nach anfänglichem Spannen inzwischen wieder normal anfühlt. Mit den Papierstreifen je einen Abdruck von Stirn, Nase und Wangen nehmen. Nur auf den Streifen von Stirn und Nase sollten leichte Fettspuren zu erkennen sein.

■ Zum trockenen Typ zählt die Haut, wenn sie eine Stunde nach dem Waschen immer noch spannt und sich auf keinem der Teststreifen Fettabdrücke zeigen.

■ Zum fettigen Typ gehört die Haut, wenn die Mittelpartie sichtbar glänzt und an allen Teststreifen deutliche Fettspuren zurückbleiben.

Die Pflege der Mischhaut

■ Die Mischhaut ist der am häufigsten vorkommende und eigentlich der „normale" Hauttyp. Denn es ist völlig normal und sogar vorteilhaft, wenn die mittlere Gesichtszone fettiger ist als der Rest. Stirn, Nase und Kinn springen etwas vor und brauchen deshalb mehr Schutz. Wenn die Haut also dort gelegentlich ein wenig glänzt, ist das noch kein Grund, mit Antifettpräparaten dagegen vorzugehen. Gekonnter Umgang mit Puder (siehe Seite 20) reicht fast immer, um das „Problem" im Griff zu behalten.
Etwas anders sieht es aus, wenn die Mittelpartie wirklich stark fettet und dann auch zu Unreinhei-

ten neigt, insbesondere während und in den Jahren nach der Pubertät. Hier können einige Extrapräparate aus Serien gegen fettige Haut durchaus nützen.
So wichtig wie für jede andere Haut auch ist die tägliche Reinigung. Denn auch das beste Make-up muß abends entfernt werden, wenn die Haut schön und klar bleiben soll.

■ Reinigungspräparate, die mit viel Wasser abgewaschen werden, eignen sich für die Mischhaut am besten, weil sie gründlich und trotzdem mild, außerdem erfrischend und ganz unproblematisch in der Anwendung sind. Ob es sich um eine abwaschbare Reinigungsmilch, ein klares Waschgel, eine Waschcreme oder ein nicht alkalisches Stück Syndet handelt, bleibt der persönlichen Vorliebe überlassen. Alle diese Produkte gibt es für normale und für Mischhaut. Das Syndetstück sollte man übrigens nicht mit gewöhnlicher alkalischer Seife verwechseln. Normale Seife löst Make-up nicht sehr gut und bringt außerdem den Säurewert der Haut vorübergehend aus dem Gleichgewicht – was speziell der fettigeren Mittelzone nicht guttut.
Mischhaut mit einer nur wenig fettigen Mittelpartie braucht nur am Abend gründlich mit einem Reinigungspräparat gewaschen zu werden. Morgens genügt es, das Gesicht mit lauwarmem Wasser zu erfrischen. Anders bei sehr fettiger Mittelpartie: Hier sollte man das Präparat auch morgens anwenden. Wichtig in jedem Fall: mit sehr viel lauwarmem Wasser abspülen.

■ Gesichtswasser ist nach der Anwendung von wasserlöslichen Reinigungsmitteln nicht zwingend. Die Anschaffung lohnt sich jedoch, wenn die Gesichtsmitte stärker fettet. Ideal ist eine Lotion mit etwas Alkohol und porenverengenden Kräuterextrakten. Nase, Stirn und Kinn morgens und abends damit abreiben. Das hält den Fettglanz etwas zurück und bewirkt für eine gewisse Zeit auch ein feineres Hautbild.

■ Cremes sowie halbflüssige Emulsionen (= Milch) für die Mischhaut dürfen viel Feuchtigkeit, aber nicht allzu viel Fett enthalten. Präparate,

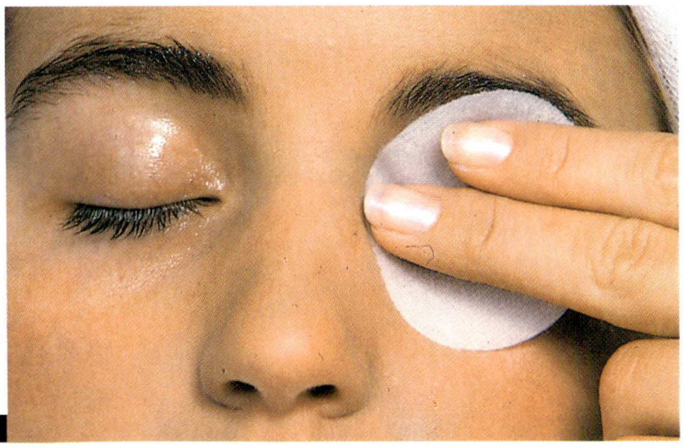
1

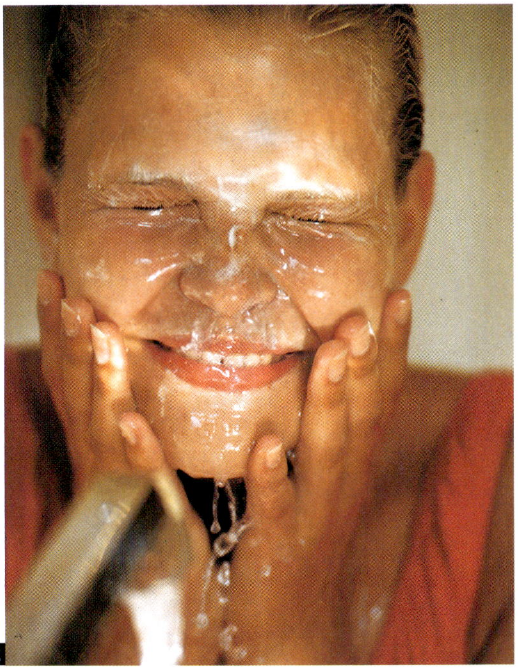
2

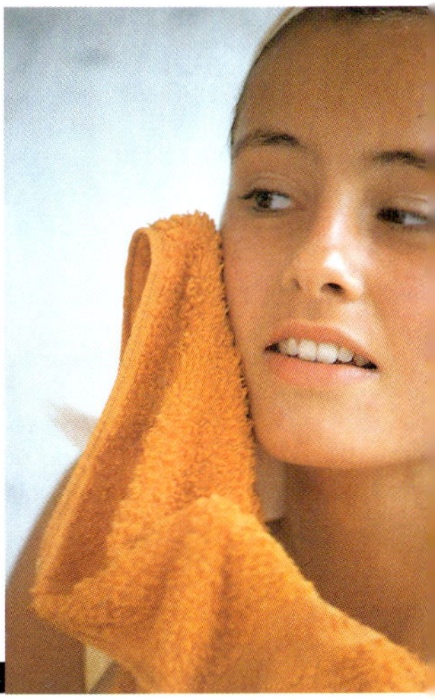
3

1 Beim Abschminken der Augen Dehnen der Haut vermeiden. Am besten einen Spezialentferner benutzen, der Mascara leicht löst. 2 Waschcreme ganz gründlich mit sehr viel lauwarmem Wasser abspülen. Rückstände der Waschsubstanz schaden der Haut! 3 Das Gesicht nie trockenrubbeln, nur sanft abtupfen

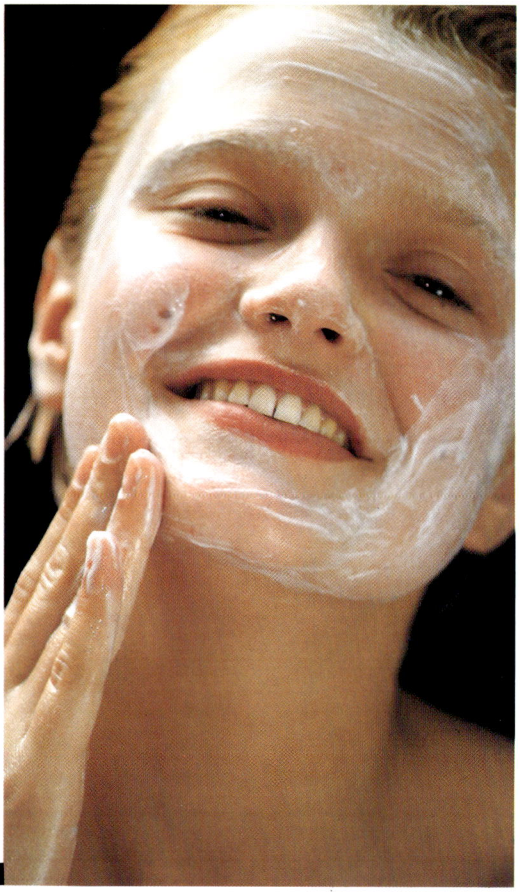

1

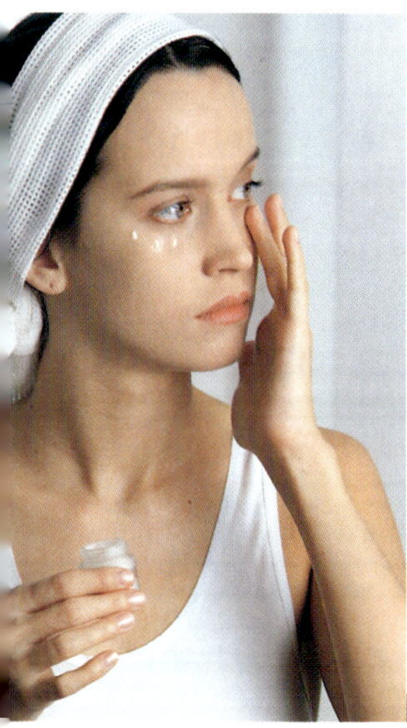

2

1 Rubbelcremes machen die Haut im Nu klarer, feiner und rosiger. Die Mittelpartie etwas kräftiger, die Wangen sanfter massieren. 2 Augencreme nur mit leichtem Druck auftragen und mit den Fingerspitzen gut einklopfen. Unter fetthaltige Augencreme keine Tagescreme geben; gelartige Präparate dagegen zusätzlich zur Tagescreme benutzen

die für den normalen Hauttyp angeboten werden, haben meist die richtige Mischung. Bei junger Haut reicht eine einzige Milch oder Creme für Tag und Nacht. Sollte die Haut der Mittelpartie gelegentlich stärker fetten – was vor und während der Periode oder auch im Sommer passieren kann, spart man diese Zonen beim Eincremen einfach aus.

- Nützliche Extras: Peelings mit kleinen Rubbelkörnchen verfeinern das Hautbild, weil sie abgestorbene Hautzellen von der Oberfläche entfernen und damit Verhornungen vorbeugen. Das nützt vor allem der Mittelzone. Die Rubbelcreme zwei- bis dreimal pro Woche anstelle der gewohnten Reinigung anwenden. Die fettigen Partien kräftiger, die Seitenzonen sanfter massieren.

- Feuchtigkeitsmasken tun gut, wenn die Seitenpartien einmal trockener als gewöhnlich sind (zum Beispiel im Winter durch die Heizungsluft). Nach einem Peeling ruhig auch die Gesichtsmitte damit bedecken. (Diese Partie nur aussparen, wenn sie wirklich stark fettet. Dann hier eventuell eine Maske gegen fettige Haut auftragen).

Die Pflege der trockenen Haut

- Gut gepflegt ist sie in jungen Jahren die schönste Haut: zart, feinporig und rosig. Probleme mit Mitessern und Pickeln gibt es nicht. Leider ist trockene Haut aber gleichzeitig ziemlich empfindlich. Sie produziert zu wenig Schutzstoffe, die sie vor schädlichen Umwelteinflüssen abschirmt und vor Feuchtigkeitsverlust bewahrt. Unangenehmes Spannungsgefühl, Reizungen und kleine Schuppenherde können die Folge sein. Trockene Haut neigt deshalb auch früher als andere Hauttypen zu feinen Knitterfältchen.

Moderne Kosmetik schafft es allerdings inzwischen, die Defizite der trockenen Haut auszugleichen. Trotzdem heißt die Devise für die Pflege der trockenen Haut: weniger ist mehr. Denn die zarte Haut nimmt zwar Nachlässigkeiten meist umgehend übel, reagiert aber auch empfindlich, wenn man sie mit Pflegestoffen überlädt oder die Pflegeprodukte häufig wechselt. Ein kleines, gut abgestimmtes Programm, das konsequent durchgezogen wird, bekommt ihr am besten.

■ Für die Reinigung ist eine fetthaltige Milch aus einer Pflegeserie für trockene Haut am günstigsten. Sie wird je nach Gebrauchsanweisung mit Papiertüchern oder Wasser abgenommen. Auch die mildeste Reinigung entzieht trockener Haut einen Teil ihrer natürlichen Schutzstoffe. Die Milch deshalb nur am Abend anwenden. Am Morgen reicht es, die Haut mit lauwarmem Wasser zu waschen oder ein hautypgerechtes, mildes Gesichtswasser zu benutzen.

■ Gesichtswasser ist nach der Reinigung mit stärker fetthaltiger Reinigungsmilch immer angebracht. Es enthält zwar keinen Alkohol, belebt und erfrischt aber die Haut. Außerdem sind Lotionen für trockene Haut mit Kräuterextrakten und Feuchtigkeitsspendern angereichert, die ein Plus an Pflege bieten.

■ Cremes für die trockene Haut müssen außer Feuchtigkeit auch eine kräftige Portion Fett enthalten. Angst vor Speckglanz ist unbegründet: Die Kosmetikindustrie schafft es heute, auch viel Fett in extrem leichte Emulsionen einzubauen, die schnell einziehen. Anders als bei der Mischhaut empfiehlt sich bei trockener Haut die Anschaffung einer speziellen Tagescreme. Gute Präparate dieser Art sind heute fast alle mit UV-Filtern ausgerüstet, die trockene, empfindliche Haut vor vorzeitiger Alterung bewahren.

■ Extras, die sich lohnen: Augencreme ist angebracht, wenn die ersten feinen Fältchen auftauchen. Ideal tagsüber: leichte Gelpräparate. Unter der Tagescreme aufgetragen, polstern sie die zarte Haut mit viel Feuchtigkeit und bilden gleichzeitig eine gute Make-up-Unterlage.
Crememasken machen ausgetrocknete Haut wieder schön geschmeidig und beruhigen sie, wenn ihr Rötungen und Reizungen zu schaffen machen. Spezielle Produkte für empfindliche Haut enthalten lindernde Pflanzenwirkstoffe (zum Beispiel aus Kamille und Ringelblume) sowie heilendes Panthenol und Allantoin.

1
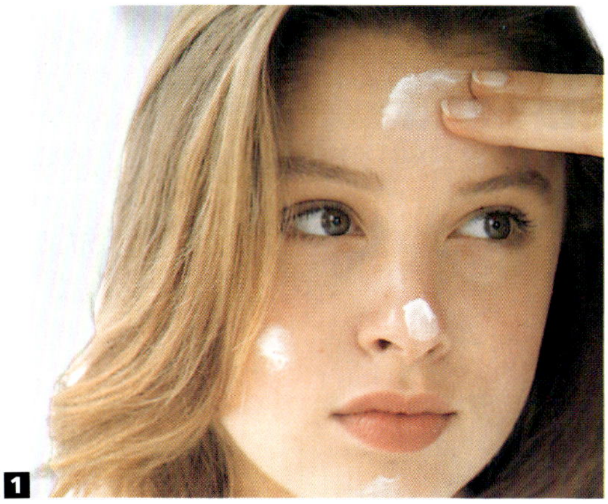

2
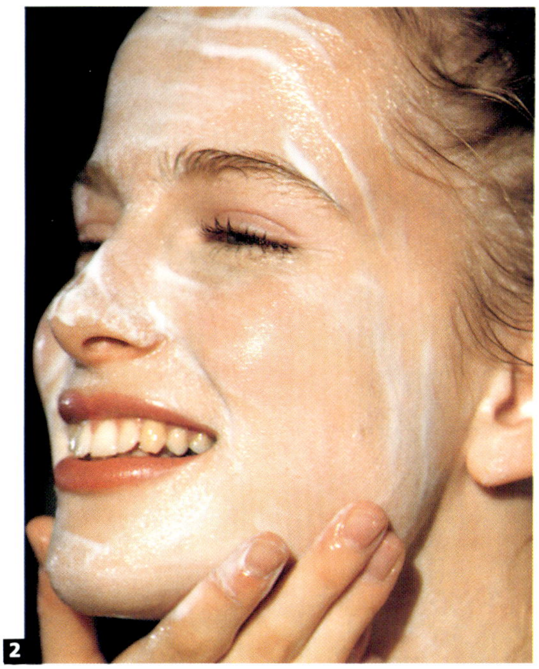

1 Cremes eher sparsam auftupfen. Was nach 10 Minuten noch glänzend auf der Haut liegt, war zuviel. Das nächste Mal etwas weniger nehmen.
2 Cremige Feuchtigkeitsmasken kann man üppig auftragen. Sie helfen strapazierter Haut, schnell wieder geschmeidig und „fit" zu werden. Während der Einwirkzeit nach Möglichkeit etwas entspannen. Dann ist der Effekt noch größer

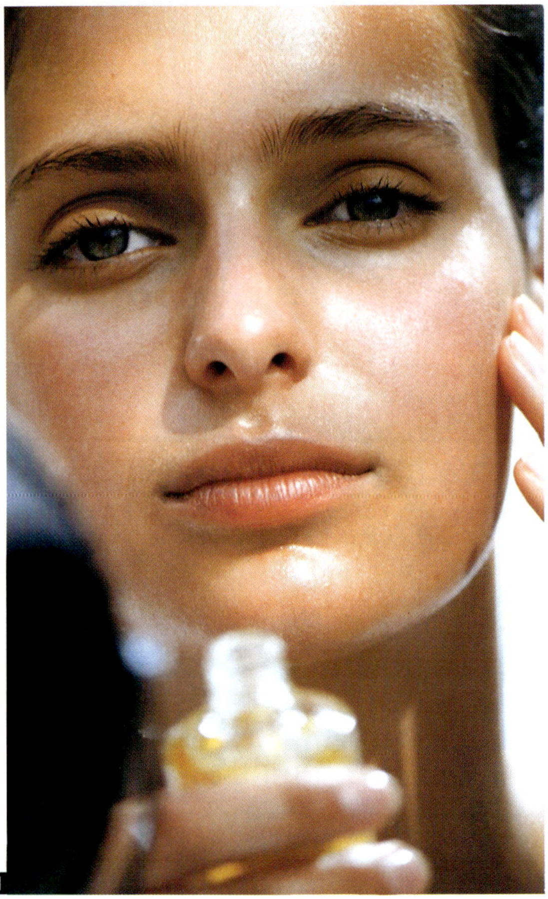

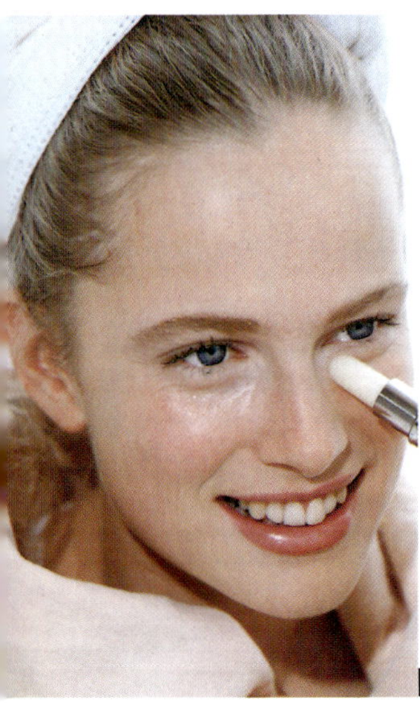

1 *Zarter, empfindlicher Haut tut man etwas besonders Gutes, wenn man sie gelegentlich mit einem feinen, vitaminreichen Öl pflegt. Das entspannt, beruhigt und gibt der Haut einen schönen, weichen Touch*

2 *Gegen feine Knitterfältchen rund um die Augen rechtzeitig etwas unternehmen. Praktisch: Pflegestifte im Lippenstiftformat für unterwegs. Sie schützen und glätten die Haut*

Die Pflege der fettigen Haut

■ Fettige Haut ist am besten gegen Umwelteinflüsse und frühe Hautalterung gefeit, weil sie selbst einen soliden Schutzfilm produziert. Der allerdings wird ihr zum Problem, wenn er sichtbar glänzend auf der Haut liegt. Zusammen mit den abgestorbenen Hautschüppchen verstopft er die Poren.
Konsequente Pflege kann fettiger Haut ein klares Aussehen verleihen. Vor allem kann sie verhindern, daß die Poren zu schnell verstopfen und sich aus den so entstehenden Mitessern Pickel entwickeln. Was man selbst von sorgfältiger Pflege nicht erwarten darf, ist eine grundlegende Änderung des Hauttyps. Seine Merkmale sind anlagebedingt und ändern sich merklich oft erst ab der Lebensmitte.

■ Die Reinigung ist bei der Pflege der fettigen Haut am wichtigsten, und man sollte es damit wirklich pingelig genau nehmen. Am besten eignen sich fast immer Syndet-Präparate. Das sind flüssige Waschlotionen oder feste, seifenartige Waschstücke mit alkalifreien Reinigungssubstanzen. Sie entfetten die Haut stärker als eine Reinigungsmilch, verändern aber trotzdem nicht – wie Seife – ihren natürlichen PH-Wert. Weil fettige Haut auch in der Nacht Talg absondert, sollte man sie auch morgens gründlich reinigen.

■ Gesichtswasser tut fettiger Haut ausgesprochen gut. Es erfrischt, verfeinert für Stunden das Hautbild und verhindert vor allem, daß der Fettglanz allzu schnell sichtbar wird. Eine Lotion gegen fettige Haut sollte außer einem gewissen Alkoholanteil auch porenverengende (adstringierende) und entzündungshemmende (antiseptische) Zusätze enthalten.

■ Cremes braucht die fettige Haut nur in Maßen. Richtig sind dünnflüssige Emulsionen mit Feuchtigkeit und möglichst wenig Fett oder ganz fettfreie Gele. Da nur bei ganz wenigen Produkten der Fettgehalt ausgewiesen ist, sollte man vorsichtshalber nur Präparate kaufen, die ausdrücklich für den fettigen Hauttyp bestimmt sind. Das lohnt sich insofern, als es auch Fettstoffe gibt, die das Entstehen von Mitessern begünstigen. Bei Spezialpräparaten kann man ziemlich sicher sein, daß sie frei von solchen Stoffen sind.

■ Extras, die sich lohnen: Peelings sind für fettige Haut ideal. Sie enthalten Rubbelkörnchen, die die Durchblutung anregen und die Hautoberfläche durch Lösen von Hornteilchen verfeinern, so daß die Haut insgesamt klarer und zarter erscheint. Peelings sollte man zwei- bis dreimal pro Woche anstelle der normalen Reinigung anwenden.

■ Reinigungsmasken haben eine ähnliche Wirkung wie Peelings. Gleichzeitig straffen sie die Haut ein wenig. Viele Reinigungsmasken enthalten auch beruhigende Wirkstoffe, die Entzündungen schneller abheilen lassen. Eine Reinigungsmaske empfiehlt sich auch als Vorbereitung für ein Make-up, das besonders schön und haltbar werden soll.

■ Augencreme ist sinnvoll, wenn sich erste feine Linien bemerkbar machen, da die zarte Haut der Lider auch bei ansonsten fettiger Haut immer trocken und damit ungeschützt ist.

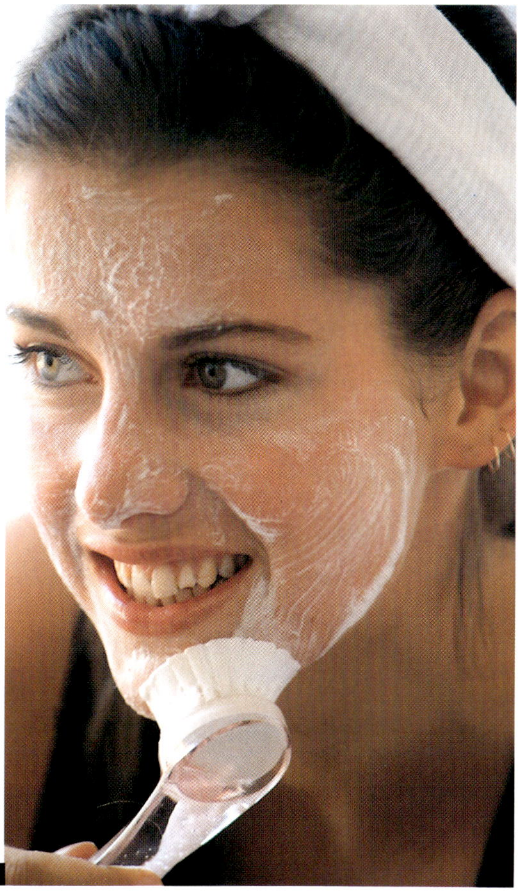

1

Die Pflege der unreinen Haut

■ Akne ist ein Hautproblem, das mit Beginn der Pubertät auftreten kann und in den meisten Fällen spurlos und von selbst wieder verschwindet. Dennoch sollte man möglichst schon bei ersten Anzeichen entsprechende Pflegemaßnahmen ergreifen. Beispielsweise regelmäßig von einer Fachkraft die Mitesser entfernen und Pickel aufstechen und desinfizieren lassen.

■ Was man selbst tun kann: täglich konsequent und gründlich mit alkalifreien Waschpräparaten reinigen. Dabei allerdings nie übertreiben. Akne ist keine Frage der Reinlichkeit, wie immer noch geglaubt wird. Sie hat hormonelle Ursachen, die man durch Waschen nicht beseitigen kann. Rabiate Reinigung macht die Haut nur unnötig empfindlich. Zur Pflege Feuchtigkeitspräparate benutzen; meist reicht eines für Tag und Nacht.

1 Gesichtsbürstchen zum Einmassieren von Reinigungsschaum sorgen dafür, daß fettige, verstopfte Haut wirklich gründlich sauber wird. Ideal auch für fahle und schlecht durchblutete Haut. Wer täglich so intensiv reinigt, kann sich das wöchentliche Peeling sparen. 2 Dampfbäder öffnen die Poren und weichen die Hornschicht etwas auf. Sehr nützlich, wenn man anschließend Mitesser entfernen oder ein Peeling machen will

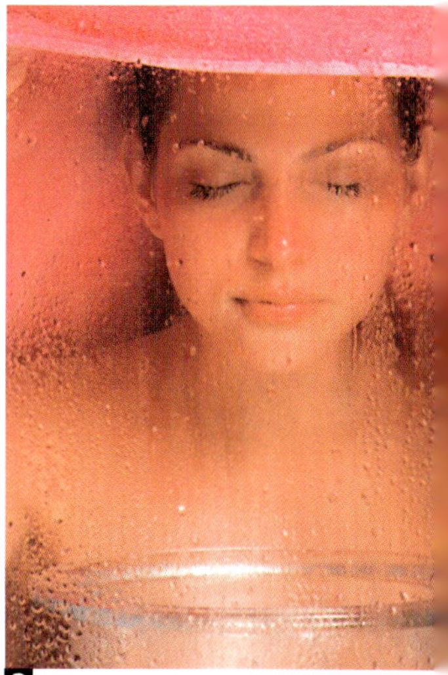

2

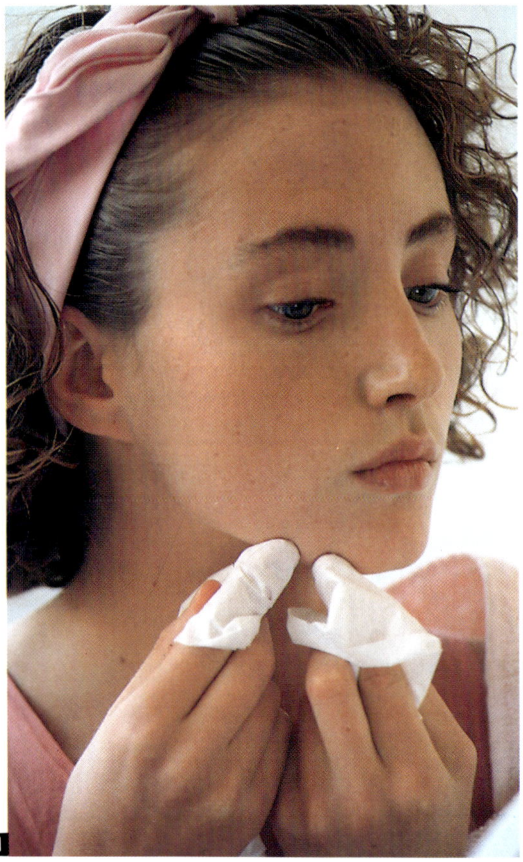

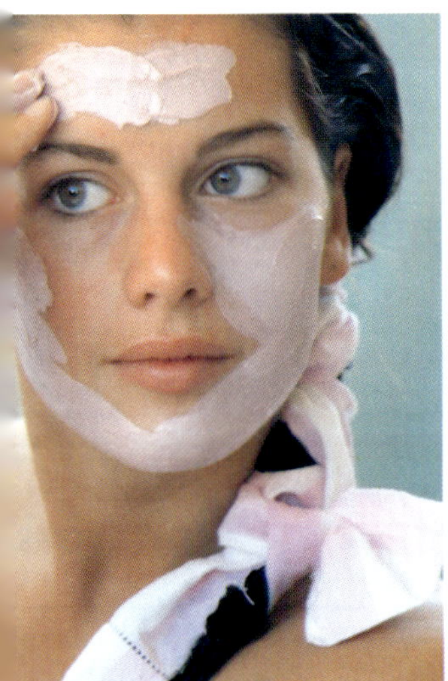

1 *Mitesser nur mit sauberen Fingern und kurzen Nägeln zu Leibe rücken. Am besten die Fingerspitzen mit etwas Watte umwickeln. Die Haut rund um die Mitesser erst ein wenig spannen und dann leicht(!) pressen. Anschließend mit antiseptischem Gesichtswasser oder 70prozentigem Alkohol desinfizieren.* **2** *Eine Reinigungsmaske mit beruhigenden und antibakteriellen Zusätzen nach der Mitesserbehandlung beugt Entzündungen vor und läßt Rötungen abklingen*

Spezielle Pickelstifte beschleunigen das Abklingen von Entzündungen. Man sollte sie stets parat halten und anwenden, sobald sich erste Anzeichen für einen neuen Pickel bemerkbar machen. Mitesser, die einen offenen Ausgang haben – kenntlich an der schwärzlichen Kuppe –, kann man mit Vorsicht selbst ausdrücken. Was allerdings nicht dazu verleiten sollte, bei jedem Blick in den Spiegel an der Haut herumzuquetschen. Solche „Operationen" beschränkt man besser auf einmal pro Woche. Die Haut zuvor gründlich reinigen. Durch ein Dampfbad oder mit heißen Kompressen die Poren öffnen; die Mitesser lassen sich dann mit leichtem Druck herausheben.

■ Was man besser der Kosmetikerin überläßt: Talgzysten, die wie kleine Knubbel unter der Haut sitzen, müssen mit einem Spezialinstrument geöffnet werden – und das kann nur eine gut ausgebildete Kosmetikerin. Doktert man selbst daran herum, besteht die Gefahr, daß sich eine Entzündung bildet, die später Narben hinterläßt. Auch das Öffnen von Pickeln sollte man aus diesem Grund besser einer Fachfrau überlassen.

■ Wann man einen Arzt braucht: Sind ständig mehr als drei, vier ausgewachsene Pickel vorhanden, ist medizinische Behandlung ratsam, vor allem wenn sich diese Pickel öfter zu roten, schmerzhaften Knoten entwickeln. Mit speziellen Antibiotika und verschreibungspflichtigen Schälkuren, die gleichzeitig den Talgfluß und die übermäßige Verhornung reduzieren, läßt sich Akne heute meist erfolgreich behandeln. Ganz wichtig dabei: Konsequenz und Ausdauer bei der Anwendung der Medikamente.

Die Pflege der reiferen Haut

■ Irgendwann ab Anfang dreißig wird die Haut in puncto Pflege anspruchsvoller. Elastizität und Festigkeit lassen nach, erste Fältchen tauchen auf, und eine chronisch falsche Lebensweise – zuwenig Schlaf, zuviel Streß, ständig ein paar Drinks zuviel – hinterläßt ihre Spuren. Pflege mit intensiv wirkenden Präparaten kann diese Spuren zwar nicht beseitigen, aber doch mildern – vor allem dann, wenn gleichzeitig die Lebensgewohnheiten geändert werden.

■ Ampullenkuren enthalten pflegende Wirkstoffe in konzentrierter Form. Sie steigern die Durchblutung und damit auch die Sauerstoffversorgung, stimulieren den Stoffwechsel und schleusen regenerierende Wirkstoffe in die Haut. Ampullen verwendet man am besten als Kur über acht bis zehn Tage an. Das empfiehlt sich wenn die Haut strapazierter aussieht als sonst.

■ Tagescremes mit Lichtschutzfilter sind ab dreißig unbedingt zu verwenden, damit die durch UV-Strahlen bedingte Hautalterung gebremst wird.

■ Hoch wirksame Feuchtigkeitscremes sind für die anspruchsvolle Haut ideal. Sie sorgen dafür, daß die oberen Hautschichten glatt und elastisch bleiben. Besonders günstig sind Präparate mit essentiellen Fettsäuren und sogenannten Cerebrosiden, einer Substanz, die die Verbindung zwischen den Zellen stärkt, für bessere Feuchtigkeitsbindung sorgt und die Haut widerstandsfähiger gegen die tagtäglichen Strapazen macht.

■ Vitamine können der Haut helfen, länger jung zu bleiben – auch bei äußerlicher Anwendung. Das gilt vor allem für die Vitamine A, E und C. Sie sind in der Lage, aggressive Moleküle unschädlich zu machen, die man heute für die hauptverantwortlichen Faktoren frühzeitiger Hautalterung hält. Diese „freien Radikale" heften sich an gesunde Zellen, schwächen und schädigen sie.

■ Straffende Masken sind unschlagbar, wenn es darum geht, Spuren von Müdigkeit – zumindest für eine gewisse Zeit – unsichtbar zu machen.

■ Das Wichtigste: Spätestens ab jetzt die tägliche Pflege sehr ernst nehmen. Manchmal kostet das zwar Überwindung, weil spektakuläre Erfolge kurzfristig kaum eintreten. Doch daß sich die Mühe gelohnt hat und auch weiterhin lohnt, spürt und sieht man in den folgenden Jahren an der noch jugendlich gebliebenen Haut.

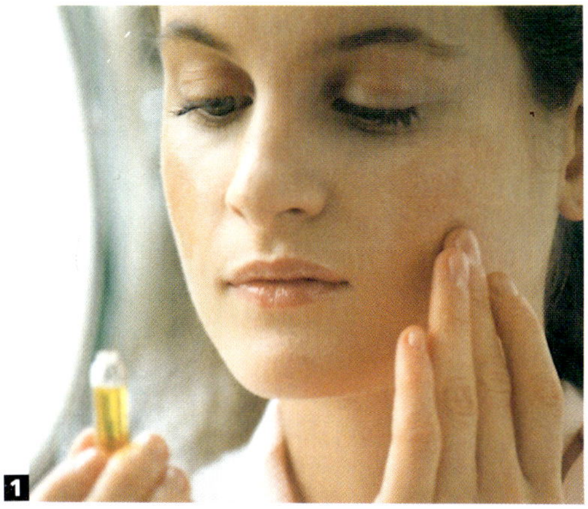

1

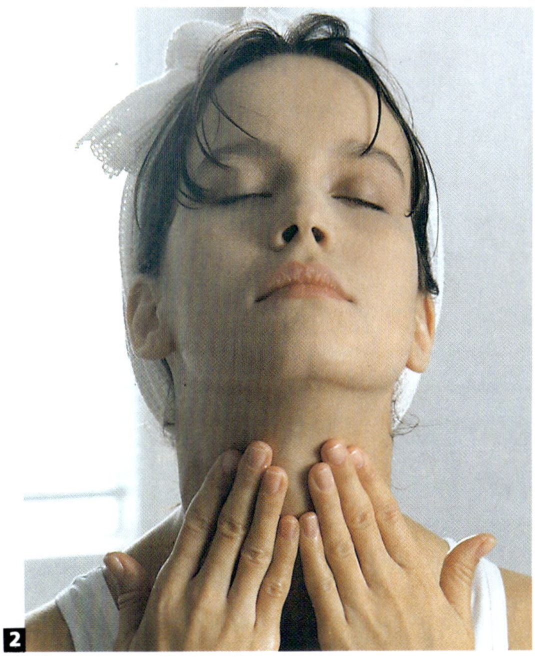

2

1 Ampullenkuren führen der Haut konzentrierte Wirkstoffe zu, die ihren Stoffwechsel anregen und verbessern sollen. 2 Der Hals gehört zu den „Trokkenzonen" der Haut. Besonders fetthaltige Pflege tut ihm gut. 3 Gelmasken sind schnelle Schönmacher. Sie erfrischen, beleben und glätten für Stunden auch feine Fältchen

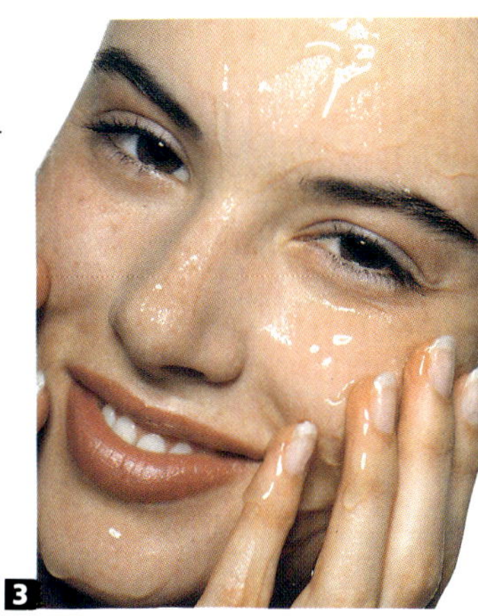

3

EINKAUFEN

Die richtigen Pflegeprodukte zu finden ist nicht immer einfach, denn nicht überall, wo Kosmetik verkauft wird, gibt es auch kompetente, individuelle Beratung. Trotzdem kann man Fehlkäufe weitgehend vermeiden. Wer ein paar Dinge beachtet, hat gute Chancen, wirklich das zu bekommen, was er braucht

▪ Wichtig: Zur Kosmetikberatung ohne Teint-Make-up und Puder gehen. Möglichst auch keine Creme auftragen, das erleichtert die Diagnose. Die jedoch ist in den Geschäften erfahrungsgemäß die schwierigste Hürde auf dem Weg zur typgerechten Pflege. Das Erkennen des Hauttyps erfordert außer Fachkenntnis auch eine Portion Erfahrung, und beides ist oftmals nicht vorhanden. Also macht man es der Beraterin am besten möglichst leicht.

▪ Vor dem Einkauf aufschreiben, was an der bisher verwendeten Kosmetik gut war und was nicht. Je präziser man das im Laden formulieren kann, desto größer ist die Chance, anschließend auch mit den richtigen Produkten nach Hause zu kommen.

▪ Vorher überlegen sollte man auch, was man sich von den neuen Produkten erwartet. Nicht zu vergessen: Kosmetik kann heute viel – aber immer noch keine Wunder vollbringen. Beispielsweise ist sie kein Ersatz für halbwegs gesunde Lebensweise. Die Bildung von Fältchen kann sie um einiges verzögern, bereits vorhandene lassen sich aber bestenfalls etwas mildern. Gute Präparate schaffen es auch, einen Hauttyp in Bestzustand zu versetzen – grundsätzlich ändern können sie ihn aber nicht. Mehr sollte man also nicht erwarten, und mehr darf eigentlich auch nicht versprochen werden.

▪ Unbedingt erwähnen sollte man, wenn eine Allergie vorliegt – auch wenn es sich dabei nicht um eine Kosmetikallergie handelt, sondern zum Beispiel um Heuschnupfen. Wer allergiegefährdet ist, wird auf Wunsch von einer gut informierten Verkäuferin eine entsprechend getestete Pflegeserie empfohlen bekommen; einige dieser Serien

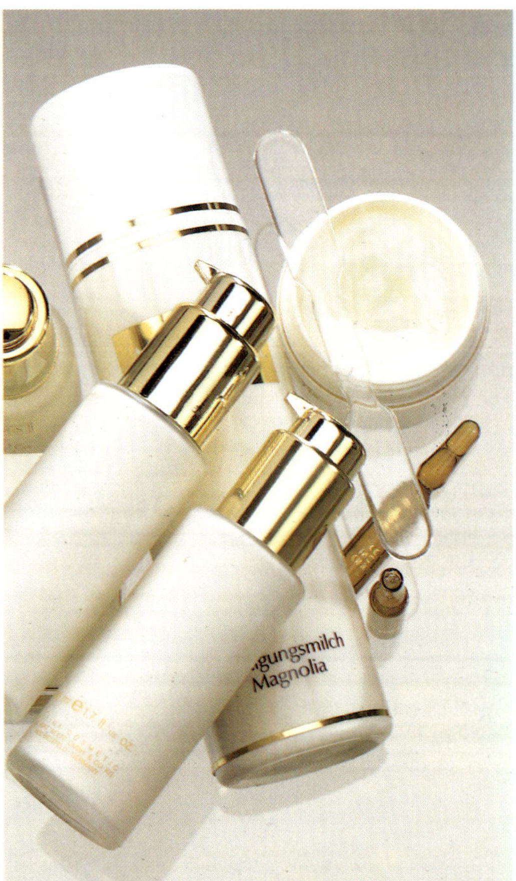

Schwer zu entscheiden: Welche Kosmetik ist die richtige? Fachleute sagen: Ausschlaggebend sind weder Firmenimage noch Preis, sondern der Hautzustand nach zwei, drei Wochen konsequenter Anwendung

sind als „hypoallergisch" gekennzeichnet. Ihre Produkte bieten eine relativ hohe Garantie auf Verträglichkeit.

■ Von neu empfohlenen Produkten grundsätzlich die kleinste Größe verlangen. Sie ist im Verhältnis zwar teurer, doch wenn die große Größe nicht aufgebraucht wird, weil das Präparat der Haut nicht bekommt, zahlt man am Ende noch mehr. Beim Nachkauf Preise zwischen Töpfen und Tuben vergleichen. Oft ist die Ware in der Tube preiswerter – auch wenn die größere Menge im Topf im Verhältnis eigentlich billiger sein müßte.

Woran erkennt man gute Beratung?

■ Eine kompetente, engagierte Beraterin prüft zuallererst die Haut der Kundin. In erstklassigen Händen darf man sich fühlen, wenn der Zustand der Haut auch beim Nachkaufen der Produkte begutachtet wird, denn erfahrungsgemäß kann er sich im Laufe der Zeit etwas verändern. Ein schlechtes Zeichen ist es, wenn die Verkäuferin der Haut wenig Beachtung schenkt und sofort ins Regal greift. In diesem Fall am besten gleich auf dem Absatz kehrtmachen.

■ Eine gute Beraterin erkundigt sich auch nach persönlichen Erfahrungen mit Kosmetik. Schlechtes Zeichen: der Versuch, einer Kundin einzureden, sie hätte keine Ahnung, was ihrer Haut guttut und was nicht. Jeder spürt selbst am besten, wie die Haut reagiert.

■ Die ideale Beraterin ist einem auch vom Typ her sympathisch. Beratung ist schließlich Vertrauenssache, und Vertrauen setzt Sympathie voraus. Läßt sich partout kein Draht zu einer Verkäuferin finden, bricht man das Gespräch am besten ab.

■ Eine einfühlsame Beraterin berücksichtigt auch Ihren finanziellen Spielraum. Am besten offen sagen, wieviel die Kosmetik im Monat kosten darf. Schlechtes Zeichen: Wenn dieser Betrag für nur eine teure Creme aufgewendet wird.

KLEINES KOSMETIKLEXIKON

Exfoliation: *So nennt man das Abschilfern verhornter Zellen von der Hautoberfläche. Ein natürlicher Vorgang, der durch Kosmetik (Peeling) gezielt verstärkt werden kann.*
Kollagen: *Der Stoff, aus dem die Fasern des Bindegewebes bestehen, die für das Feuchtigkeitspolster der Haut verantwortlich sind. Speziell aufbereitetes Kollagen in Kosmetika soll Feuchtigkeit in den oberen Hautschichten bewahren bzw. zuführen.*
Liposome: *Winzige Mikrokapseln in Emulsionen und Gelen; sie dienen als Transportmittel, das die Wirkstoffe tiefer in die Haut einschleusen soll.*
Natural Moisturizing Factor: *Natürliche und im Labor nachgebaute naturidentische Zubstanzen, die Wasser aufnehmen und binden können.*
Peeling: *Waschcreme oder Reinigungsmaske zum Ablösen verhornter Hautzellen mittels kleiner Rubbelkörnchen oder pflanzlicher Enzyme.*
Regeneration: *Die Erneuerung der Oberhaut, bei der fortlaufend neue Zellen gebildet werden, um die sich abnutzende Hornschicht wieder aufzufüllen und zu ergänzen.*
pH- oder Säurewert: *Die Meßeinheit, die den chemischen Säuregrad der Haut bestimmt. Bei gesunder Haut liegt er zwischen pH 5,3 und 5,8.*
Syndet: *Synthetische, alkalifreie Waschsubstanz. Oft besser verträglich als Seife.*

EXTRATIPS

Sonne, Kälte und Streß können die Haut stark strapazieren. Immerhin läßt sich mit spezieller Pflege einiges ausgleichen. Besser als das ist vorbeugen. Denn viele Schäden bemerkt man nicht gleich, sondern erst Jahre später. Dann noch etwas wiedergutzumachen ist fast unmöglich

Sonnenschutz gegen Falten

■ Sonne ist eine Wohltat für Körper und Seele. Leider aber nur in Maßen. Jedes Zuviel ist ungesund, und das ganz besonders für die Haut. Schuld daran sind die bereits erwähnten freien Radikalen (Seite 79), die unter dem Einfluß von ultraviolettem Sonnenlicht in der Haut entstehen. Diese Moleküle zerstören gesunde Zellen, führen zu Sonnenbrand, krankhaften Hautveränderungen und lassen das Gewebe frühzeitig altern. Das läßt sich weitgehend verhindern, wenn man sich an folgende Regeln hält:

■ Nie ohne Lichtschutz in die Sonne gehen. Die kosmetischen UV-Filter bauen die Energie von UV-Strahlen bereits an der Hautoberfläche ab und verhindern, daß sie in den Zellen Schaden anrichten.

■ Bei empfindlicher Haut anfangs nie unter Lichtschutzfaktor 10 gehen. Theoretisch kann man dann zehnmal länger in der Sonne bleiben als ungeschützt, ehe die Schwelle zur schädlichen Dosis erreicht ist. Trotzdem reizt man den Schutz besser nicht voll aus, da sich Sonnenempfindlichkeit und Strahlungsstärke nicht exakt bestimmen lassen.

■ Zwischendurch immer mal nachcremen. Durch Abrieb und Schweiß wird der Schutzfilm schon vor Ablauf der erlaubten Zeit durchlässig.

■ Unbedingt aus der Sonne gehen, wenn die anhand des Schutzfaktors ermittelte Zeit vorüber ist. Auch Nachcremen schützt dann nicht mehr vor Sonnenbrand.

■ Die Mittagssonne grundsätzlich meiden. Die heißen Infrarotstrahlen des Sonnenlichts verstär-

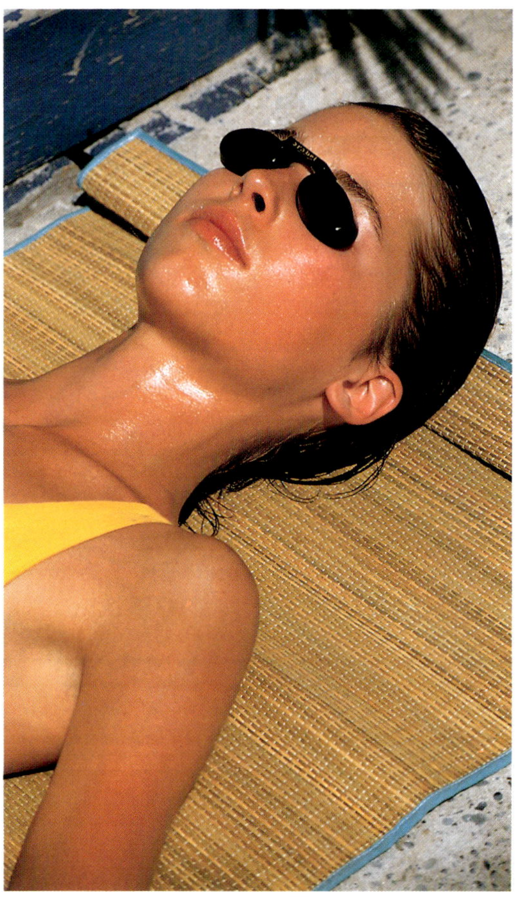

Nichts läßt die Haut schneller altern als ausgedehnte Sonnenbäder. Das Gesicht niemals der prallen Sonne aussetzen – auch nicht mit Augenschutz

ken die schädliche Wirkung der UV-Strahlen erheblich.

▪ Öfter mal die Morgensonne zum Bräunen nutzen. Bis ca. zehn Uhr ist die Strahlung relativ sanft.

▪ Zur Hautpflege nach dem Sonnen leichte Emulsionen und Gele mit viel Feuchtigkeit benutzen. Fettreiche Produkte verstärken den Hitzestau im Gewebe, statt ihn zu verringern.

▪ Tip: Wenn die Haut doch mal etwas gerötet ist, kann ein Selbstbräuner einen hübscheren Ton verleihen. Vorsicht: Die künstliche Bräune darf nicht darüber hinwegtäuschen, daß die Haut für einige Tage keine Sonne mehr verträgt.

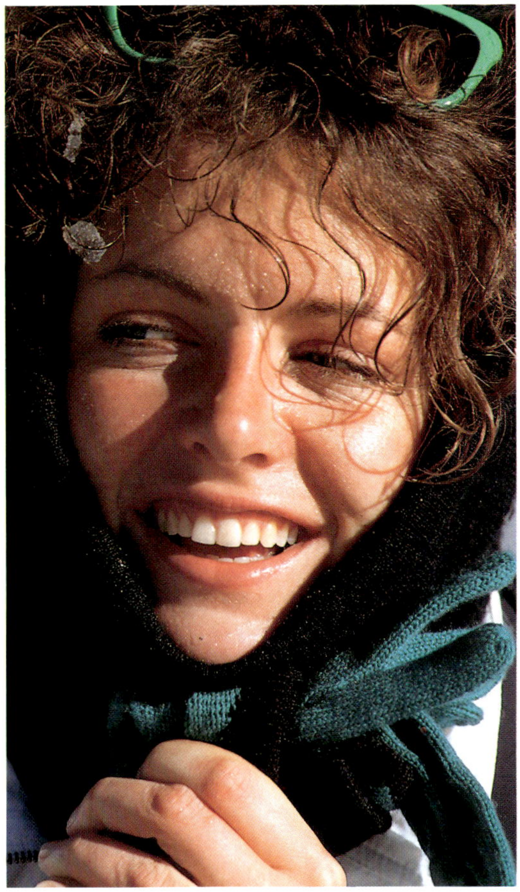

Bewegung an frischer Luft ist eines der besten Schönheitsmittel. Bei Minusgraden das Gesicht mit einer guten Fettcreme schützen. Sie verhindert, daß durch Unterkühlung Kälteschäden entstehen. Warme Kleidung und kräftige Bewegung sorgen für gute Durchblutung und beugen auch damit Hautschäden vor

Schutz vor Kälteschäden

▪ Scharfer Wind, winterliche Minusgrade machen speziell der trockenen Haut zu schaffen. Schuld ist die geringe Luftfeuchte bei niedrigen Temperaturen. Auch schlecht: die krassen Temperaturunterschiede beim Wechsel zwischen drinnen und draußen. Dabei verliert die Haut mehr eigene Schutzstoffe, als sie nachproduzieren kann. Die Folge: Spannen, Brennen, Rötungen und kleine Schuppenherde. Bei Neigung zu schwachem Bindegewebe bilden sich auch verstärkt rote Äderchen. Vorbeugen kann man solchen Schäden am besten, indem man wirklich „Ganzheitskosmetik" betreibt, also Pflege, die sich nicht auf das Gesicht beschränkt.

▪ Wechselduschen, mit denen man bereits im Herbst beginnen sollte, „trainieren" das Gefäßsystem des Körpers. Auch die feinen Blutbahnen der Haut sind dadurch besser auf plötzliche Temperaturwechsel vorbereitet. Und je besser die Durchblutung funktioniert, desto reibungsloser klappen auch Stoffwechsel und Versorgung der Haut.

▪ Mit alkoholischen Getränken zum Aufwärmen äußerst vorsichtig sein. Alkohol entzieht dem Gewebe zusätzlich Feuchtigkeit.

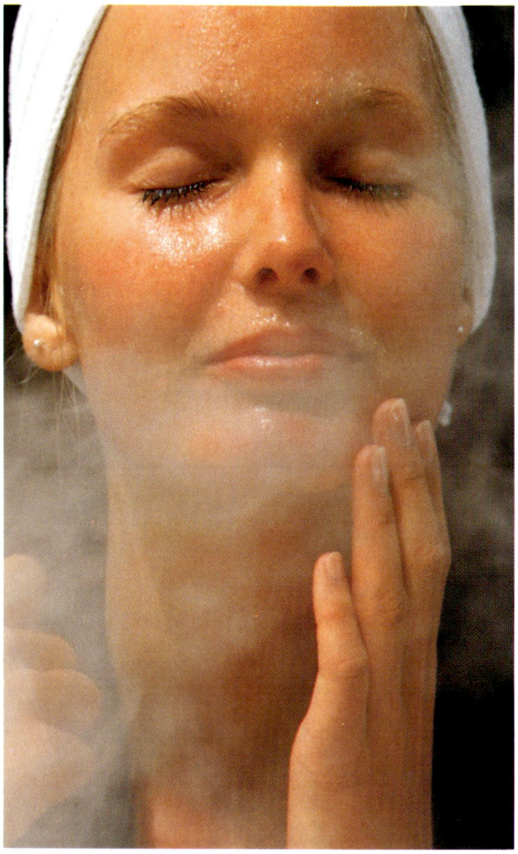

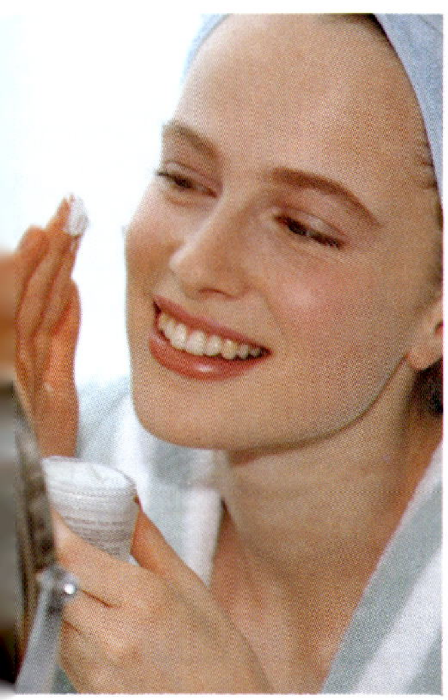

Dampfbad und Sauna sind Streßkiller und sorgen für intensive Entspannung. Wichtig: Gesicht und Körper anschließend großzügig eincremen. Nach der Sauna ist die Haut besonders aufnahmefähig für Fett, Feuchtigkeit und kosmetische Wirkstoffe

■ Fett ist an kalten Wintertagen wichtiger als Feuchtigkeitscreme. Es wirkt wie eine wärmende Hülle und hält so den Feuchtigkeitspegel stabil. Lippen und Augenpartie besonders sorgfältig eincremen, da hier die Haut sehr zart und deshalb gefährdet ist.

■ Kompressen mit lauwarmem Kamillen- oder Lindenblütentee helfen, Reizungen zu lindern. Zwei Teelöffel mit 1/4 Liter kochendem Wasser überbrühen und zehn Minuten zugedeckt ziehen lassen.

■ Crememasken machen rauhe Haut schnell wieder geschmeidig. Die meisten enthalten außer pflegenden Ölen auch beruhigende Kräuterextrakte, die Rötungen schneller abklingen lassen. Bei Bedarf kann man diese Masken auch täglich auftragen.

■ Ampullenkuren im Winter nur anwenden, wenn es sich um reine Feuchtigkeits- oder Ölkonzentrate handelt. Straffungs- und Regenerationskuren lieber in einer für die Haut weniger strapaziösen Jahreszeit machen.

Kleines Anti-Streß-Programm

■ Auch ein gekonntes Make-up wirkt nicht richtig, wenn die Augen müde und die Gesichtszüge angespannt sind. Kommen (bei empfindlicher Haut) hektische Flecken hinzu oder (bei fettiger Haut) verstärkt Pickel, greift man besser nicht gleich zu Farben und Pinseln, sondern versucht erst, sich ganz gezielt zu entspannen. Diese Kunst läßt sich lernen und bringt eine Menge.

■ Massagen sind Streicheleinheiten für Haut und Seele. Sie entkrampfen die feinen Muskelfasern im Gewebe und helfen dabei, auch „innerlich loszulassen". Das tägliche Eincremen sollte man deshalb mit ein paar Massagegriffen kombinieren. Einige davon sind auch tagsüber zur Entspannung geeignet.
- Mit einer Kopfhautmassage starten. Das tut dem Haarwuchs gut und lockert gleichzeitig die Gesichtsmuskulatur. Alle zehn Fingerspitzen auf-

setzen und den Haarboden mit leicht kreisendem Druck verschieben. An den Schläfen beginnen, zur Kopfmitte und am Hinterkopf entlang massieren. Kann auch mal im Laufe des Tages gemacht werden, sofern es der Frisur nicht zu sehr schadet.

- Nach dem Eincremen des Gesichts mit den Fingerspitzen sanft über die Haut trommeln. Das regt die Durchblutung an.
- Gegen Denkfalten auf der Stirn hilft dieser Griff: Mit den Fingern beider Hände die Stirnhaut senkrecht zusammenschieben. Nach und nach von einer Schläfenseite zur anderen massieren.
- Das entspannt die Gesichtszüge: Mit den Mittelfingern Achten entlang der Falte zwischen Nasenflügel und Mundwinkel beschreiben. Bei der Aufwärtsbewegung einen leichten Druck ausüben.
- Mit dem Mittelfinger winzig kleine Kreise rund um den Mund beschreiben. Das lockert den Ringmuskel und entkrampft die Lippen.

■ Isometrische Übungen verbessern durch gezielte Muskelanspannung schlagartig die Durchblutung und helfen, Müdigkeit zu vertreiben.

- Eine Handfläche glatt auf die Stirn legen und gegen diesen Widerstand die Stirn hochziehen. Die Spannung sechs Sekunden lang halten, dann sofort entspannen.
- Die Lider ganz fest schließen, ohne die Augen dabei zusammenzukneifen. Auch hier die Spannung einige Sekunden lang halten, plötzlich loslassen.
- Die Lippen (nicht die Zähne!) so fest es geht zusammenpressen und wieder entspannen.

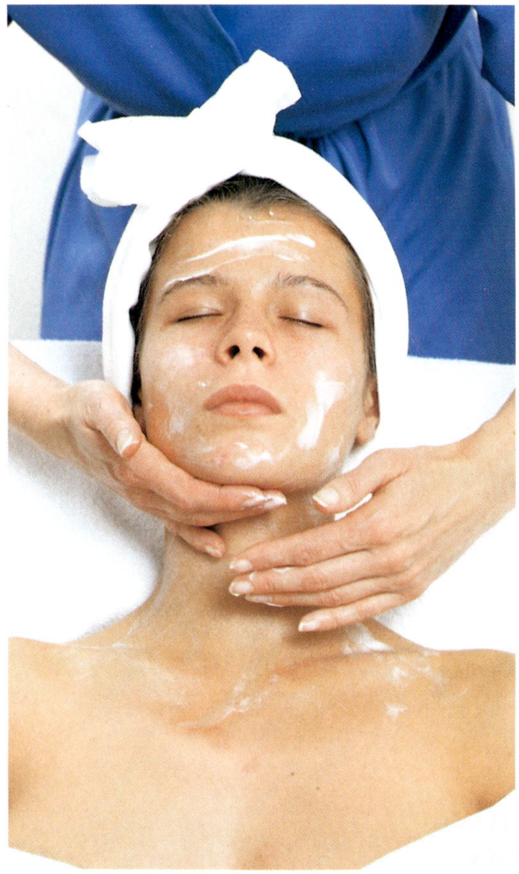

Sollte man sich hin und wieder gönnen: den Luxus einer professionellen Kosmetikbehandlung. Gerade in hektischen Phasen tut es der Haut wohl, von kundiger Hand gesalbt, massiert und verwöhnt zu werden. Gute Kosmetikerinnen machen ihre Pflegekabine zu einem Ort, an dem man wirklich abschalten und sich erholen kann – ohne Berieselung durch Musik oder störende Gespräche

Schnelle Muntermacher

■ Heiße Lavendelkompressen entspannen spürbar: Zehn Tropfen reines Lavendelöl in einen Liter heißes Wasser geben, ein kleines, gerolltes Handtuch darin tränken, und die Rolle in den Nacken legen.

Ideal, wenn die Augen müde sind: Eine Schüssel mit sehr kaltem Wasser füllen, und mit dem ganzen Gesicht eintauchen. Die Augen unter Wasser einige Male öffnen und schließen.

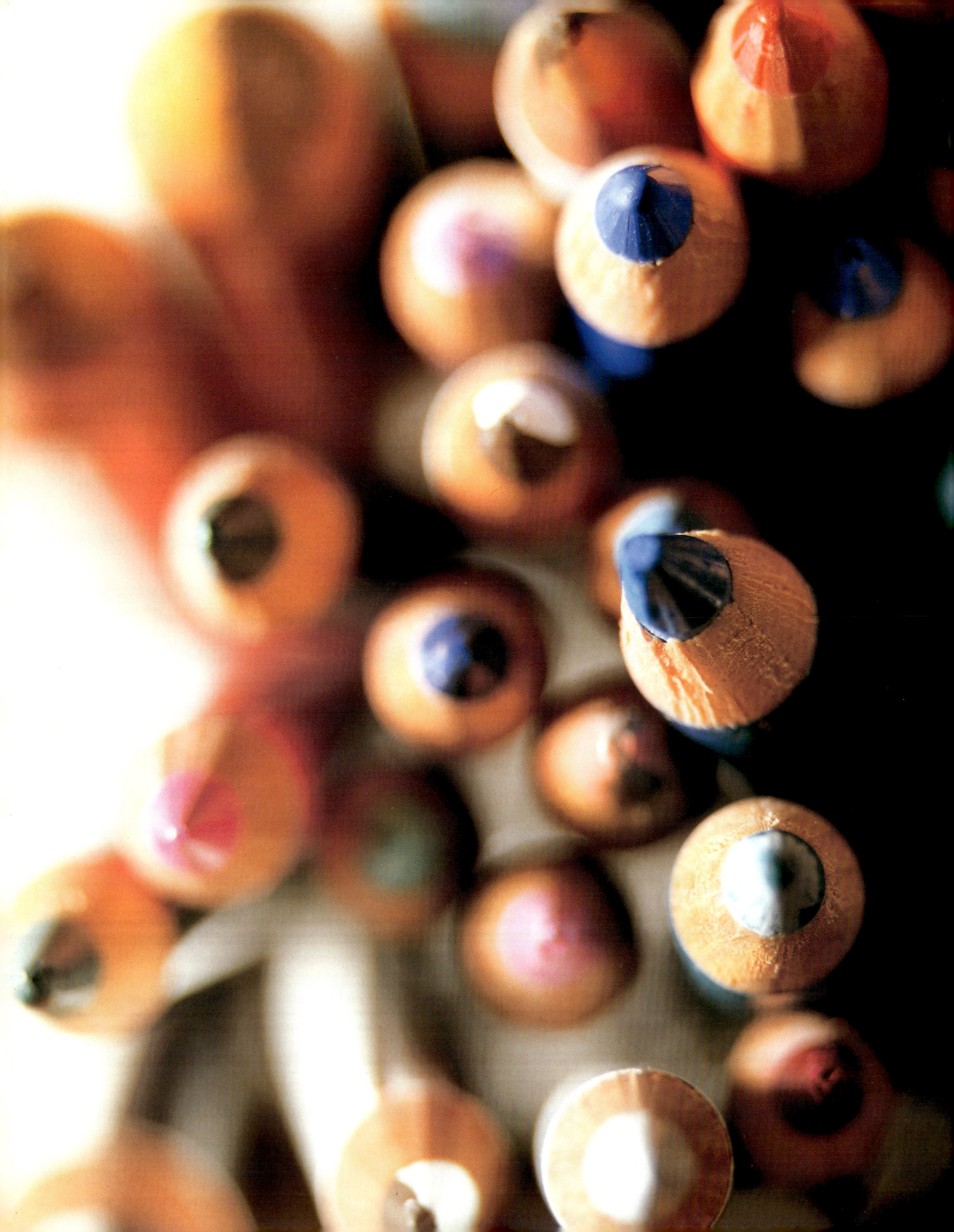

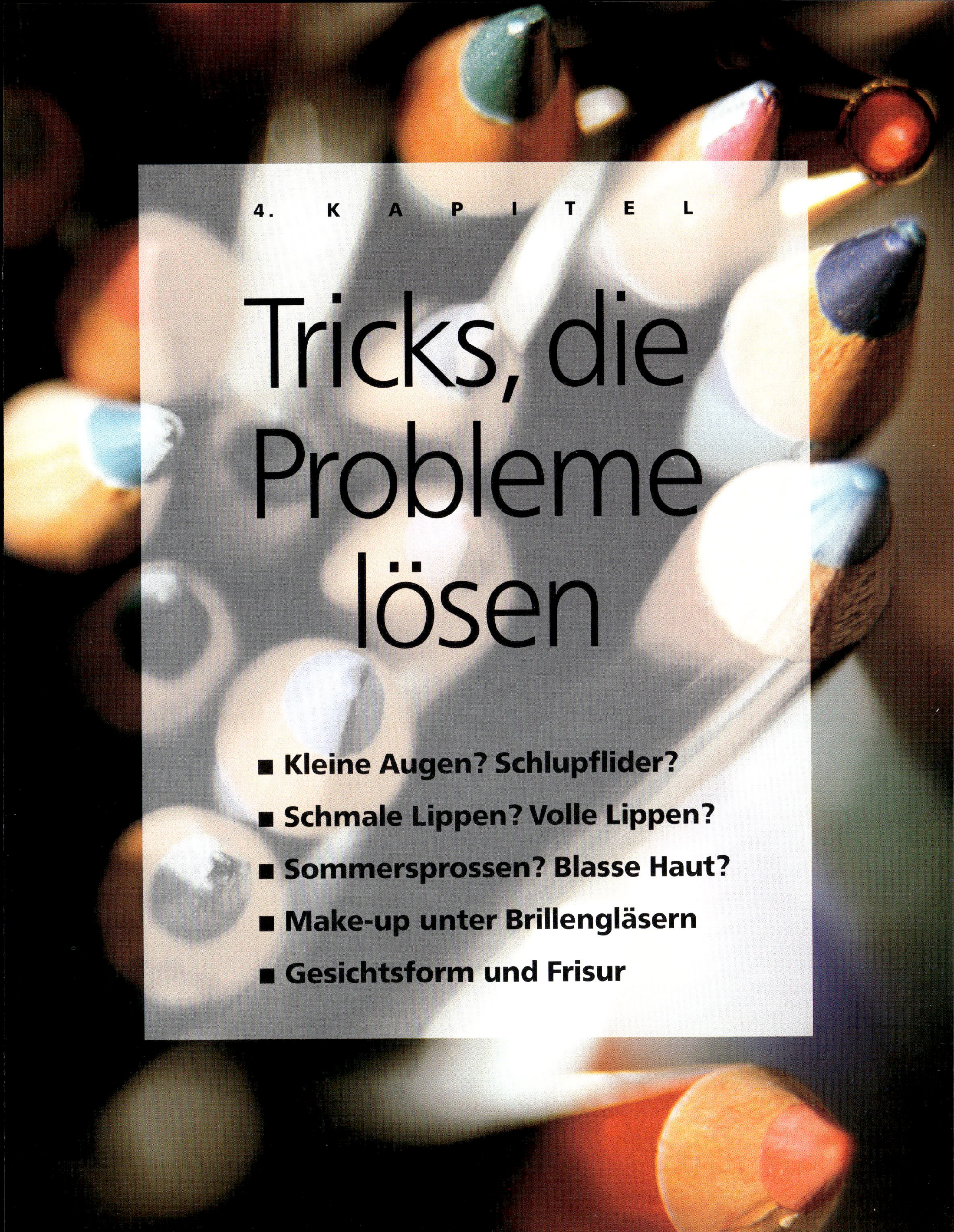

4. KAPITEL

Tricks, die Probleme lösen

- **Kleine Augen? Schlupflider?**
- **Schmale Lippen? Volle Lippen?**
- **Sommersprossen? Blasse Haut?**
- **Make-up unter Brillengläsern**
- **Gesichtsform und Frisur**

SCHLUPFLIDER

Auf keinen Fall die Augen einrahmen!

Bei Schlupflidern bietet sich als Malfläche praktisch nur die Partie unter der Braue und das Unterlid an, weil das Oberlid meist ganz in der Augenhöhle verschwindet

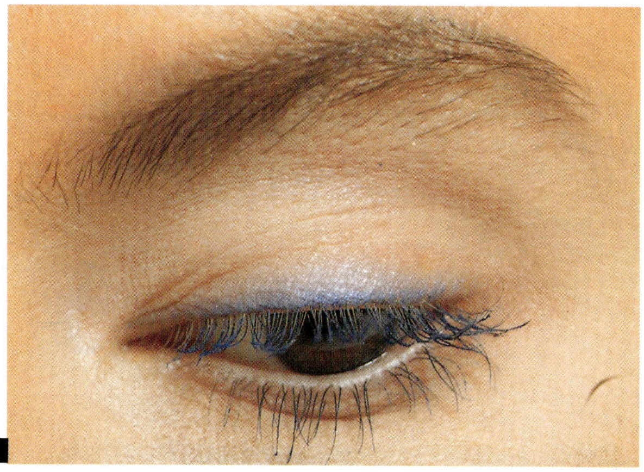

1

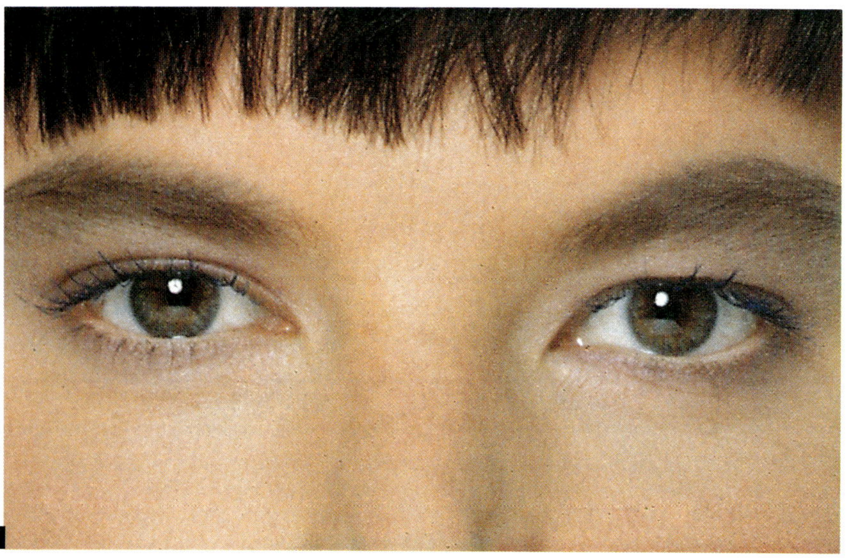

2

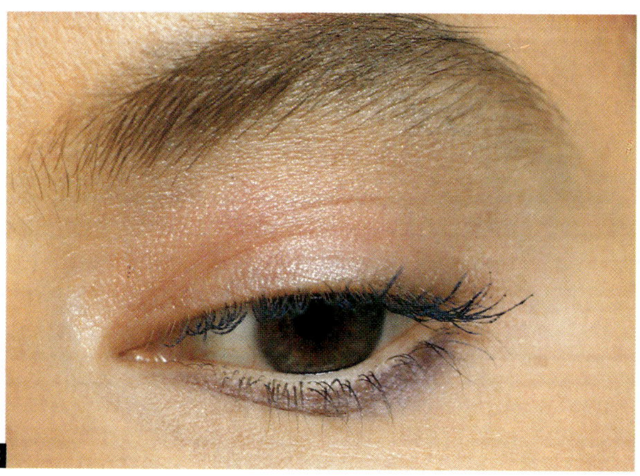

3

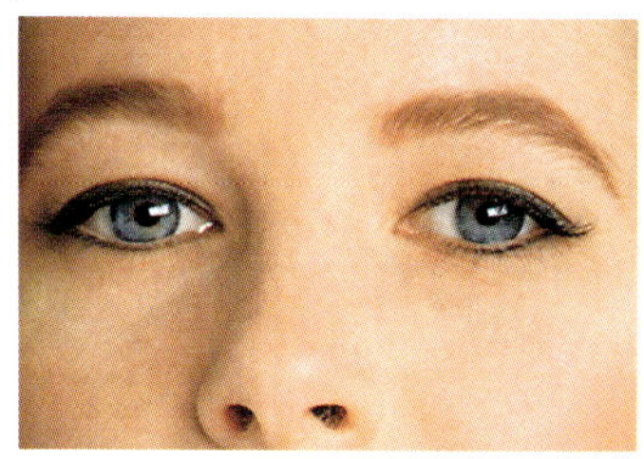

Auf jeden Fall verkehrt: schwarze Striche (Bild oben). Sie betonen die Wölbung über der Augenhöhle und machen die Augen klein. **1** *Farbiger Lidschatten, schmal wie ein Lidstrich aufgetragen, verwischt nicht, wenn das Lid bei geöffnetem Auge in die Höhle schlupft. Sehr gut: weißer Kajal im Unterlid.* **2** *Die Fläche zwischen Lidfalte und Braue sorgfältig, aber nur ganz leicht schattieren.* **3** *Unentbehrlich als optisches Gegengewicht zum Schatten unter der Braue: ein Schatten auch seitlich am Unterlid, eventuell in einer anderen Farbe. Wimpern kräftig tuschen!*

KLEINE AUGEN

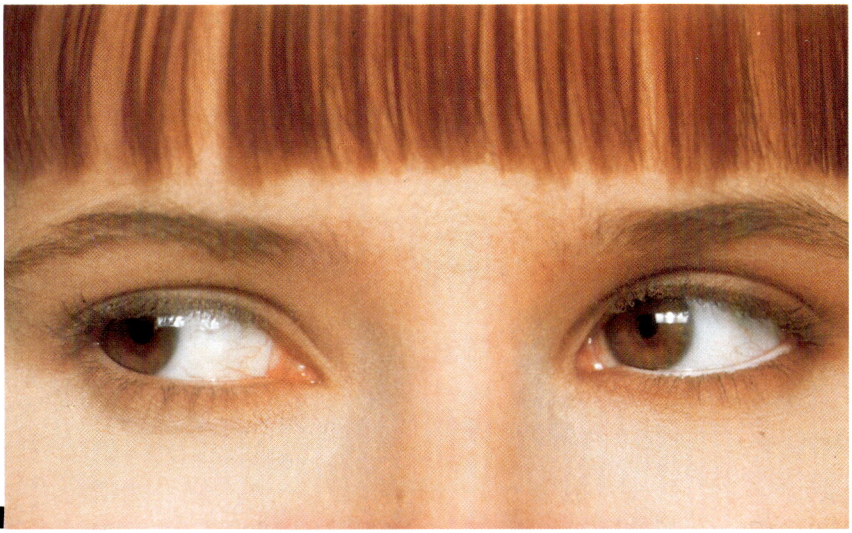
1

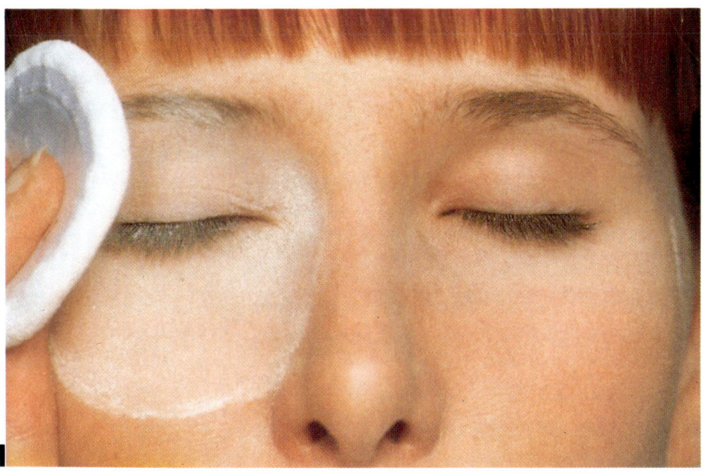
2

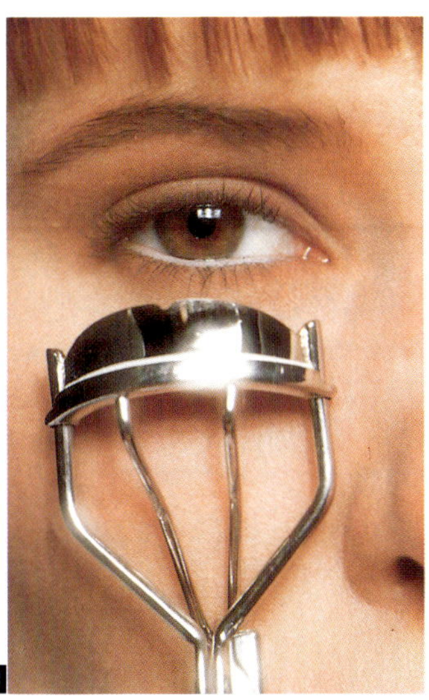
3

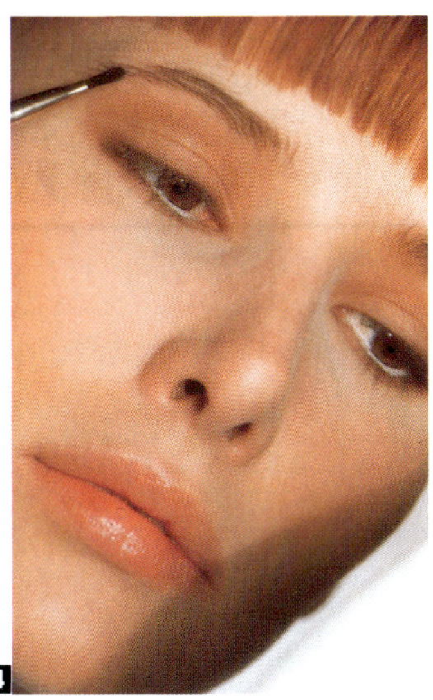
4

Auch die Brauen spielen eine Rolle

Auch bei kleinen Augen gilt: keine schwarzen Striche malen und die Farbe nicht kompakt auftragen. Beides würde die Augen nur noch zusätzlich verkleinern. Augenbrauen, die optisch aufs Auge drücken, durch Zupfen etwas anheben

1 *Gut bei kleinen Augen: Den Lidschatten großzügig rund ums Auge auftragen. Am natürlichsten in der Wirkung: ein sanfter Braunton, der nicht zu sehr von der Hautfarbe absticht. Fast ein Muß bei kleinen Augen: der weiße Kajalstrich im Unterlid.* **2** *Damit der Schatten so soft wie möglich wird, die Lider vorher kräftig abpudern.* **3** *Tricksen mit der Wimpernzange: Schöner Schwung in den Wimpern ist ein zusätzlicher Blickfang.* **4** *Die Augenbrauen nicht zu dunkel nachzeichnen und nur am oberen Rand betonen. Flaumhaare, die weit nach unten wachsen, entfernen*

SCHMALE LIPPEN

Alles, was den Mund groß rausbringt

Schmale Lippen sind kein Schönheitsfehler. Manchmal gehören sie ganz einfach zum Typ. Trotzdem lohnt es sich, die Tricks zu kennen, die schmale Lippen voller wirken lassen, ohne daß sie überschminkt und künstlich aussehen

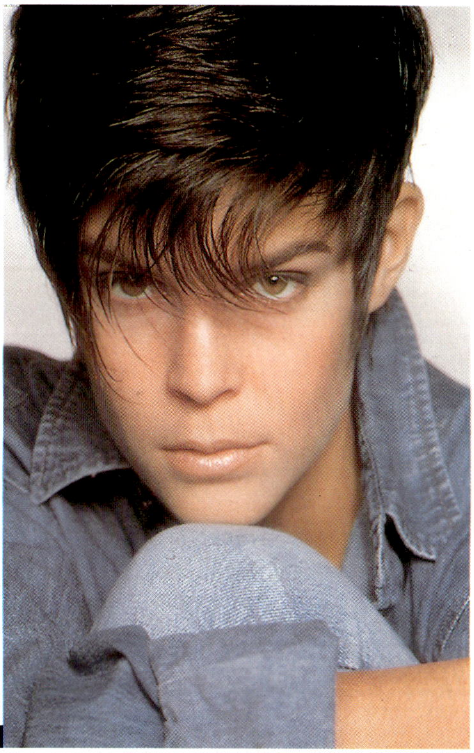

1

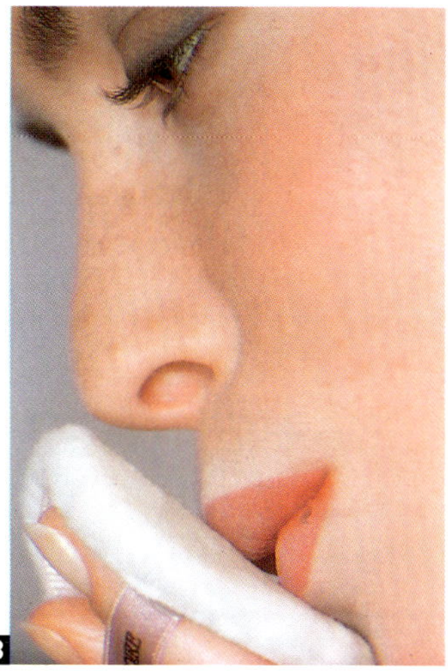

3

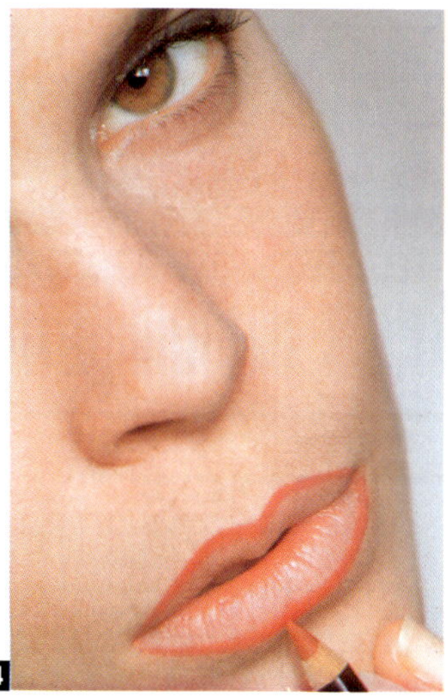

4

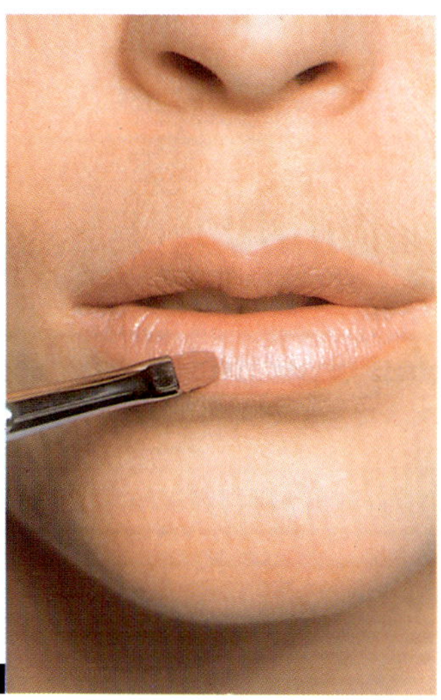

2

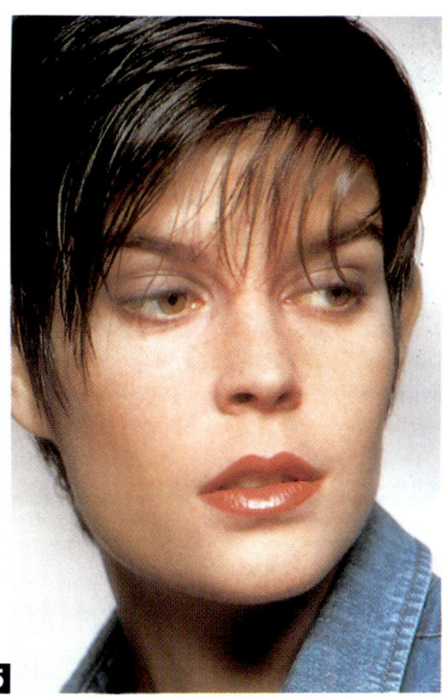

5

1 *Entweder: Sehr hellen Lippenstift auftragen und . . .* **2** *auf die Lippenmitte etwas Highlighter tupfen – das vergrößert!* **3** *Oder: Die Lippen abpudern, damit der Lippenstift gut hält, dann . . .* **4** *so weit außen wie möglich (aber auf keinen Fall jenseits des natürlichen Lippenrots!) – sehr saubere Konturen mit einem nicht zu dunklen Stift ziehen.* **5** *Auch für die Lippenflächen keine zu dunkle Farbe nehmen, sie verkleinert. Vergrößernd dagegen wirkt Lip gloss, über den Lippenstift gegeben*

VOLLE LIPPEN

Perfekt betonen ist besser als verkleinern

Wohl dem, der sie hat: volle, schön geschwungene Lippen. Sie wirken sinnlich und liegen immer im Trend. Was man bei einem sehr üppigen Mund vermeiden sollte, sind lediglich Gloss und sehr grelle Farben

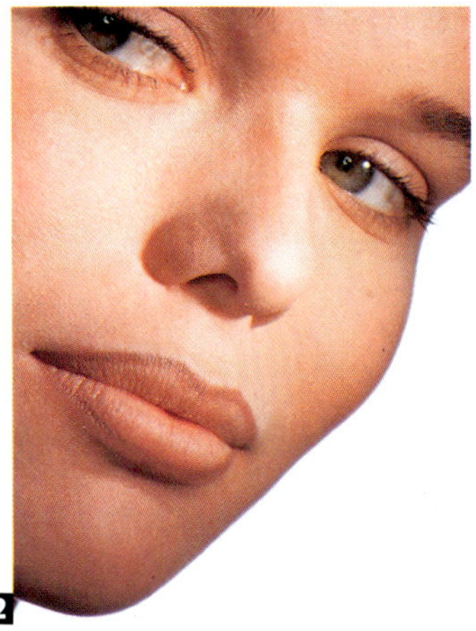

2

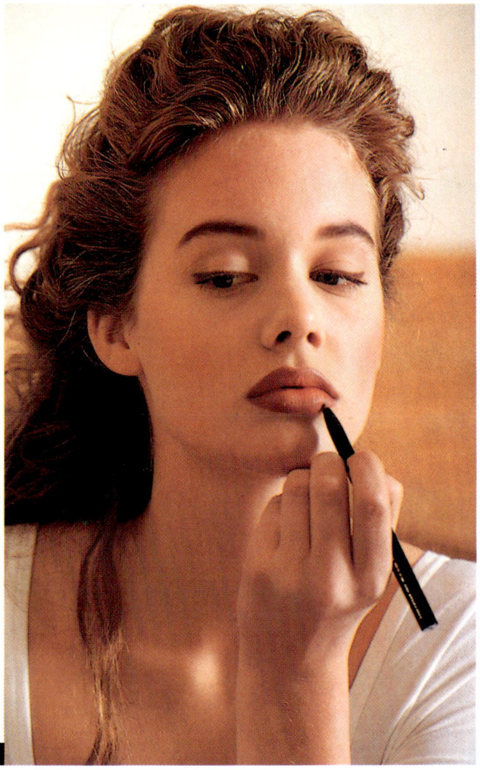

1

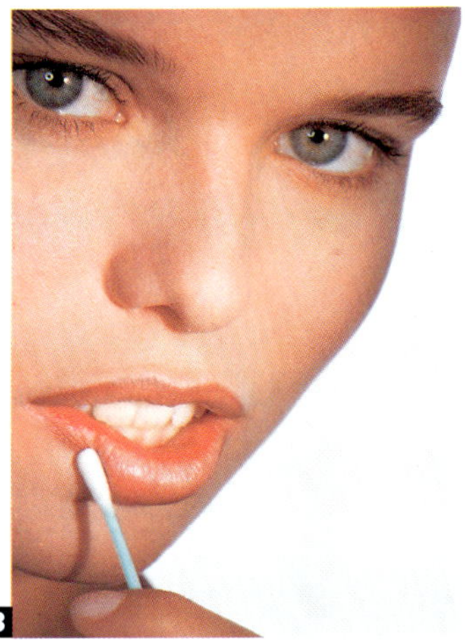

3

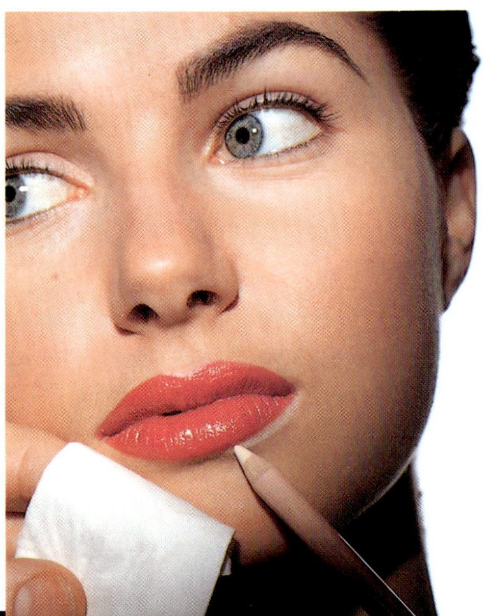

4

__1__ Sieht super aus: Lippen-Make-up, ganz mit Konturenstift gemalt und dadurch schön matt. __2__ Profis können es, für Laien ist es schwierig: die Konturen so nach innen versetzen, daß die Lippen etwas kleiner wirken. __3__ Sind die Konturen zu hart oder zu breit geraten, verwischt man sie mit einem Wattestäbchen nach innen. Oft genügt das als Lippen-Make-up. __4__ Ein toller Effekt, aber auch für Profis nicht ganz einfach: Die Lippenkonturen mit einem weißen Stift noch plastischer herausarbeiten. Das Weiß mit einem sauberen Lippenpinsel in die Teintgrundierung einblenden

SOMMERSPROSSEN

Nicht unter dickem Make-up verstecken!

Bleichen ist längst tabu. Aber auch Abdecken bringt nichts. Denn entweder schimmern die braunen Punkte durch – dann sieht die Haut schmutzig aus –, oder die Grundierung muß so dick sein, daß die Haut unnatürlich wirkt

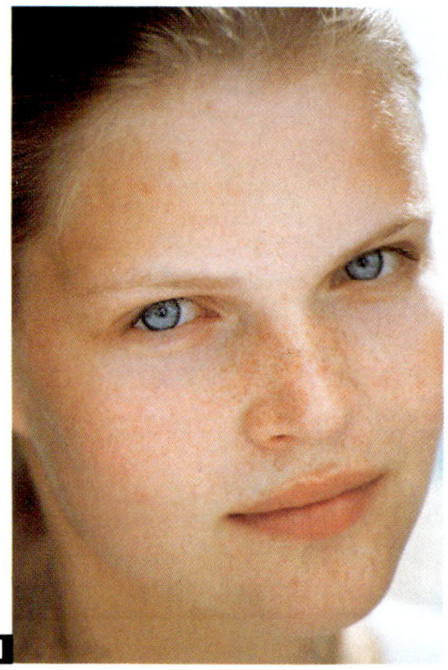

1

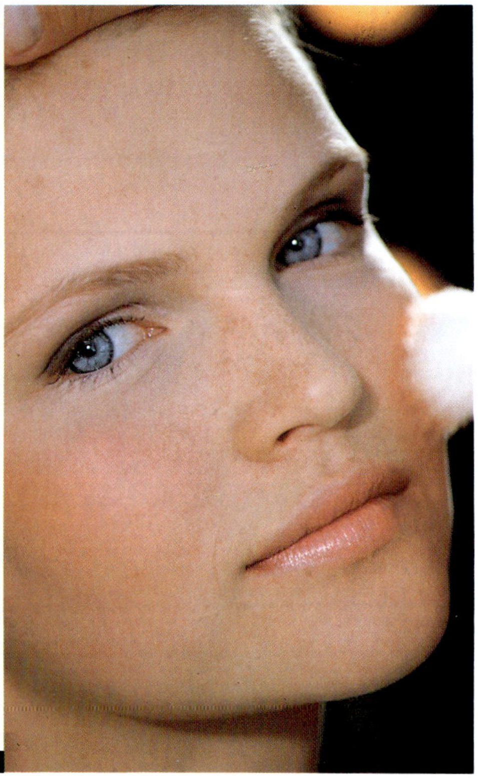

2

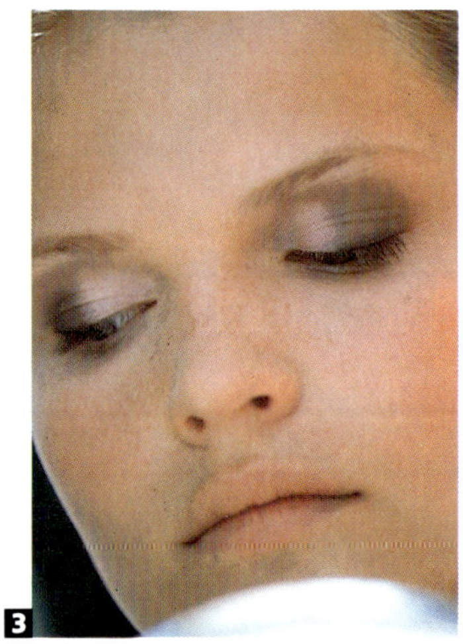

3

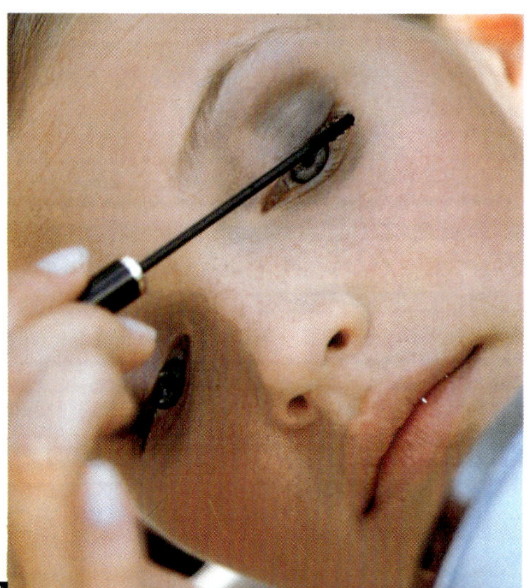

4

1 *Für sanften Ausgleich zwischen hellen und gefleckten Stellen sorgt eine nicht zu dunkle Tönungscreme oder ein helles Transparent-Make-up. Oft genügt auch ein Hauch Puder.* **2** *Mit roséfarbenem Puderrouge Wangen und Schläfen zum Leuchten bringen.* **3** *Auch für Lidschatten und Lippenstift nur Pastelltöne wählen, und alle Farben so sparsam auftragen, daß die Haut durchscheint. Grelle und dunkle Farben wirken auf sommersprossiger Haut fast immer zu hart.* **4** *Einzige Ausnahme: die Wimpern. Tuscht man sie nicht sorgfältig und dunkel, bekommen die Augen zu wenig Kontur*

HELLE HAUT

Alles tun, um ihre Schönheit zu betonen!

Edle Blässe ist in, spätestens seitdem das Ozonloch dunkle Sonnenbräune problematisch macht. Keine Bange: Schneewittchenweiße Haut sieht durchaus nicht fad aus, wenn man sie mit dem richtigen Make-up betont

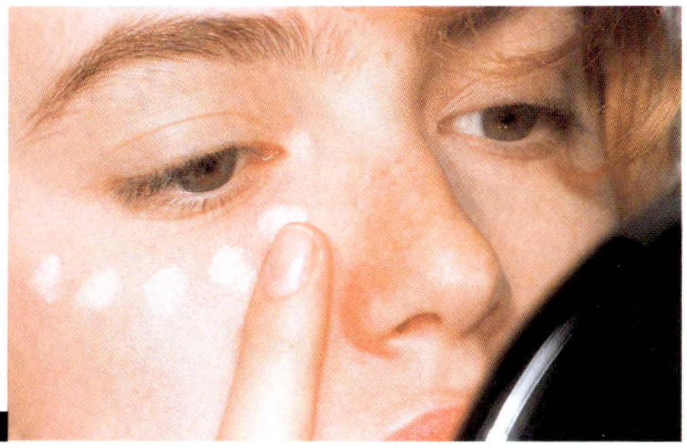

1

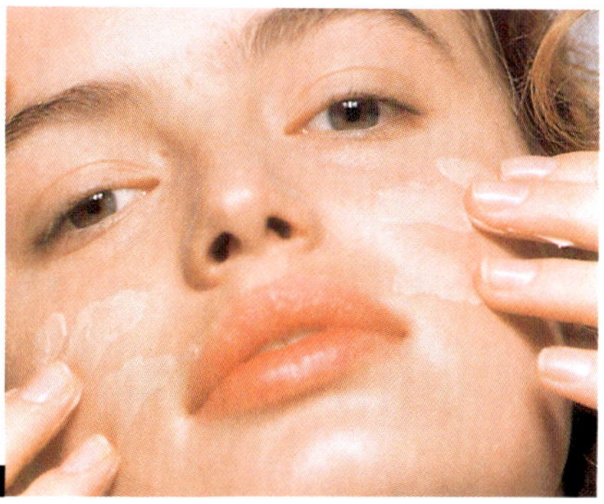

2

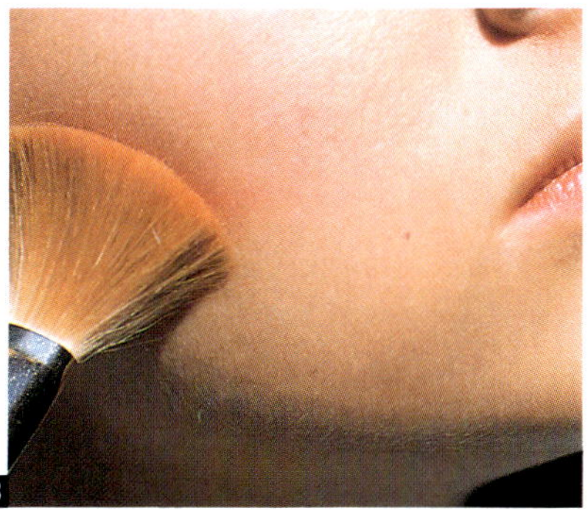

3

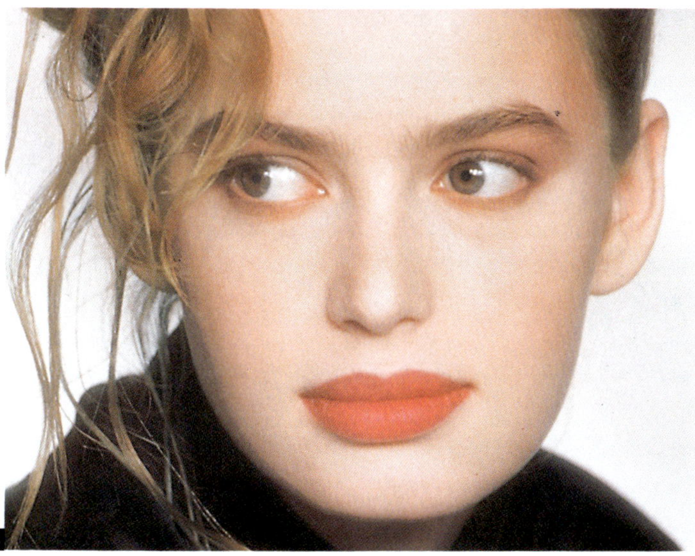

4

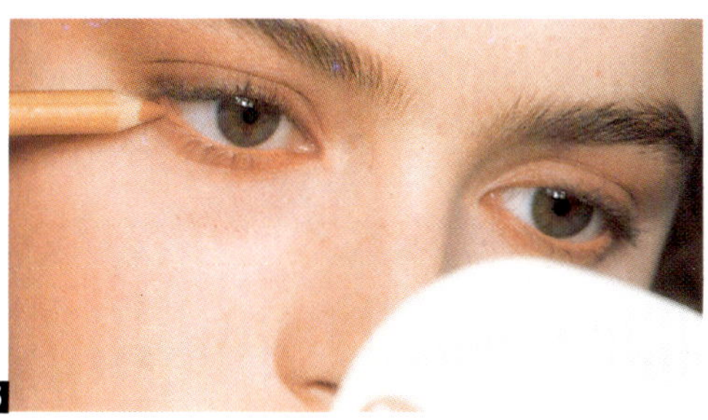

5

1 *Helle Haut neigt zu dunklen Schatten. Augenringe mit heller Spezialcreme abdecken.* **2** *Ist die Haut nicht ganz makellos, eine dünne Schicht Transparent-Make-up mit einem Stich ins Rosa darübergeben, anschließend hell abpudern. Bei feinporiger Superhaut genügt Puder.* **3** *Das Rouge nur als sanft verlaufenden Schatten über die Wangenknochen geben.* **4** *Toller Kontrast: ein matt, aber dunkel geschminkter, sorgfältig konturierter Mund.* **5** *Rötlich-brauner Lidschatten betont die „vornehme Blässe“. Dasselbe tun hauchfeine, rauchig wirkende Schatten in Violett und Grau*

BRILLEN-MAKE-UP

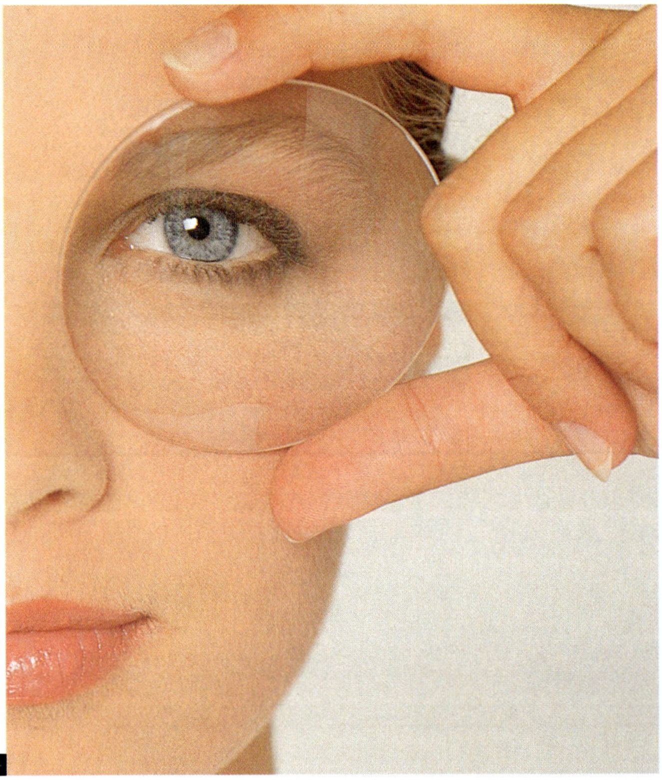

1

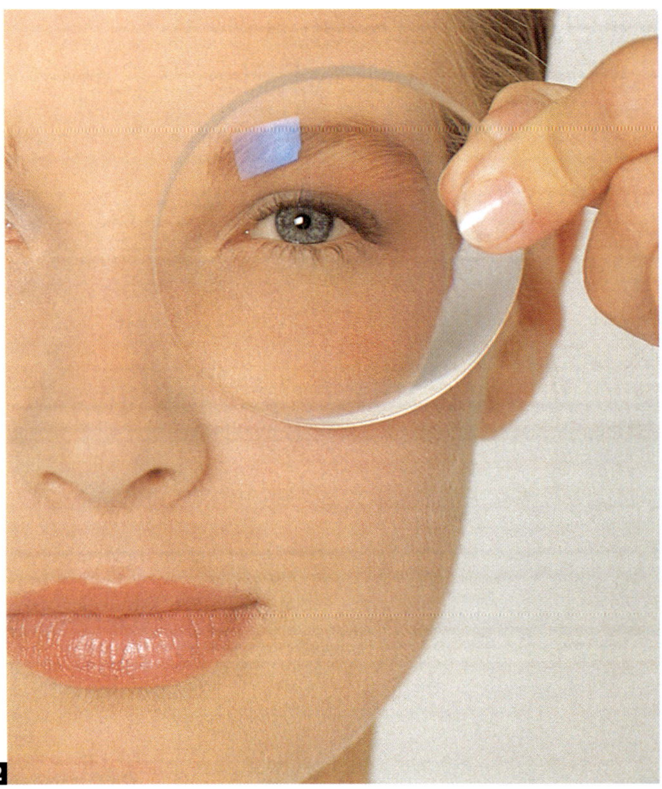

2

Sanfte Schatten sind besser als harte Striche

Wie man sich als Brillenträgerin vorteilhaft schminkt, hängt davon ab, ob man weit- oder kurzsichtig ist. Hinter Gläsern für Weitsichtige wirken Augen und Lider oft unnatürlich groß **1** *hinter Minusgläsern dagegen kann das Auge sehr klein aussehen* **2**

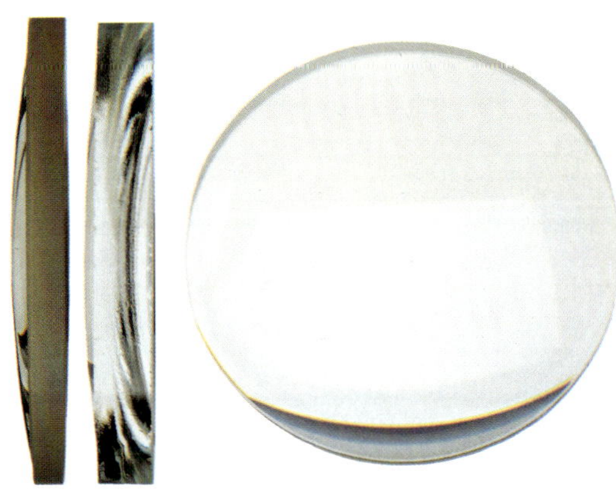

3

Der Vergrößerungs- und Verkleinerungseffekt läßt sich vermindern durch dünnere, sogenannte hochbrechende Gläser (links). **3** *Optimal bei weitsichtigen Augen: a-sphärisches Glas, das auch die optische Verzeichnung von Lid und Augapfel etwas reduziert*

Make-up, das die Augen nicht noch größer macht

Die Make-up-Regel „Dunkle Farben lassen die schattierte Partie zurücktreten" gilt für ein Augen-Make-up unter vergrößernden Gläsern nur bedingt. Die Vergrößerung macht den Effekt des Zurücktretens fast immer zunichte. **1** *Auf dunkle Lid- und Kajalstriche deshalb ganz verzichten und statt dessen ein sanftes Farbspiel mit transparenten Grautönen versuchen.* **2** *Auch Kombinationen von Pastelltönen sind richtig.* **3** *Bei Plusgläsern besonders darauf achten, daß die Wimpern nicht zusammenkleben*

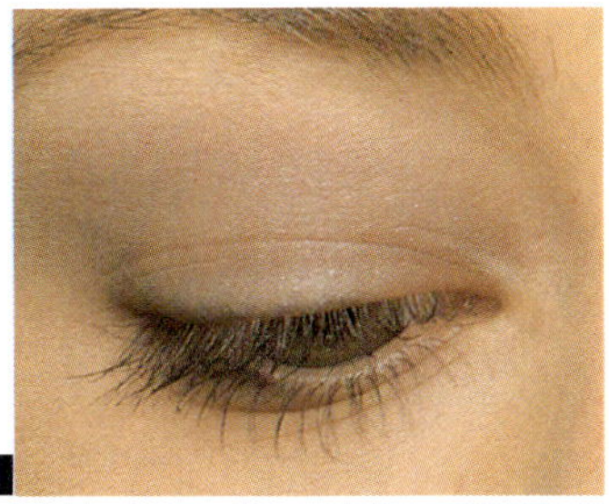
1

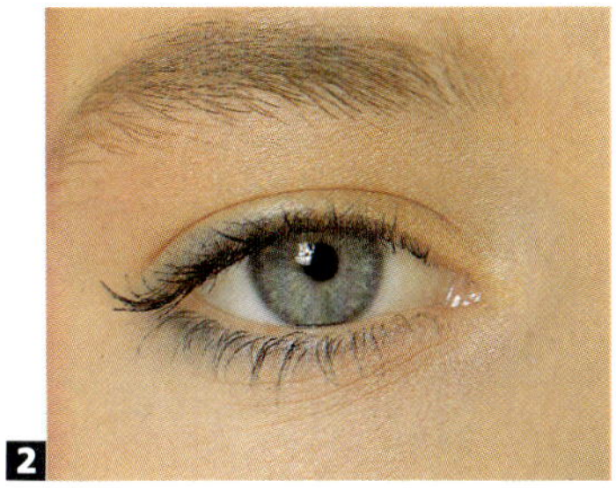
2

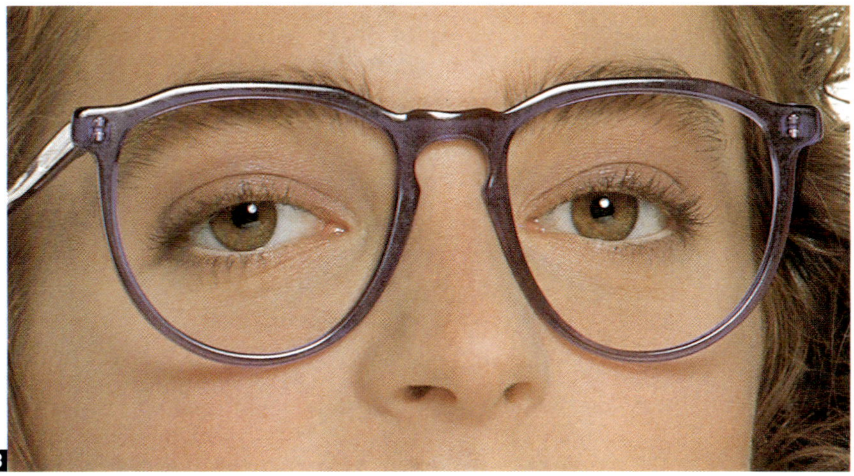
3

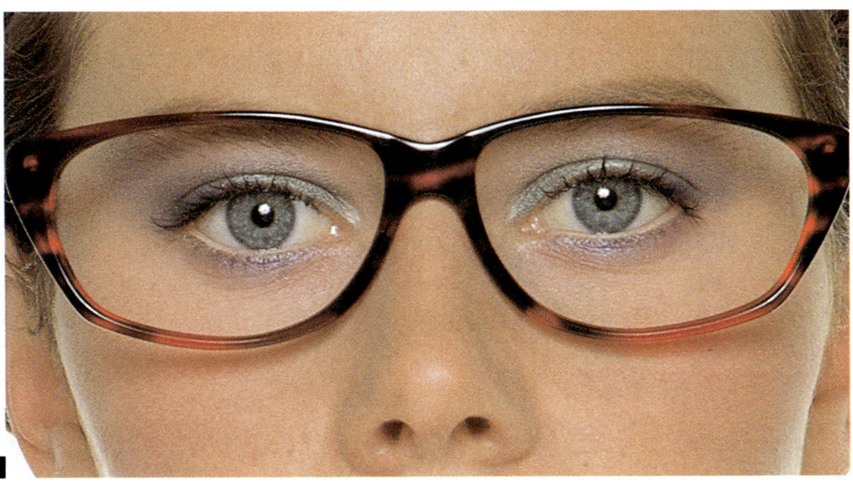
1

Make-up, das die Augen nicht noch kleiner macht

Normalerweise treten aufgehellte Partien stärker hervor. Unter stark verkleinernden Gläsern greift dieser Effekt aber nicht – im Gegenteil: Die Augen werden noch unauffälliger. Deshalb kräftige und auch dunkle Farben verwenden. Aber: Die Farben transparent auftragen und übers ganze Lid verteilen. Auf keinen Fall dunkle Striche malen. **1** *Glänzende Farben und weißer Kajal vergrößern.* **2** *Grauer Schatten, der nach oben dunkler wird.* **3** *Hier wurde brauner Schatten sehr zart, aber weitläufig aufgetragen.*

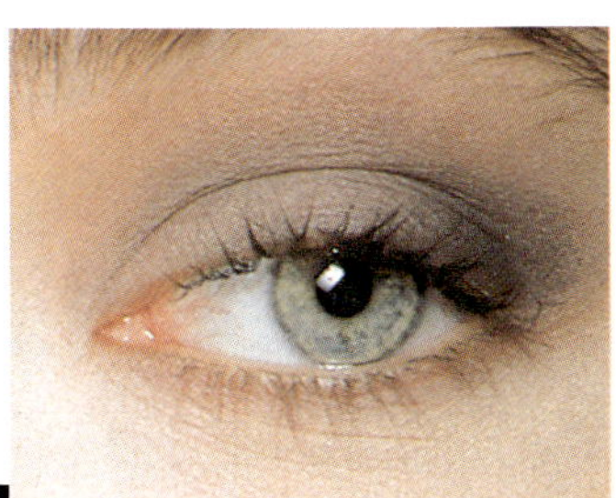
2

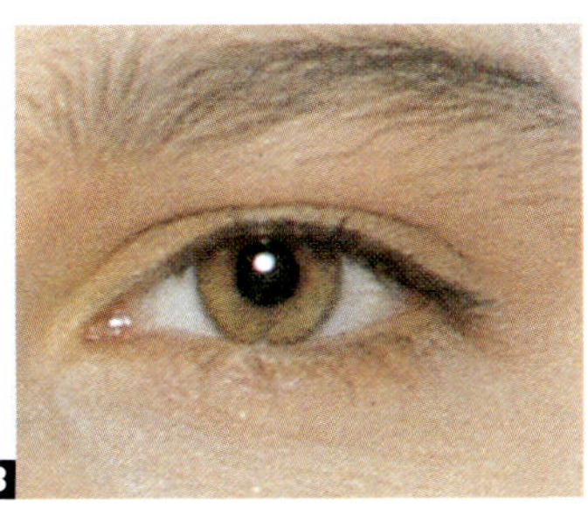
3

GESICHTSFORM

Frisuren, die zu runden Gesichtern passen

Richtig ist alles, was schmale Seiten hat oder Konturen, die die rundliche Form unterbrechen. Nicht gut: gebauschte und streng aus dem Gesicht gekämmte Haare

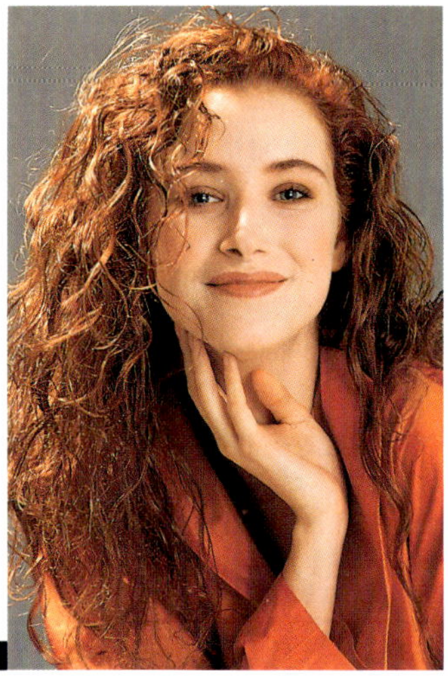

1

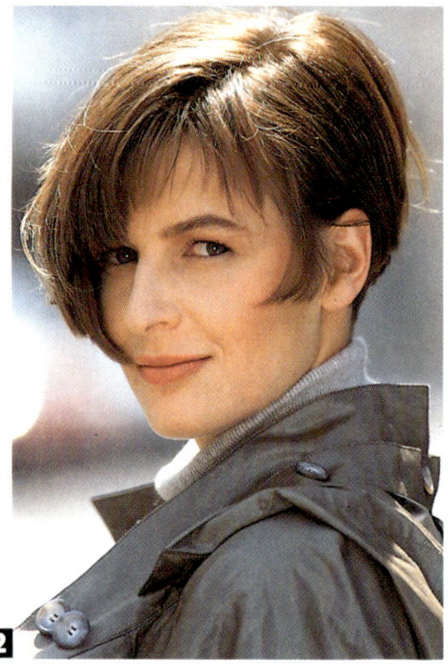

2

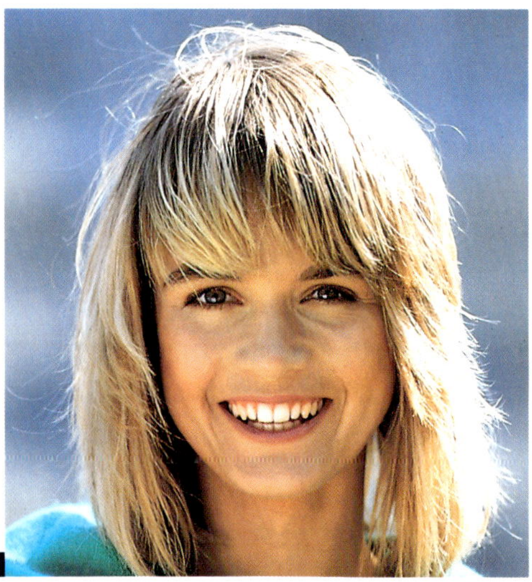

3

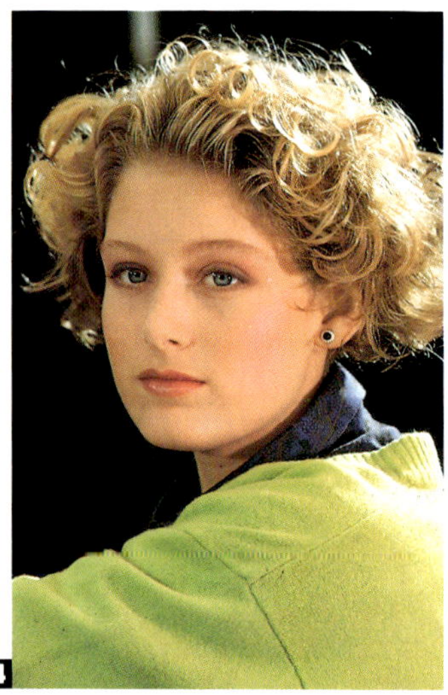

4

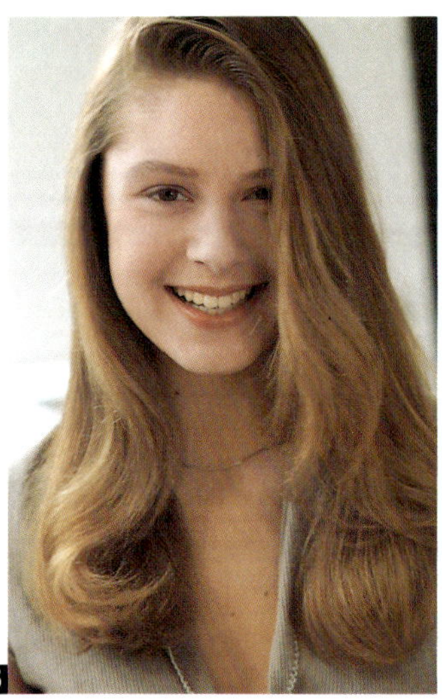

5

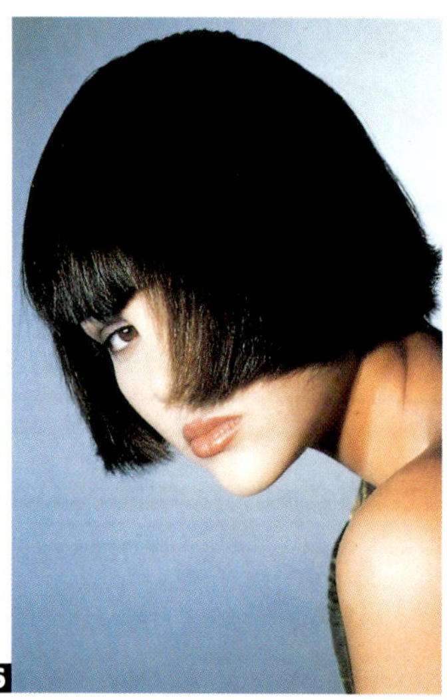

6

1 Schön feminin: langes Haar mit Natur- oder Dauerwelle, mit viel Haargel geknautscht, damit es sich nicht zu sehr bauscht. 2 Sehr gut sind asymmetrische Kurzhaarschnitte mit Konturen, die die Wangenfläche unterbrechen. 3 Auch ein schulterlanger Schnitt mit Fransen, die die Wangen leicht umspielen, ist günstig. 4 Lokken mit viel Volumen auf jeden Fall asymmetrisch, nicht zu lang und in der Kontur etwas nach oben gehend schneiden lassen. 5 Auch bei langem, glattem Haar ist Asymmetrie vorteilhaft. Damit eine Seite stärker ins Gesicht fällt und Breite kaschiert, mit Gel und Fön Stand in den Ansatz über der Stirn bringen. 6 Beim runden Gesicht endet ein Pagenkopf am besten in Höhe der Mundwinkel

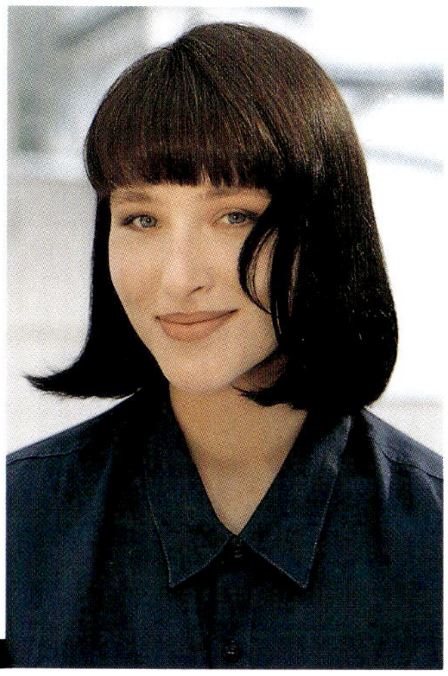

1

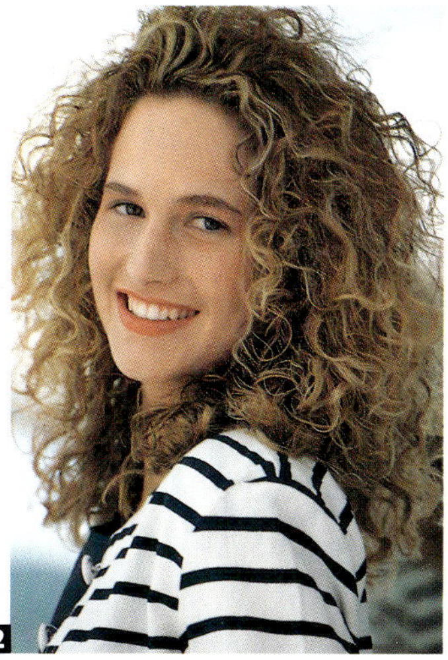

2

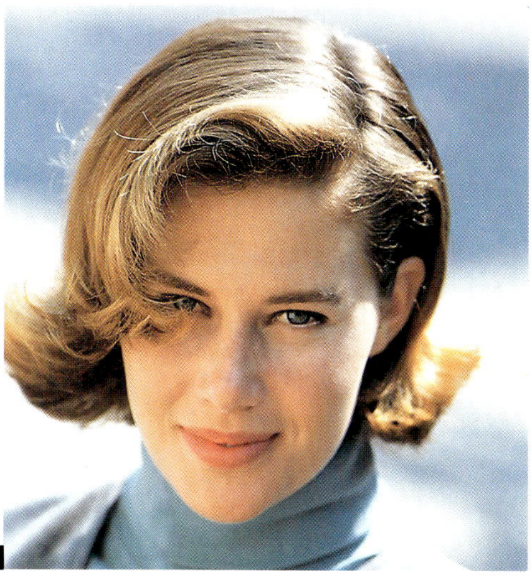

3

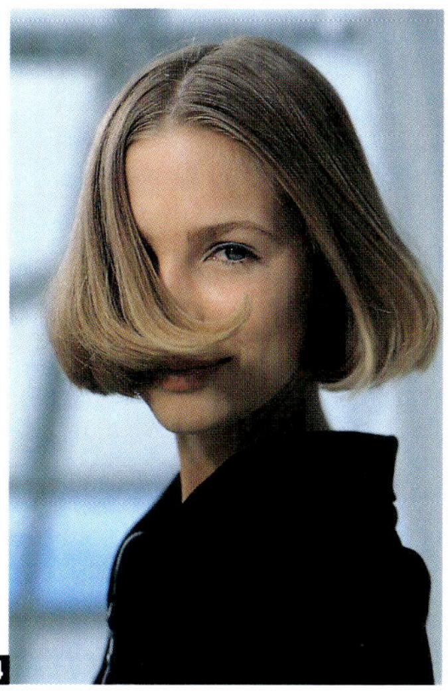

4

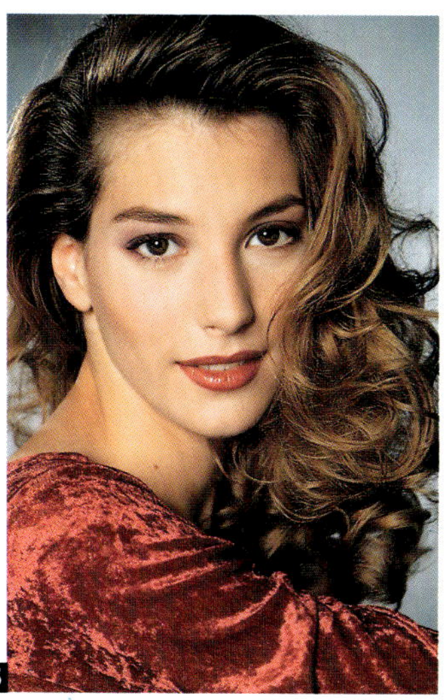

5

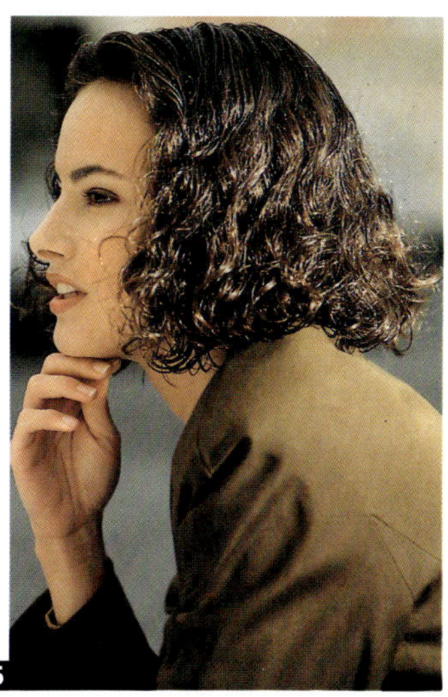

6

Frisuren – optimal für dreieckige Gesichter

Ganz klar: Das Kinn sollte nicht unbedingt frei liegen oder doch wenigstens ein optisches Gegengewicht bekommen. Mit halblangen Schnitten, die kurz über Kinnhöhe enden, läßt sich das am leichtesten bewerkstelligen

1 Schwung in den Spitzen füllt aus, was dem Gesicht rund ums Kinn an Breite fehlt. Der streng geschnittene Vollpony setzt ein gutes, waagrechtes Gegengewicht. 2 Wo sich so viele Locken bis hinunter zu den Schultern bauschen, fällt ein spitzes Kinn nicht weiter auf! 3 Mit den nach außen gefönten Spitzen wird hier ganz gezielt der Form des Kinns entgegengewirkt. 4 Der Mittelscheitel und die nach innen gefönten Enden stellen die Gesichtsform praktisch auf den Kopf und sorgen so für Ausgleich. 5 Asymmetrische Lokkenfülle bis über die Schultern ist bei jeder Gesichtsform schön. 6 Der Trick von Abbildung 4 funktioniert bei Locken fast noch besser

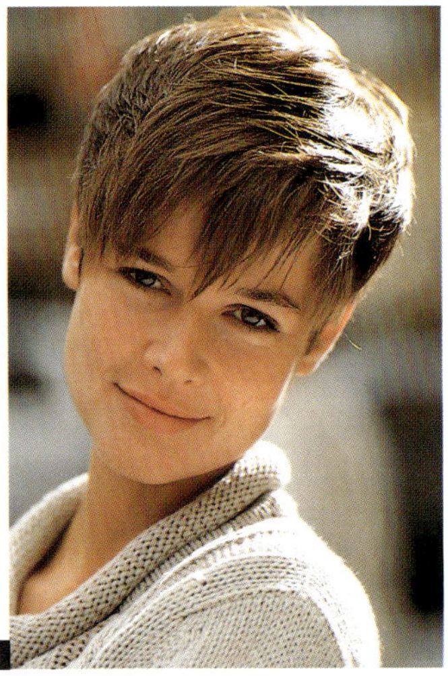
1

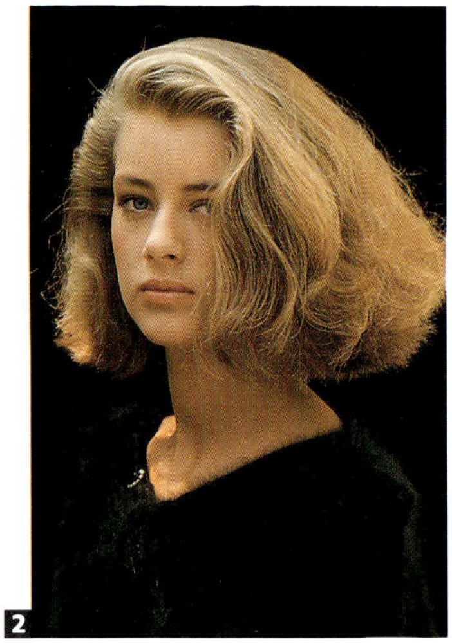
2

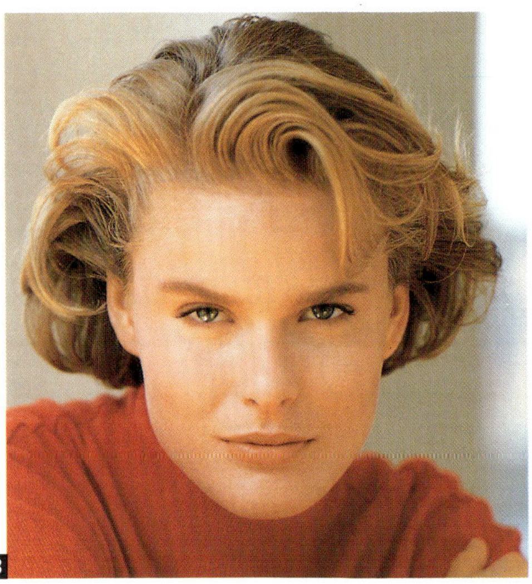
3

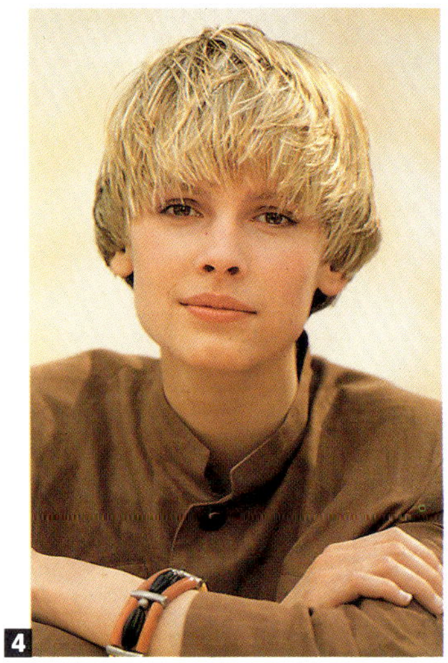
4

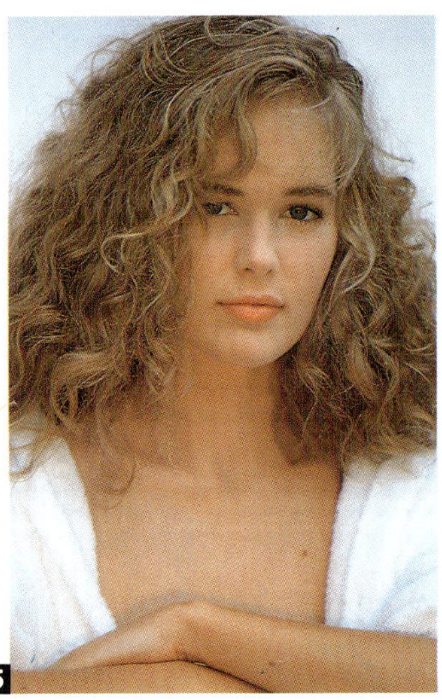
5

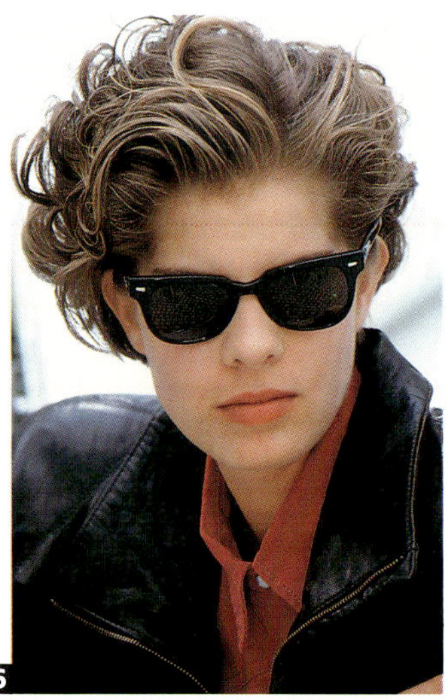
6

Frisuren für viereckige Gesichter

Bei einer etwas kantigen Gesichtskontur alle Haarschnitte mit harten Linien vermeiden. Vorteilhaft sind asymmetrische Frisuren, die das Gesicht weich umspielen

1 *Kurzhaarschnitte sollten nicht wie eine Kappe über der Stirn sitzen, sondern wie hier bis in die Ponyfransen hinein stark stufig geschnitten sein.* **2** *Günstig: eine betont asymmetrisch geschnittene Haarfülle, die die kantige Gesichtskontur locker überspielt.* **3** *Hier wird die Gesichtsform bewußt zur Schau gestellt, aber mit weichen Wellen effektvoll gerahmt.* **4** *Vorteilhaft, wenn die Stirn sehr flächig und der Haaransatz eckig ist: Alle Haare vom Oberkopf aus so füllig wie möglich und mit langem Pony nach vorn stufen lassen.* **5** *Die Locken fallen so weit ins Gesicht, daß die eckigen Seiten dabei verdeckt werden.* **6** *Ideales Pendant zu der schönen, klaren Kinnkontur: der großzügige S-Schwung über der Stirn*

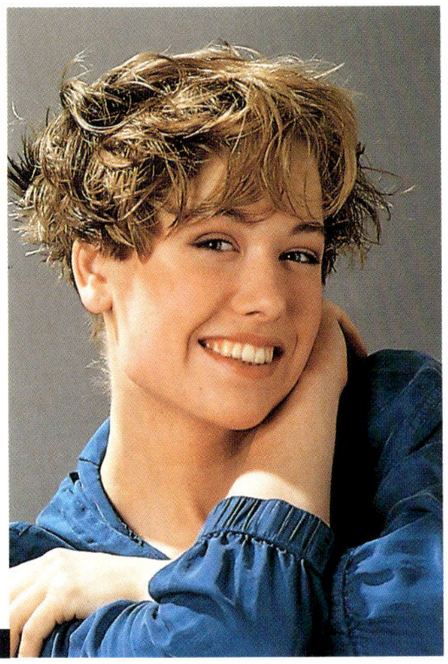

1

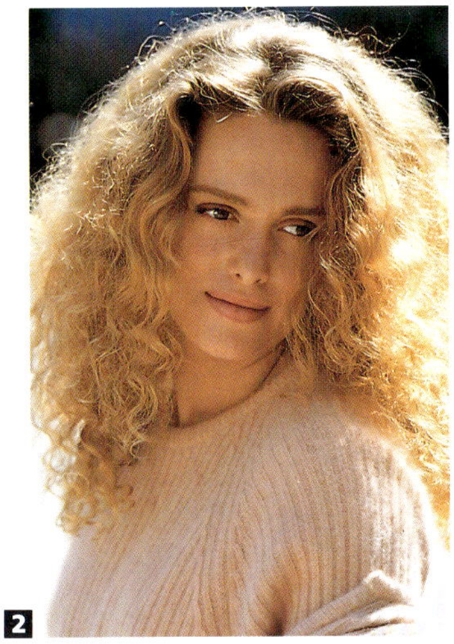

2

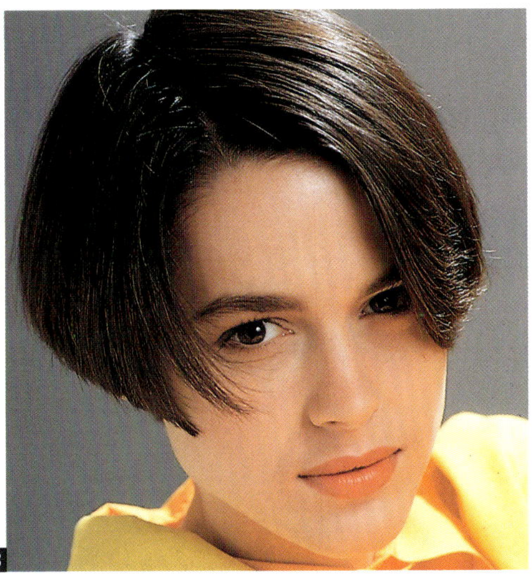

3

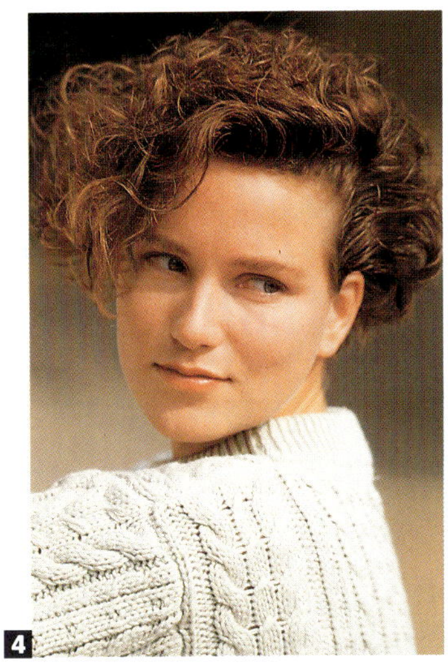

4

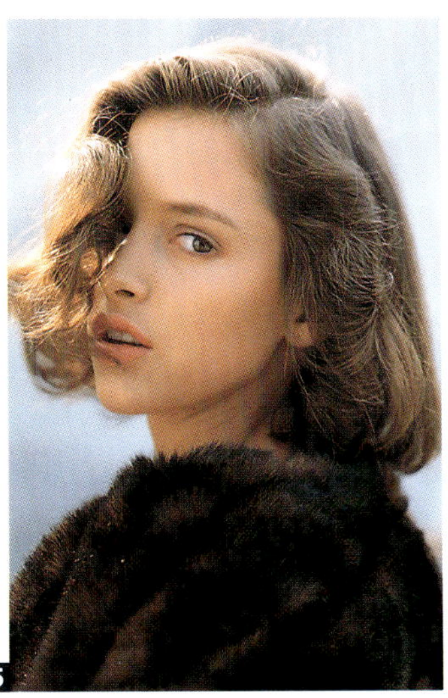

5

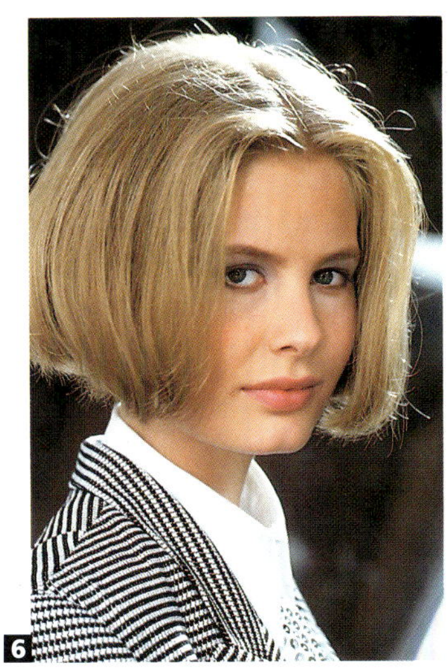

6

Wenn das Gesicht lang und schmal ist . . .

...dann gibt es vor allem zwei Möglichkeiten: Fülle an den Seiten, die etwas Breite dazumogelt, oder Konturen, die die längliche Form effektvoll unterbrechen

1 Bei kurzen Schnitten ist es wichtig, daß ins Deckhaar möglichst viel Volumen und Bewegung kommt. 2 Langes Haar zum schmalen Gesicht nicht glatt, sondern gelockt und stufig geschnitten tragen. 3 Ein kurzer Bob mit fransigen, in die Wangen gezogenen Seiten: für längliche Gesichter ideal. 4 Lockenfülle von Ohr zu Ohr und ein langer Schrägpony sorgen für optischen Ausgleich. 5 Seiten, die sich mal nach außen, mal nach innen locken: Die ungleich verteilte Fülle wirkt positiv. 6 Hier ist entscheidend, daß die Ansätze neben dem Mittelscheitel hochgefönt und mit Spray fixiert sind, außerdem muß die Länge stimmen: zwei Finger breit überm Kinn!

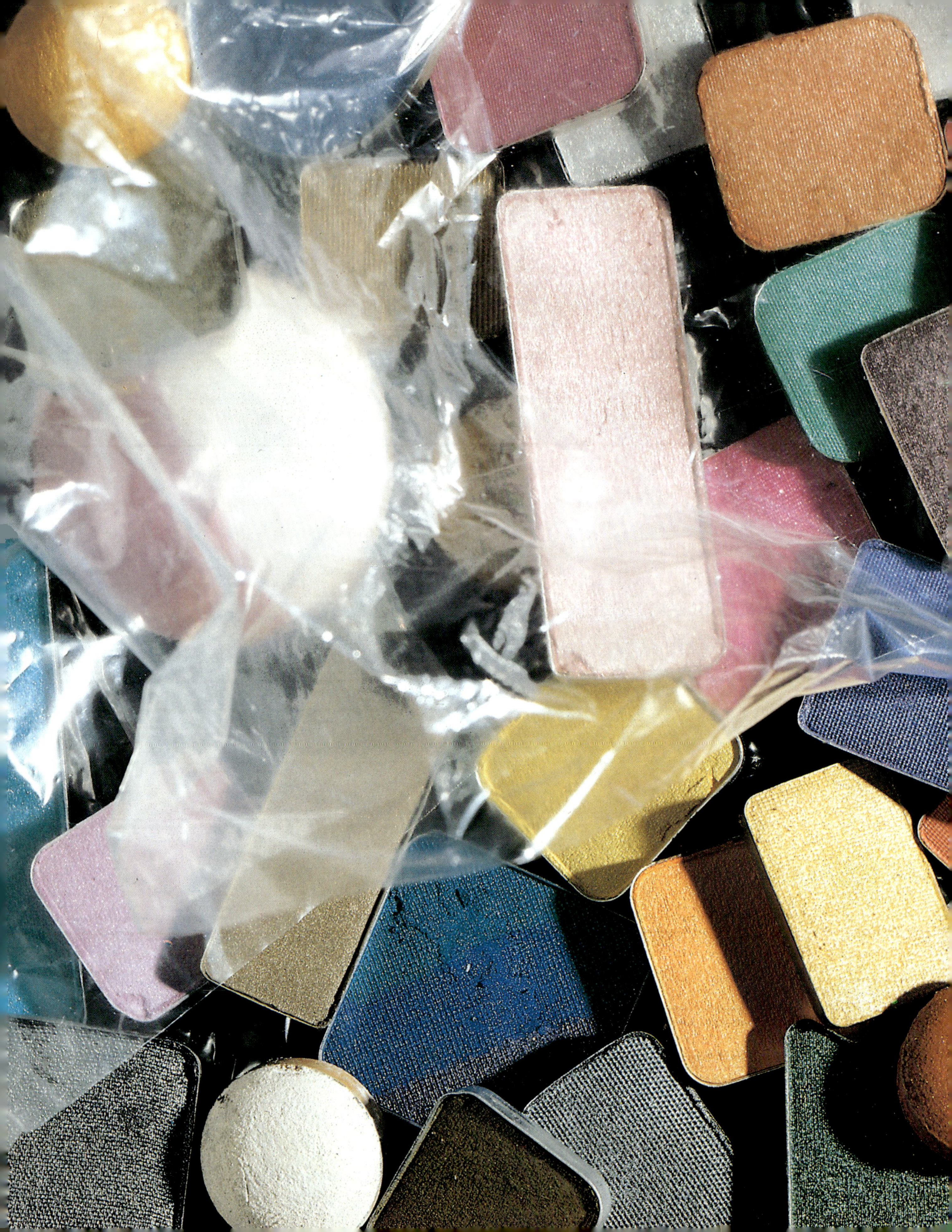

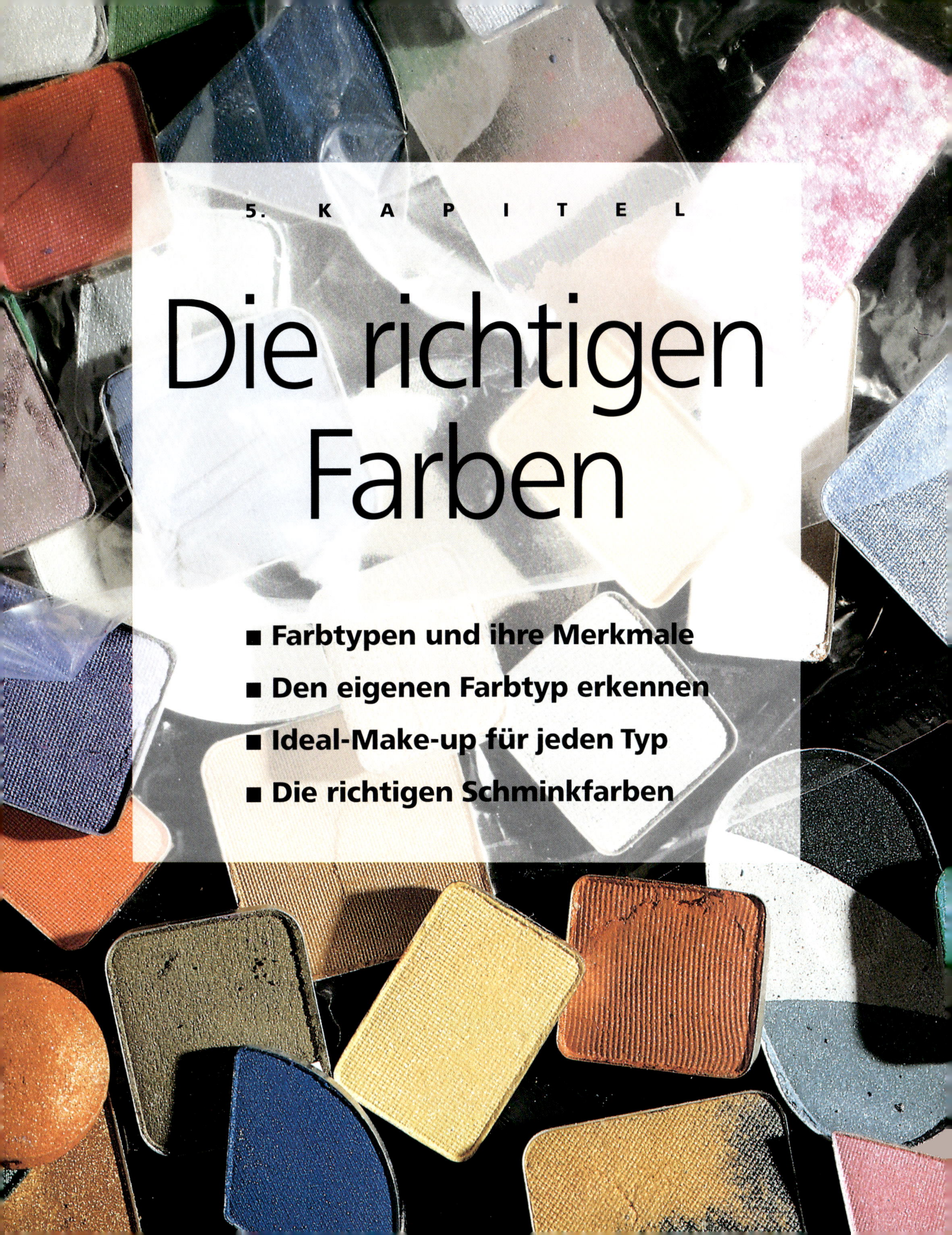

5. KAPITEL

Die richtigen Farben

- Farbtypen und ihre Merkmale
- Den eigenen Farbtyp erkennen
- Ideal-Make-up für jeden Typ
- Die richtigen Schminkfarben

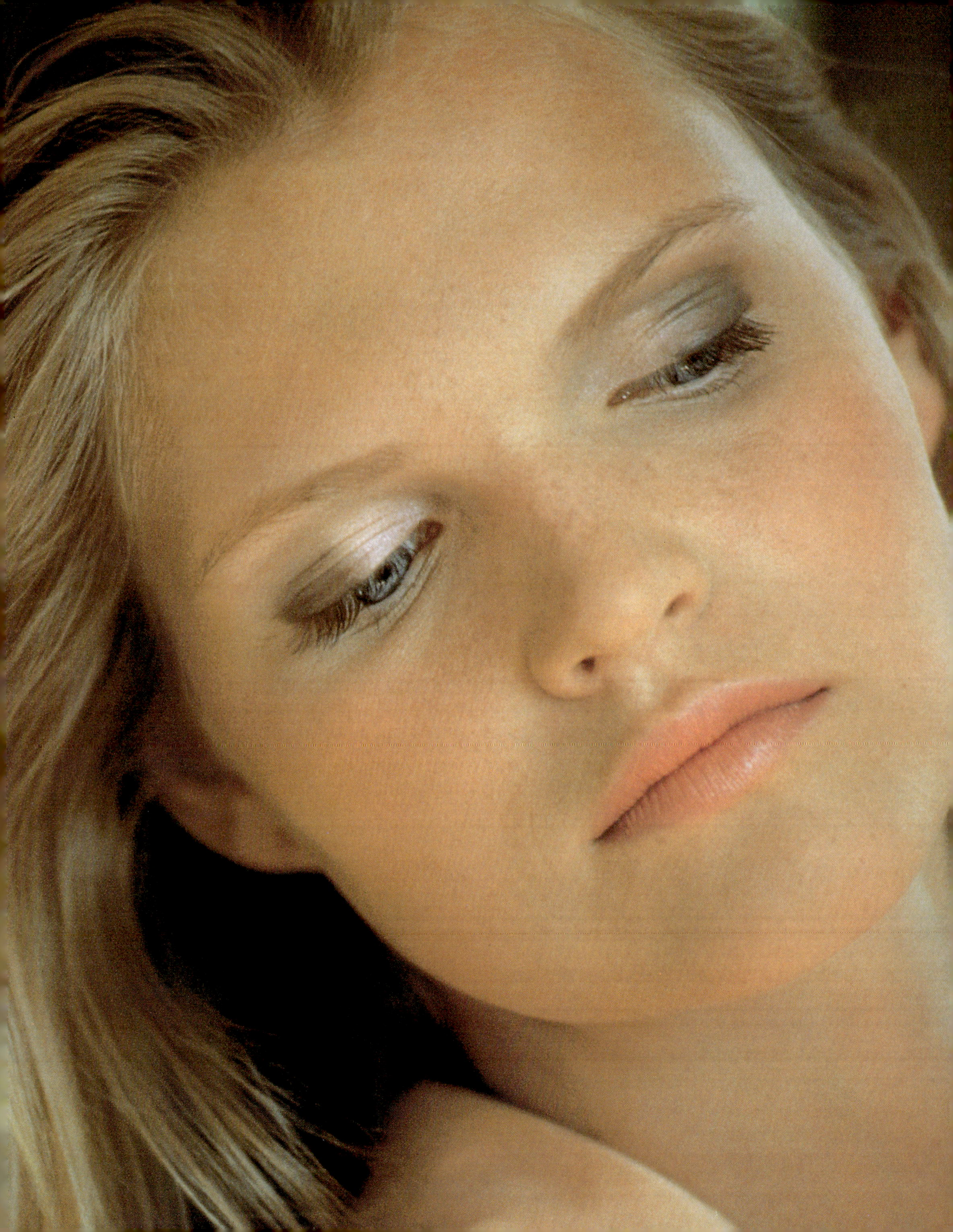

FRÜHLINGSTYP

Steckbrief: Zarte, helle Haut mit goldgelbem (nicht blaurosé-farbenem) Unterton, oft von einem gelblichen Pfirsich-rosa überhaucht. Blondes Haar mit einem Stich ins Gold-farbene – ganz gleich, wie hell oder dunkel sie sind

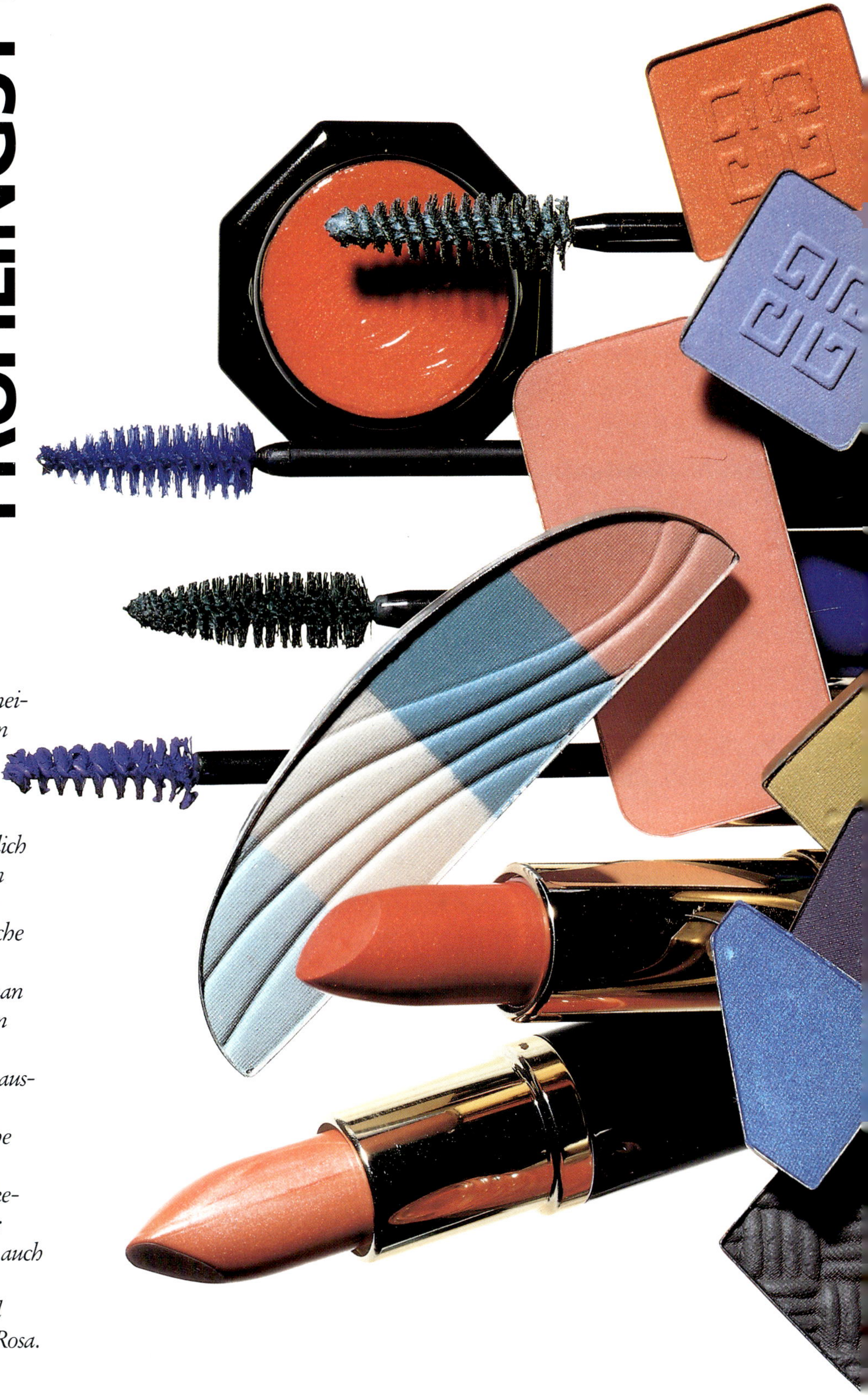

Foto links: Oberstes Gebot beim Schminken: alles vermeiden, was maskenhaft wirken könnte. Die Grundierung soll eher gelblich und so transparent sein, daß auch Sommersprossen ganz natürlich durchschimmern. Für Lippen und Wangen einen Rosaton wählen, der eher ins Gelbliche spielt. Schön für die Lider sind klare Pastelltöne, die man mit hellem Grau oder Braun etwas dämpfen kann, wenn man nicht zu „bunt“ aussehen möchte. Auf keinen Fall schwarze Wimperntusche verwenden. Foto rechts: Charakteristisch für die Make-up-Farben des Frühlingstyps: frische, klare, teilweise aber auch ganz sanfte Pastelltöne, die immer eher ins Apricot- und Lachsfarbene gehen als ins Rosa. Farbige Wimperntusche!

■ Zu welchem Farbtyp man gehört, bestimmt die natürliche Pigmentierung von Teint, Haar und Iris. Beim Frühlings- und beim Herbsttyp, so die „Jahreszeitentypologie", spielt sie eher ins Warme, Gelbliche, beim Sommer- und Wintertyp eher ins Kühle, Bläuliche. Passende Farben: frisch und leicht beim Frühling, satt und schwer beim Herbst, gedämpft und rauchig beim Sommer, klar und lebhaft beim Winter.
Die Frühlingsfrau ist bestens beraten, wenn sie beim Schminken die Zartheit ihres Typs und die Transparenz ihrer Eigenfarben unterstreicht. Alles, was stark deckt und kräftige Akzente setzt, paßt nicht zu ihr.

■ Teintgrundierung: flüssig und sehr transparent, elfenbeinfarben oder in gelblichem Beige – je nach Farbe der Haut. Im Sommer einen Stich bräunlicher, da Frühlingstypen trotz ihrer zarten Haut oft gut bräunen.

■ Rouge: Lachstöne, im Sommer auch oder zusätzlich Bronzepuder in warmen Brauntönen.

■ Lippenstift: Lachsrosa, Hummer- oder Korallenrot nicht zu dick aufgetragen oder mit farblosem Gloss transparent gemacht.

■ Lidschatten: Da der Frühlingstyp meist helle Augen hat, die von Blau über Blautürkis und Graugrün bis zu Goldbraun variieren, sind Pastelltöne am schönsten. Farben, die nicht zart genug sind, mit Transparentpuder oder hellgrauem Lidpuder abschwächen.

■ Lidstrich/Kajal: Auf keinen Fall Schwarz verwenden, allenfalls Grau oder Braun, am besten aber in einer Farbe wie Blau oder Grün. Sehr gut: weißer Kajal im Unterlid, kombiniert oder vermischt mit einem farbigen Strich.

■ Wimpern und Brauen: Schwarz ist auch hier tabu. Für die Brauen kommt sanftes Braun in Frage; eventuell mit goldfarbenem Stift Striche zwischen die Härchen malen. Tusche in warmen (gelblichen) Blau- oder Grüntönen steht keinem Typ besser als dem Frühlingstyp.

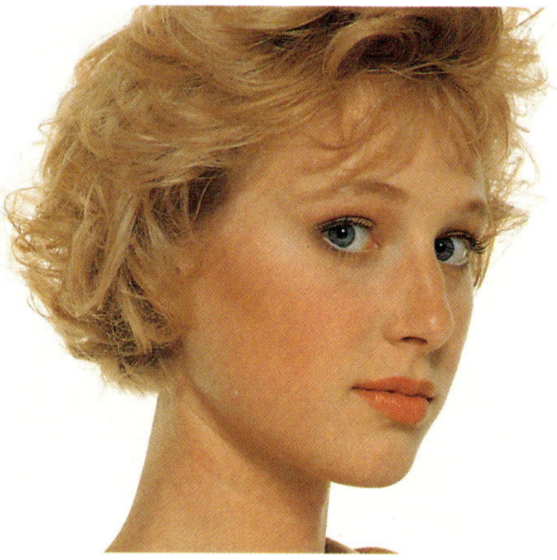

1

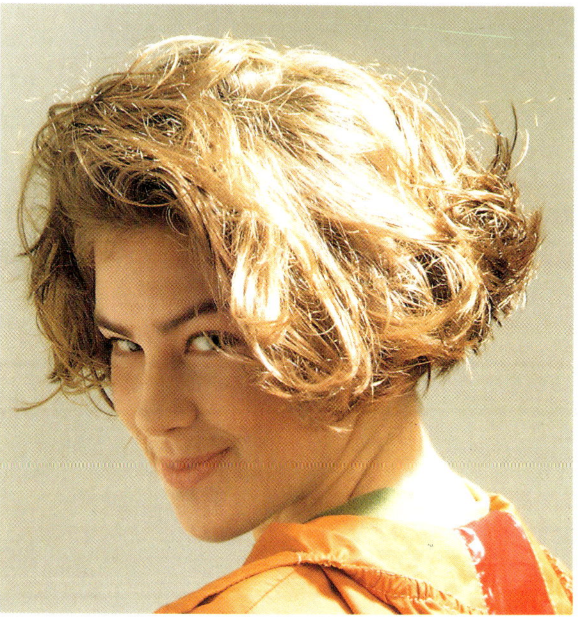

2

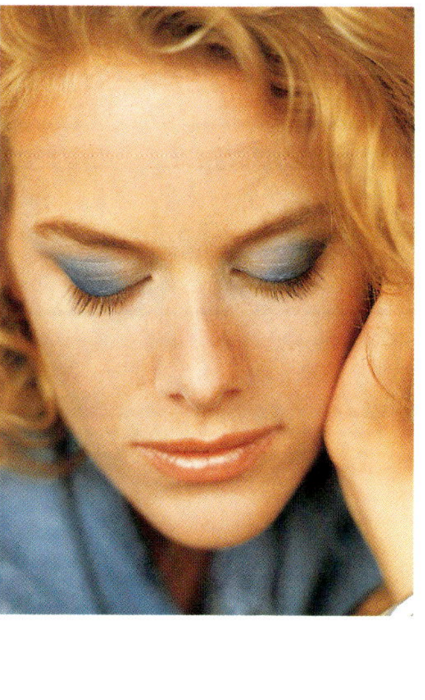

3

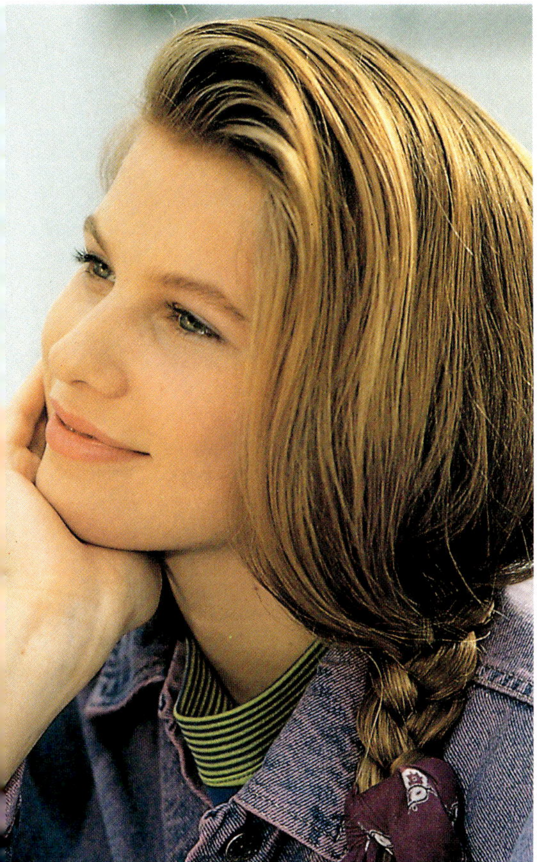

4

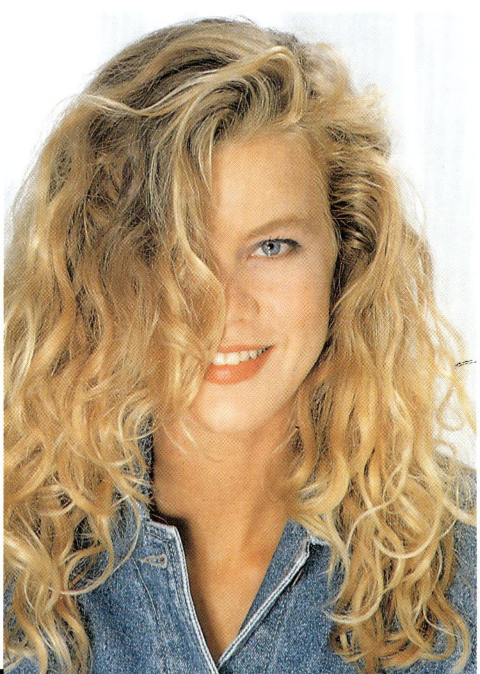

5

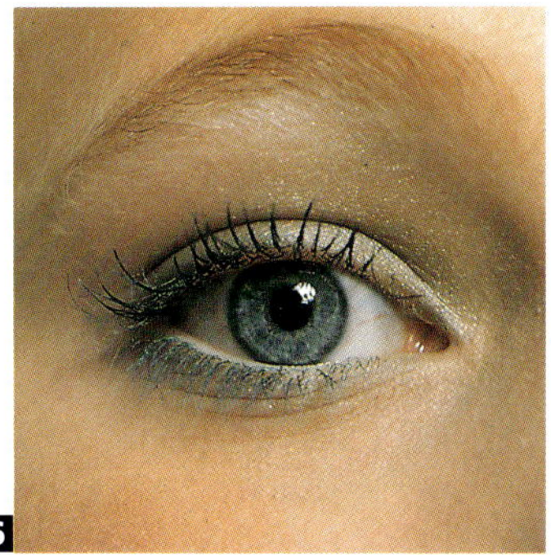

6

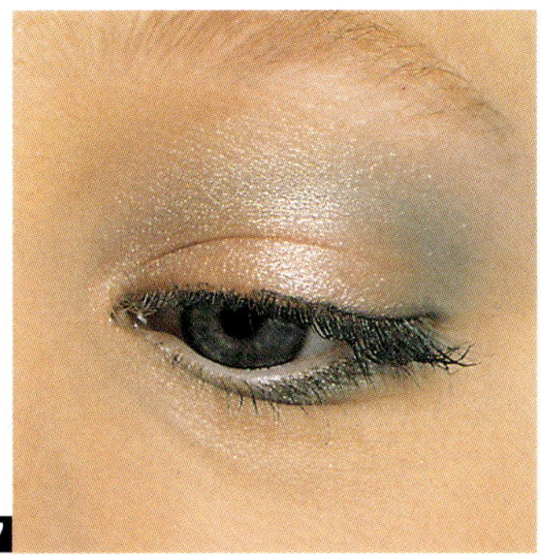

7

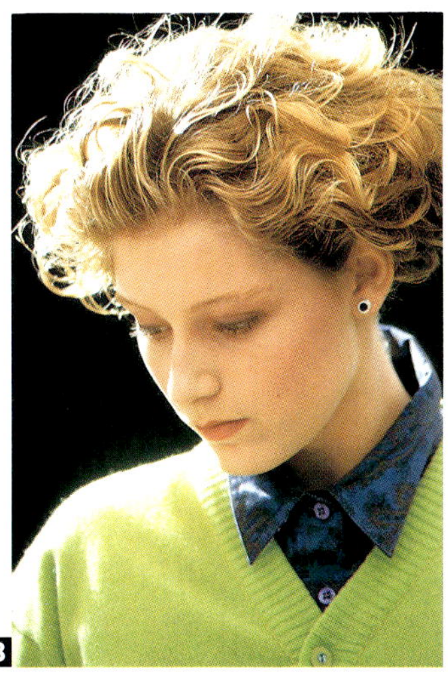

8

Kein Frühlingstyp ist wie der andere, aber alle haben gemeinsame Merkmale. Auffallend: das warme Blond der Haare und die Zartheit des Teints. Frühlingsfrauen sollten Kleider in warmen Pastellfarben oder in Tönen frischer Frühlingsblumen wählen, dazu ein eher sanftes Make-up (siehe links). **1** *Lippenstift, Rouge und Lidschatten in Lachsrosa, braune Tusche und ein weißer Kajalstrich im Unterlid.* **2** *Der rötliche Blondton der Haare harmoniert mit dem warmen Orange der Jacke.* **3** *Jeansblau: für Frühlingstypen eine Spitzenfarbe, wenn es nicht zu graustichig ist (gilt für den Lidschatten wie für die Kleidung).* **4** *Veilchenblau und Blattgrün – eine echte Frühlingskombination. Die Haare sind strähnchenweise in verschiedenen warmen Blondnuancen gefärbt.* **5** *Nur drei Farben, aber genau die richtigen: Blond, Blau und auf den Lippen ein Lachston.* **6** *Augen-Make-up mit abgepuderten Pastelltönen und einem weißen Kajalstrich.* **7** *Gelungene Farbmischung: Lidschatten in Lachs, Hellblau und Hellgrün, dazu türkisfarbene Tusche.* **8** *Maigrün und Flieder: starke Frühlingsfarben für echte Frühlingstypen*

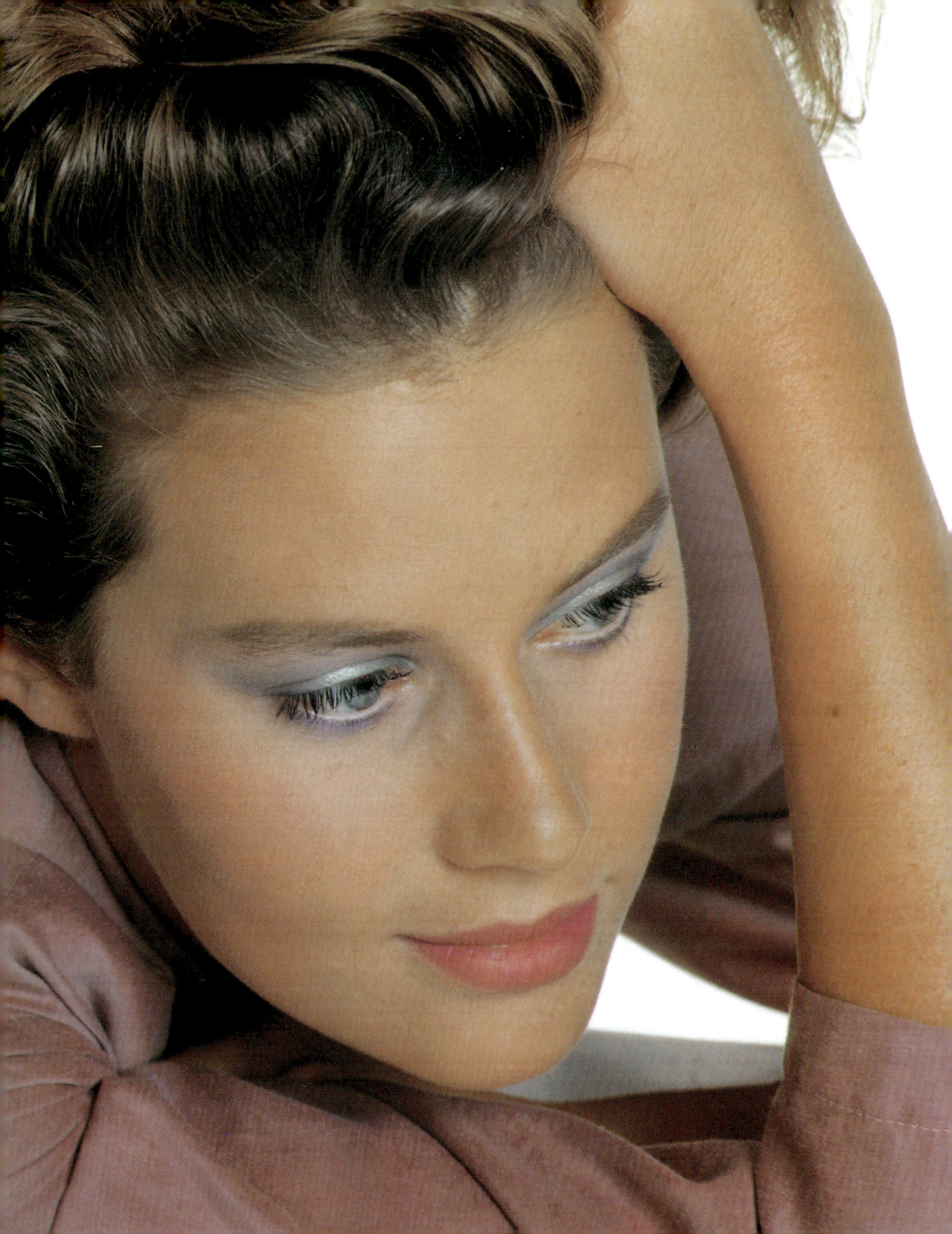

SOMMERTYP

Steckbrief: meist sehr heller, manchmal aber auch olivfarbener Teint, zu erkennen am bläulichen Unterton. Die Haarfarbe schwankt zwischen Blond und Braun und hat immer einen Aschton (im Gegensatz zum Goldton des Frühlingstyps)

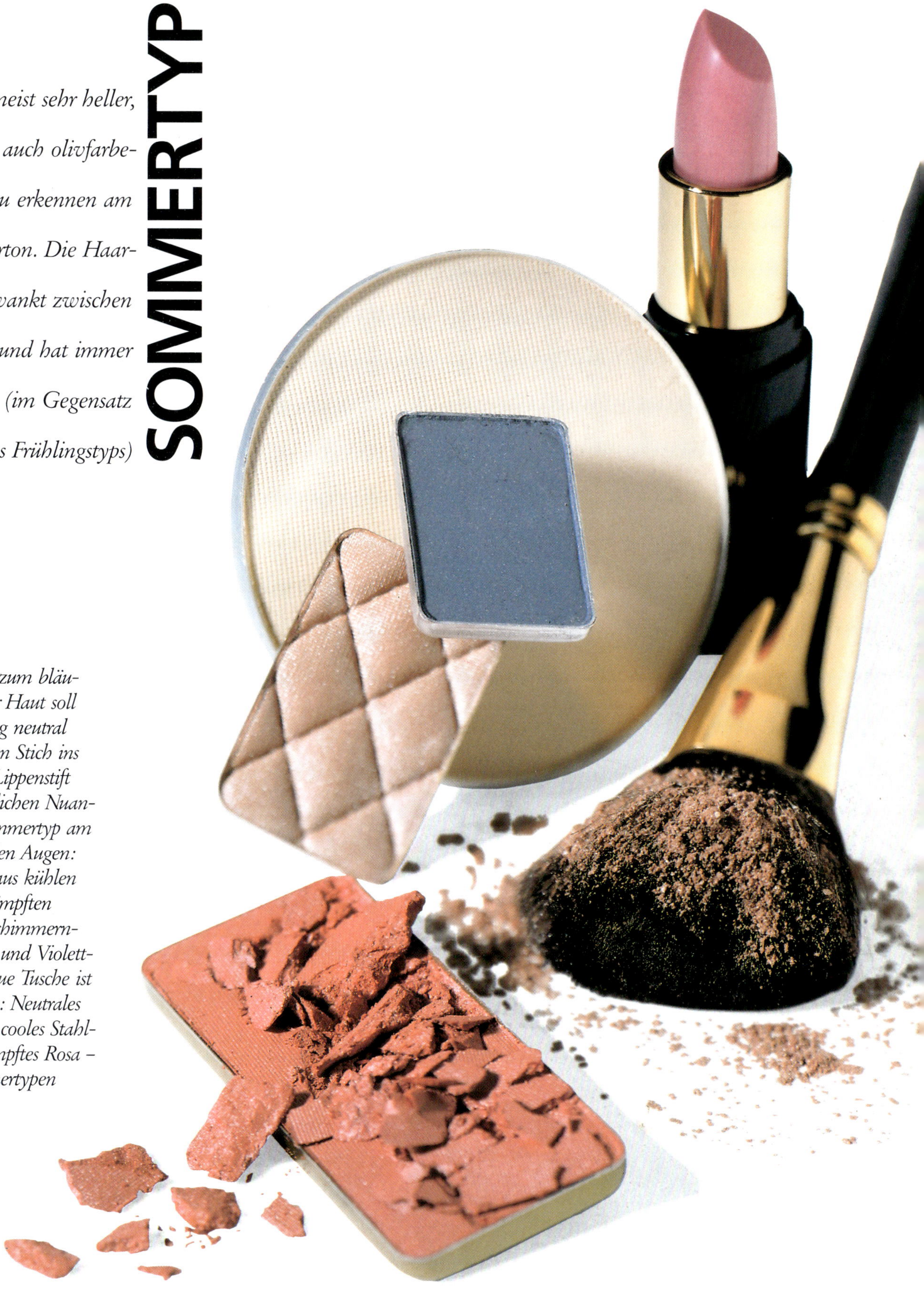

Foto links: Passend zum bläulichen Unterton der Haut soll die Teintgrundierung neutral beige sein oder einen Stich ins Rosa haben. auch Lippenstift und Rouge in bläulichen Nuancen stehen dem Sommertyp am besten. Schön auf den Augen: eine Kombination aus kühlen wie mit Grau gedämpften (oder auch silbrig schimmernden) Blau-, Türkis- und Violetttönen. Anthrazitgraue Tusche ist optimal. Foto rechts: Neutrales Beige, kühles Pink, cooles Stahlblau und ein gedämpftes Rosa – damit liegen Sommertypen immer richtig

Der Sommertyp hat es am schwersten, sich richtig einzuschätzen. Seine Merkmale sind – oberflächlich betrachtet – teilweise widersprüchlich und verleiten zu Fehlinterpretationen. Beispiel Teint: Er kann sehr hell, zart, rosig und schlecht bräunend sein, aber ebenso einen Stich ins Oliv haben und in der Sonne einen kühlen Haselnußton annehmen. Bei genauerem Hinsehen erkennt man jedoch in beiden Fällen den charakteristischen bläulichen Unterton, der ganz eindeutig mit der Kleidung und dem Make-up in kühlen, oft etwas rauchigen oder milchigen Farben am besten harmoniert. Hat der Sommertyp Sommersprossen, sind sie graubraun.
Sommertypen waren als Kinder fast immer aschblond und sind später nachgedunkelt – zu ihrem Leidwesen oft in Richtung „Mausbraun". Die Augenfarben sind häufig graublau, hellblau, graupetrol, blaugrün oder haselnußbraun.

■ Teintgrundierung: Die Wahl der Farbe hängt davon ab, ob die Haut hell ist oder einen Olivton hat. Im ersten Fall passen sehr helle Beigetöne, entweder neutral oder mit einem Stich ins Rosa.

■ Rouge: Ein hellgrau gedämpftes Rosa ist am schönsten.

■ Lippenstift: Mattes Blaurosa, aber auch Pink, wenn es nicht zu aggressiv ist, sanftes Violett und frisches Melonenrot. Vorsicht: Sommertypen wirken mit farbstarken Lippenstiften leicht überschminkt.

■ Lidschatten: Kühle, rauchige Pastelltöne, aber auch Braun, wenn es ins Grau statt ins Rot spielt, Phosphorgelb und kühles Rosé. Perlglanz steht von allen Farbtypen dem Sommertyp am besten.

■ Lidstrich/Kajal: Kein Schwarz, aber helles und dunkles Grau, kühles Blau, Grün und Türkis.

■ Wimpern und Brauen: Grau oder, wenn das Auge mehr Kontur braucht, Schwarz. Vorsicht mit farbiger Wimperntusche – bei Sommertypen wirkt sie leicht unruhig. Für die Augenbrauen kühle, matte Brauntöne nehmen, kein Schwarz.

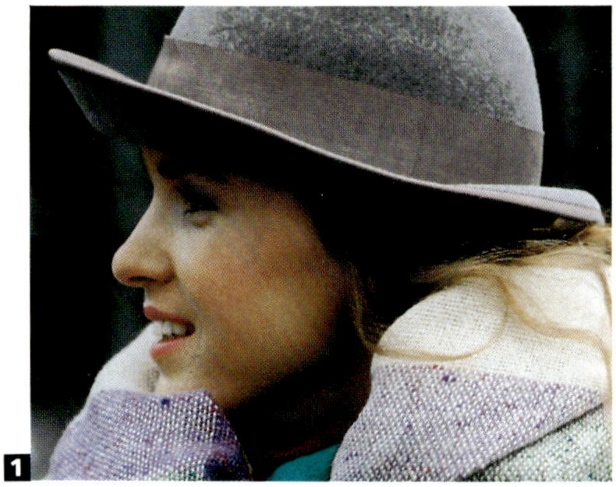
1

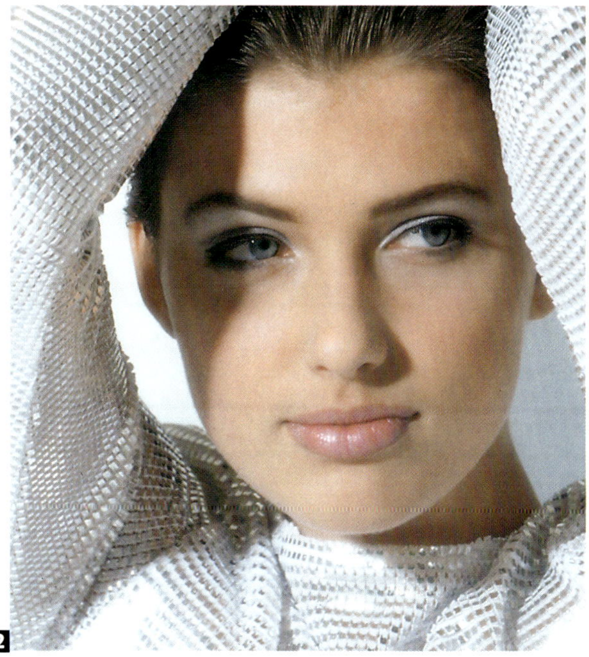
2

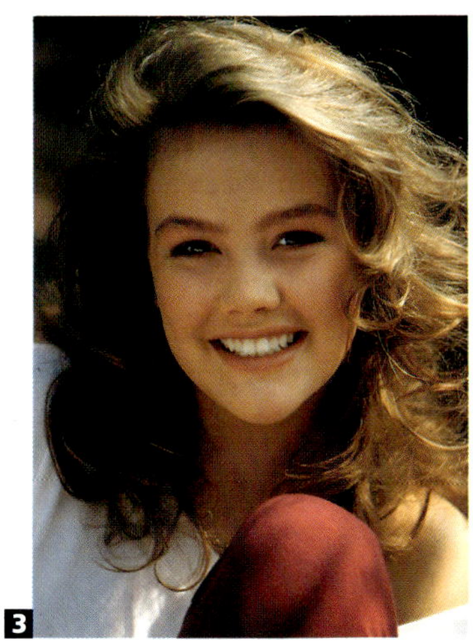
3

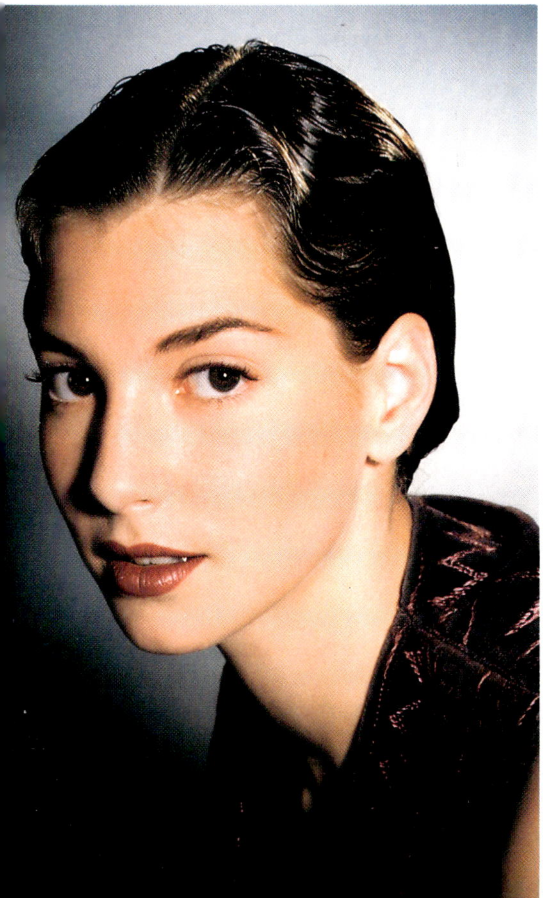
4

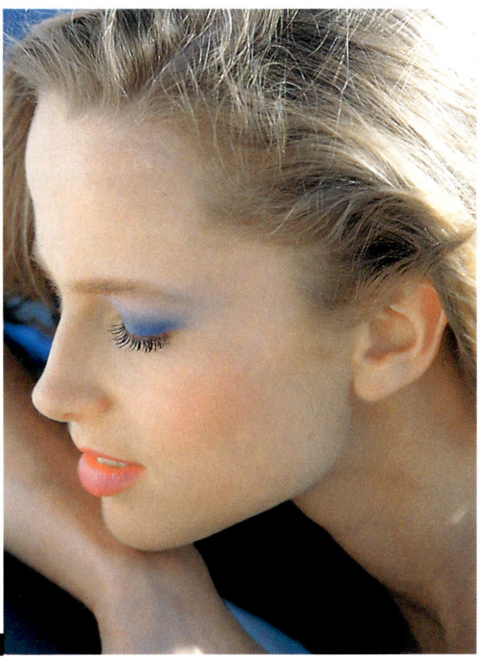
5

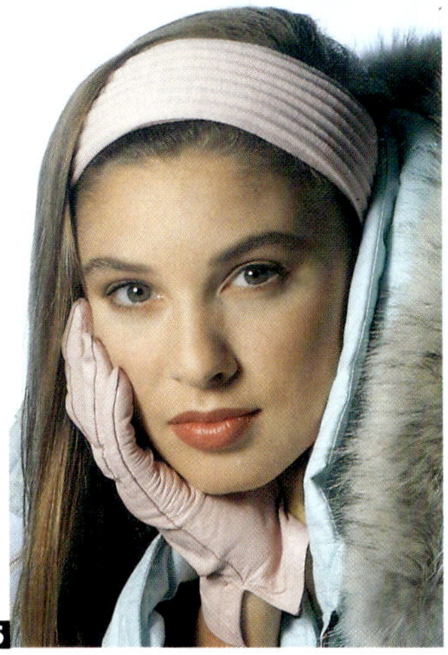
6

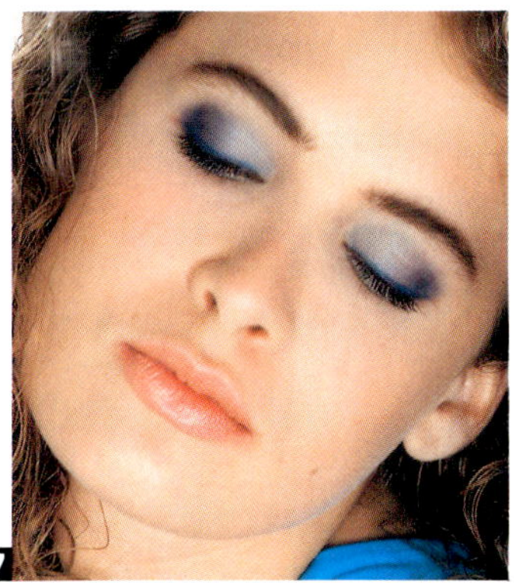
7

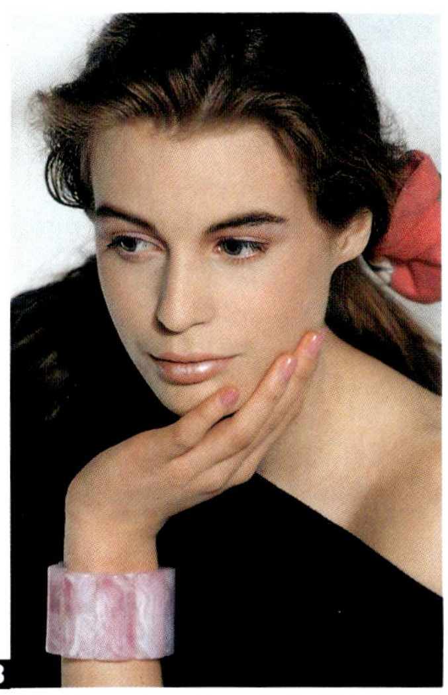
8

1 Sanftes Violett und stumpfes Rosa sind optimale Farben, die fast jedem Sommertyp stehen. Passend dazu: gedämpftes Rosa auf Lippen und Wangen. 2 Silbrigschimmernde Töne auf den Lippen, den Lidern und in der Kleidung können sich nur Sommertypen leisten (und auch das nur abends). Schön besonders bei aschbraunem Haar. 3 Relativ selten ist dieser Sommertyp: mit stärker pigmentierter Haut und haselnußbraunen Augen. Aubergine und kühles Rotbraun stehen ihm gut. 4 Auch ein Sommertyp mit heller Haut und dunkelbraunen Haaren kann mit Auberginetönen super aussehen – vor allem bei entsprechendem Styling. 5 Kühles Pink und kühles Blau bilden mit schimmerndem Aschblond einen dekorativen Dreiklang. 6 Harmonie in zarten Eistönen. Damit's nicht zu kühl wirkt, ein Rotbraun mit Graustich auf Lippen und Lidern. 7 Für Sommertypen, die gut bräunen: Lidschatten in Flieder und kühlen Aquatönen. Dazu ein schimmerndes Rosa. 8 Perlmuttrosa auf Nägeln, Lippen und Lidern – auch das ist ein Privileg des Sommertyps. Zusammen mit pinkfarbenen Accessoires macht Perlrosa sogar Schwarz für Sommertypen tragbar – eine Farbe, in der sie sonst leicht blaß aussehen

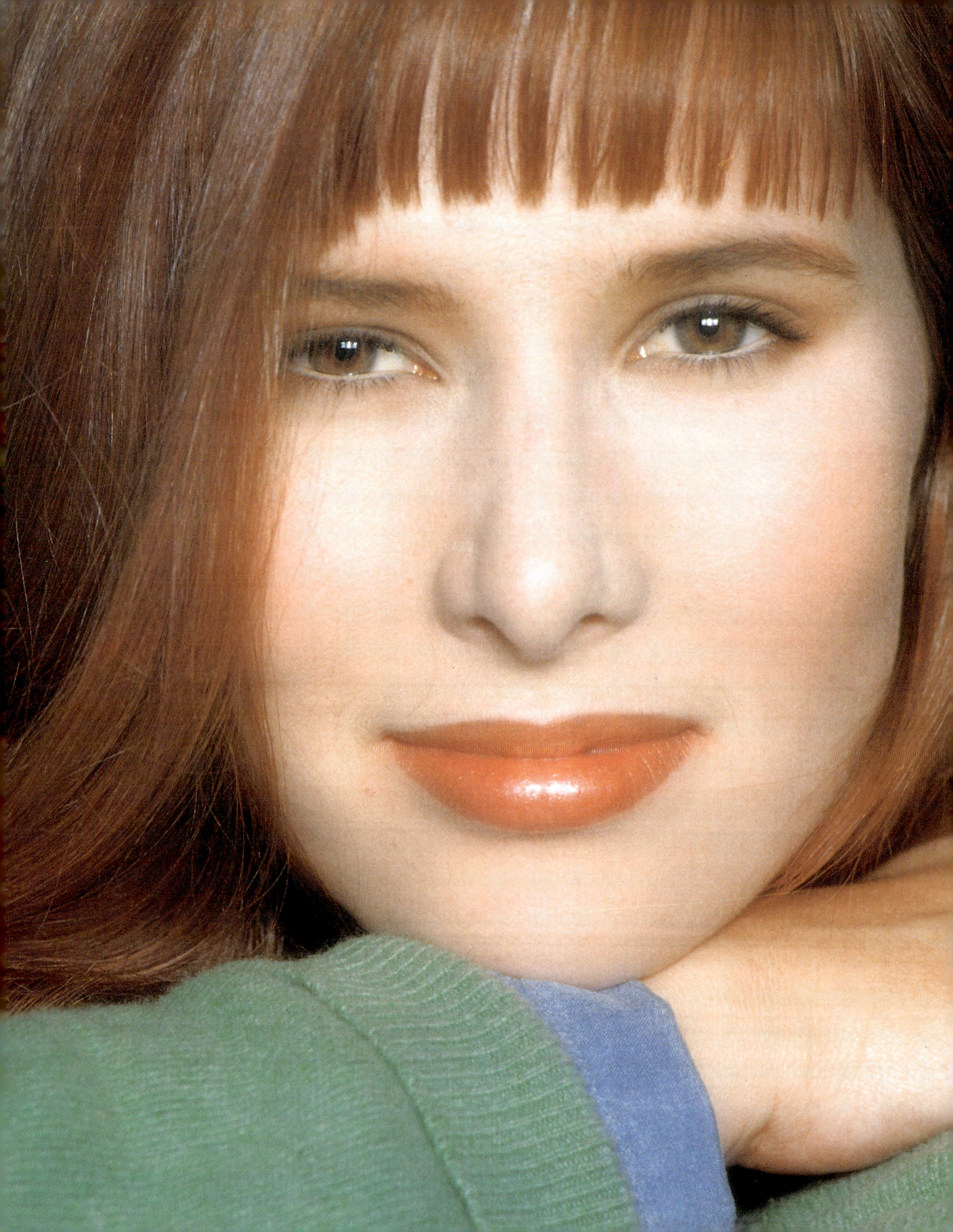

HERBSTTYP

Steckbrief: helle Haut mit goldfarbenem Unterton, entweder sehr transparent und mit Sommersprossen oder von intensivem Pfirsich- oder Goldbeige. Rotes Haar! Wenn nicht, dann zumindest ein Gold schimmer im blonden oder braunen Haar

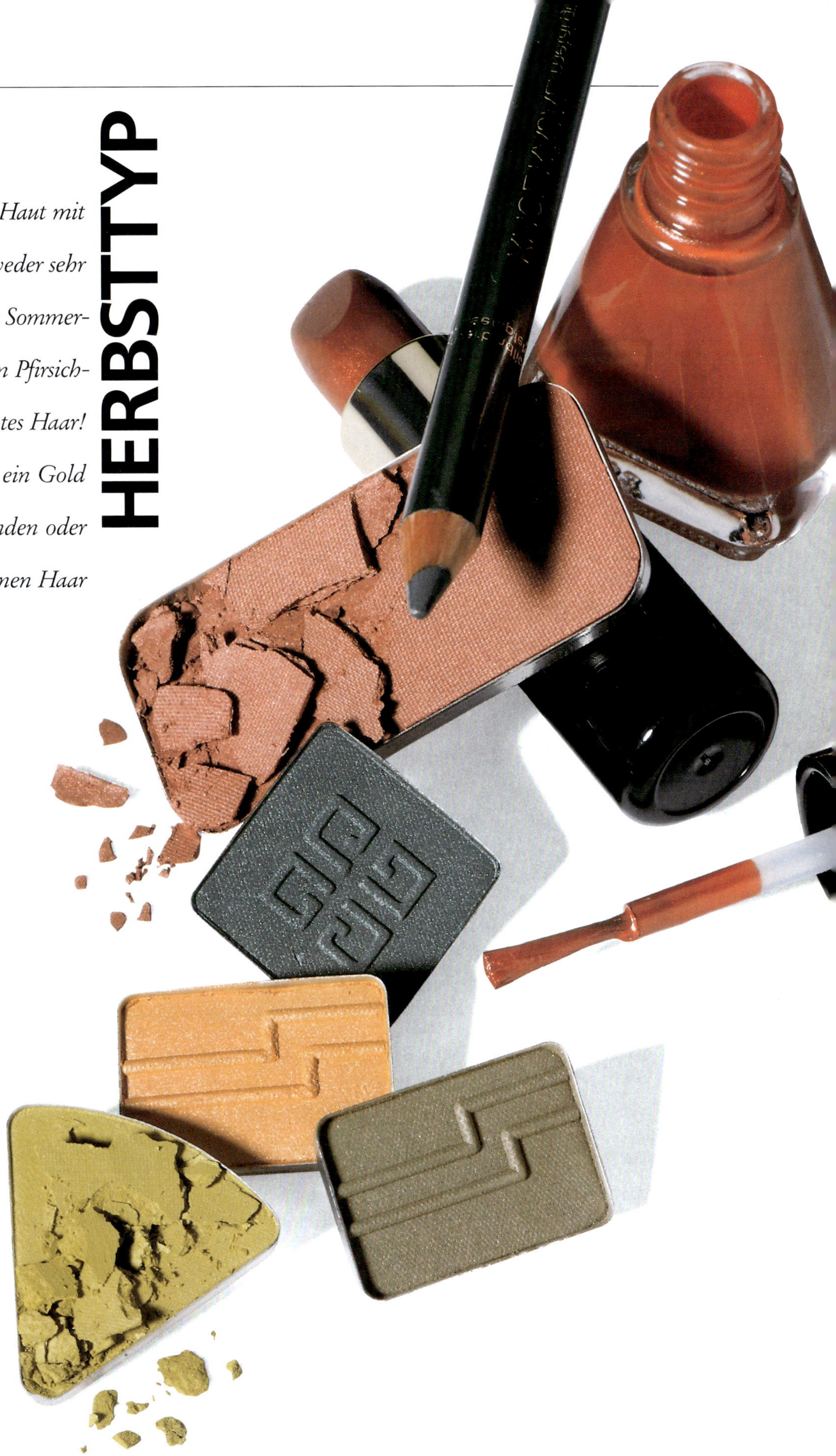

Linkes Foto: Haar und Make-up in charakteristischen Rotbraun-Nuancen. Im Haar ein ausgeprägter Goldton, auf den Lippen ein eher mattes Rotbraun, damit die Harmonie nicht zu perfekt (und damit langweilig) wird. Rund um die Augen rötlich-brauner Lidschatten, sehr zart aufgetragen. Wimpern und Brauen braun, Rouge pfirsichfarben, Teint hellbeige mit einem Stich ins Lachs. Foto rechts: Auch Khaki, Oliv und Senfgelf, Petrol und Apricot kommen als Lidschattenfarben in Frage. Für Lippen und Nägel sind alle Rottöne richtig, die zu Braun und Gelb tendieren. Nur der Herbsttyp kann auch Orange und Kupfertöne tragen – abends sogar mit Goldschimmer

Von allen Farbtypen ist der Herbsttyp am leichtesten zu identifizieren, obwohl er zwei unterschiedliche Ausprägungen hat. Variante 1: leuchtend rotes Haar und durchscheinend helle Haut mit goldbraunen Sommersprossen. Variante 2: Super-Teint in warmem Beige, ohne Rötungen und Flecken, dazu blondes oder braunes Haar mit roten und goldenen Lichtern. (Ein Effekt, der sich gut durch Tönungen und Strähnchen verstärken läßt!) Die Augenfarben beider Herbsttypen sind meist sehr intensiv. Die Skala reicht von glasklarem Blau über Petrol, Oliv und Schilfgrün bis zu leuchtendem Bernstein- und Brauntönen. Herbsttypen vertragen zwar kräftige Farbakzente, meist ist es aber vorteilhafter, wenn nur die Augen oder der Mund stärker betont werden.

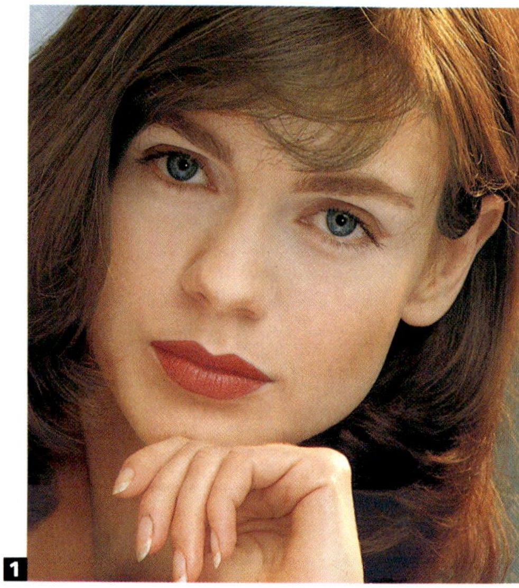

1

- Teintgrundierung: Transparent und nur in warmen Beigetönen. Sommersprossen möglichst nicht überschminken, eventuell nur überpudern (siehe auch Seite 92). Im Sommer ein Hauch Terracottapuder, da der Herbstteint praktisch nicht bräunt. Auch getönte Tagescreme ist richtig. Noch besser: Selbstbräunungscreme, weil sie dem Teint die Transparenz läßt. (Sommersprossen allerdings werden dadurch stärker.)

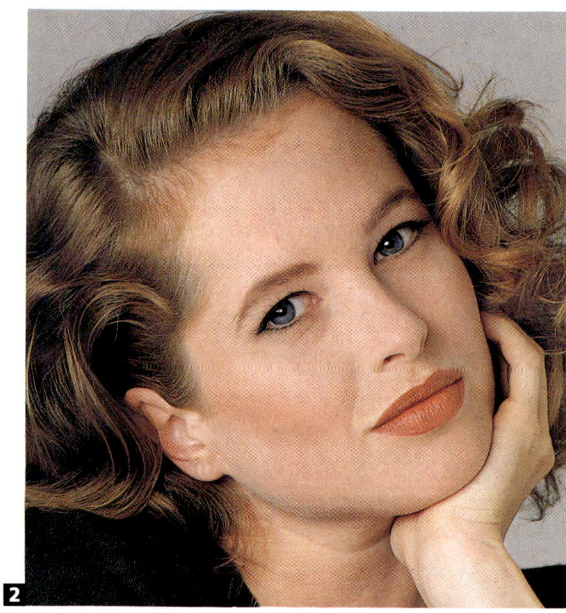

2

- Rouge: Auf keinen Fall bläuliche Töne. Sehr schön kann Terracottapuder aussehen.

- Lippenstift: Warmes Rot, Rost, Orange, Kupfer. Als Pastellfarbe sattes Lachs. Keine zu hellen Farben – sie machen den Herbsttyp blaß. Statt Perlglanz Goldschimmer verwenden.

- Lidschatten: Alle warmen, erdigen, dunklen Töne, aber eher zart aufgetragen. Rostrot, dazu Orange und Dottergelb, Blau mit Rotstich, Grünnuancen, die nicht ins Bläulich-Türkise gehen. Farben, die eisig schimmern, sind falsch.

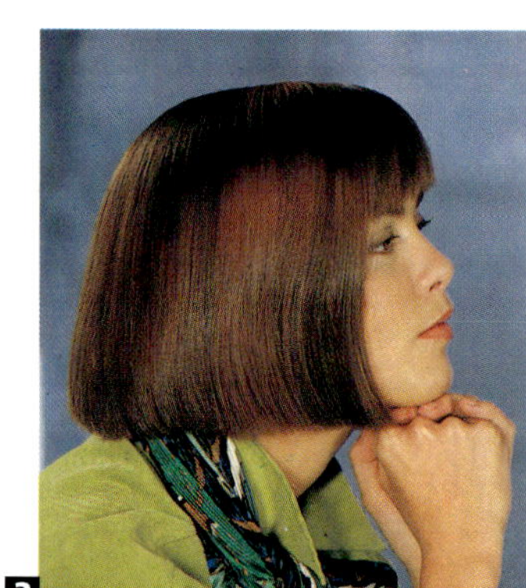

3

- Lidstrich/Kajal: Braun, warmes Grün, sattes Blau oder Lila, kein Schwarz.

- Wimpern und Brauen: Braun. Wimpern eventuell auch schwarz mit grün, blau oder lila getuschten Spitzen.

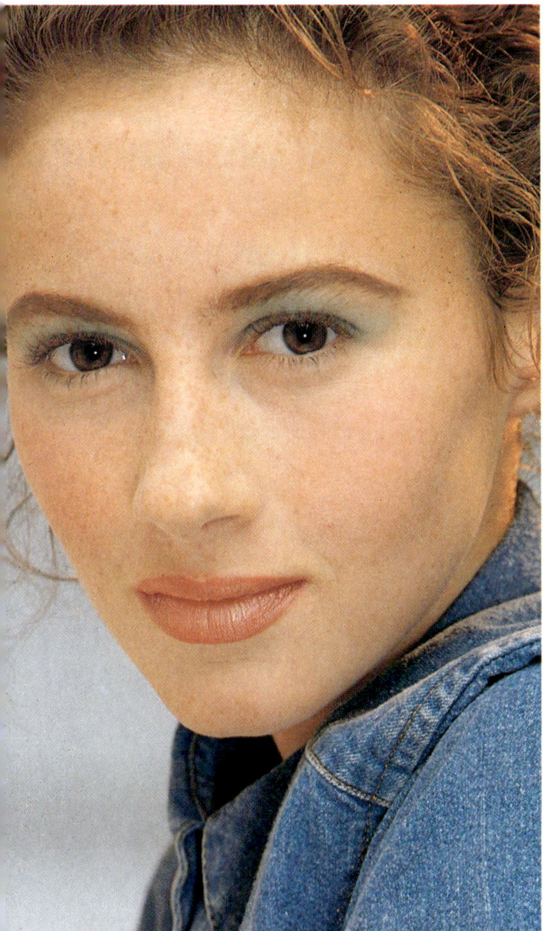

4

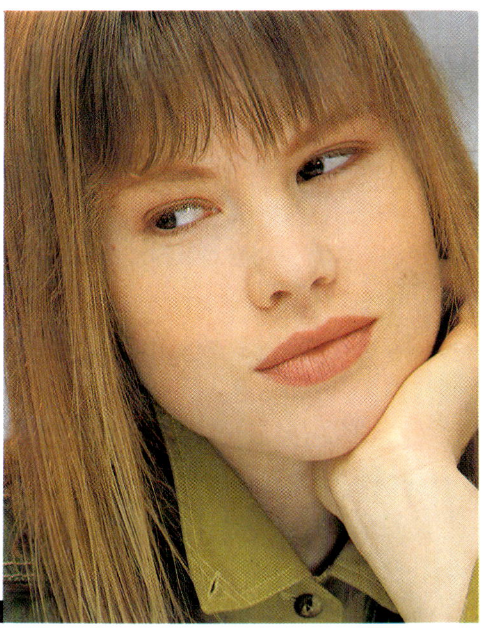

5

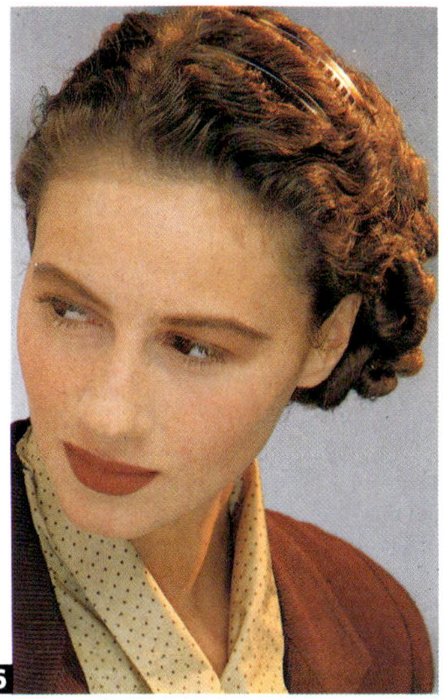

6

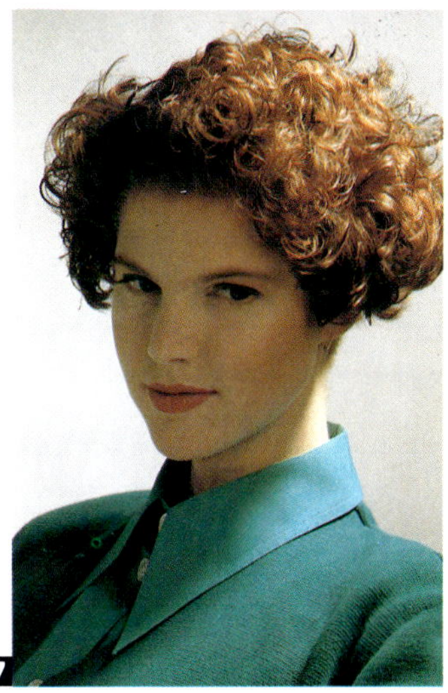

7

Dem Herbsttyp stehen viele (auch satte, leuchtende) Farben zur Verfügung. Trotzdem dominiert – zumindest beim Make-up – mit Abstand die typischste: Rotbraun. Ein Nachteil ist das nicht. Kontrastfarben, die auf den Lidern nur zart angedeutet werden, können um so effektvoller in der Kleidung zur Geltung kommen. **1** *Der (eingefärbte) Kupferton des Haares betont ausgezeichnet den Typ. Sehr edel dazu: der sorgfältig konturierte Mund in einem deutlich weniger gelben Rot. Dazu brauner Lidschatten.* **2** *Eine Fülle rotblonder Locken, ein üppiger, rotbrauner Mund, Kajal im Unterlid und dunkle Tusche – so gestylt kann der Herbsttyp auch Schwarz tragen (was sonst nicht seine Farbe ist).* **3** *Haselnußbraunes Haar mit roten Reflexen, dazu Lidschatten und Lippenstift in verwandten Nuancen. Als Kontrast eine moosgrüne Bluse.* **4** *Der „transparente" Herbsttyp (Variante 1) mit Sommersprossen, die nur mit etwas Puder abgedeckt sind, einem schilfgrünen Lidschatten und apricotfarbenen Lippen.* **5** *Typ 2 mit hellrotem Haar und sehr sanftem Make-up: rund um die Augen brauner Kajal, auf den Lippen Rosenholzbraun.* **6** *Typ 1 eher klassisch geschminkt: mit lebhaft rostrotem Mund, braunem Lidschatten und einem Hauch Pfirsich auf den Wangen.* **7** *Zu Petrol paßt auch ein Lippenstift, der nicht ins Orange, sondern zu Rot mit Graustich tendiert. Kombiniert mit dem Kupferrot der Haare, des Lidschattens und des Rouges ergibt sich eine reizvolle Spannung zwischen betont warmen und fast schon kühlen Farben*

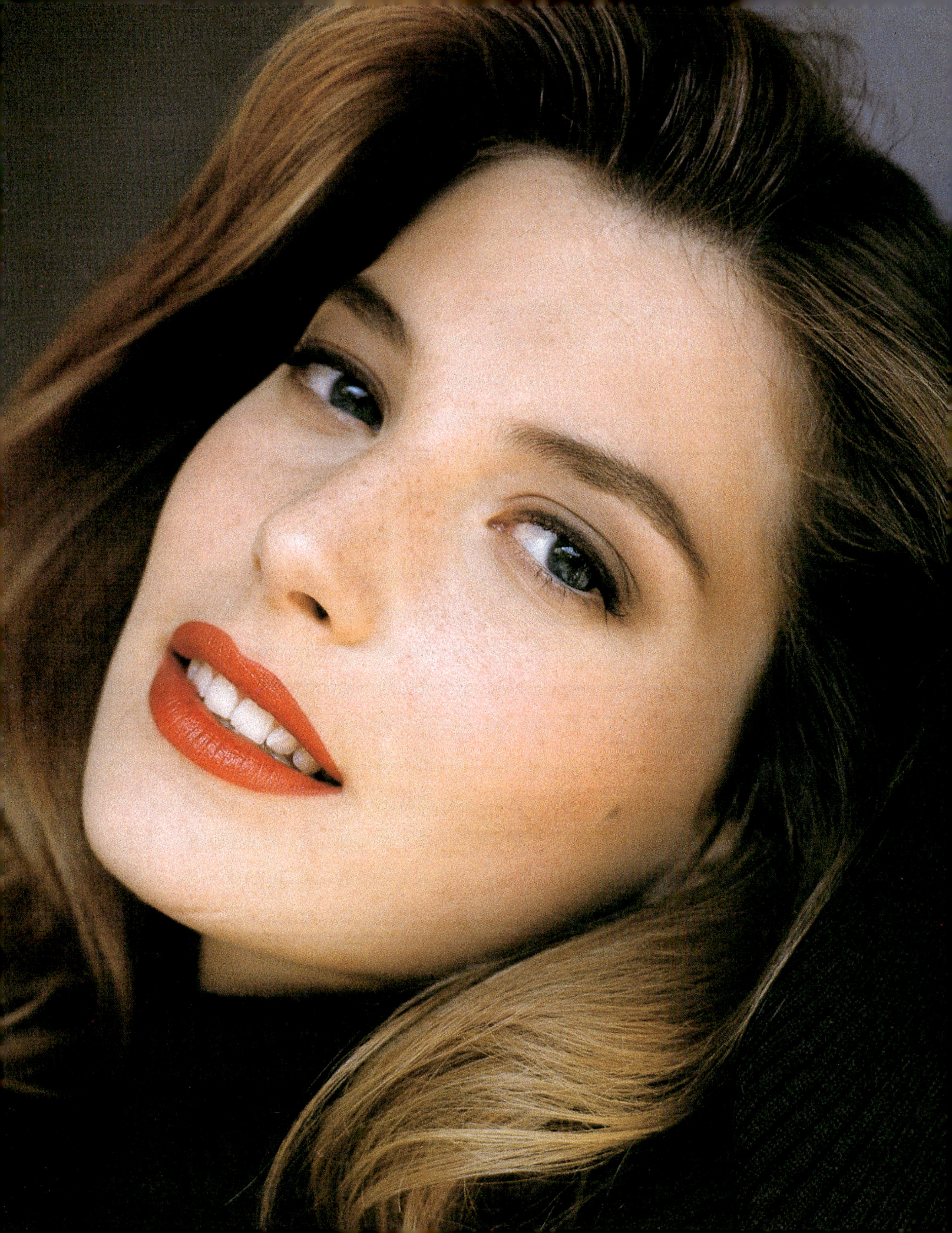

WINTERTYP

Steckbrief: Schneewittchentyp. Dunkle Haare – von Braun bis Blauschwarz. Intensive, kühle Irisfarben bei klarem Augenweiß. Porzellanhelle oder auch leicht olivfarbene Haut – in jedem Fall mit bläulichem Unterton

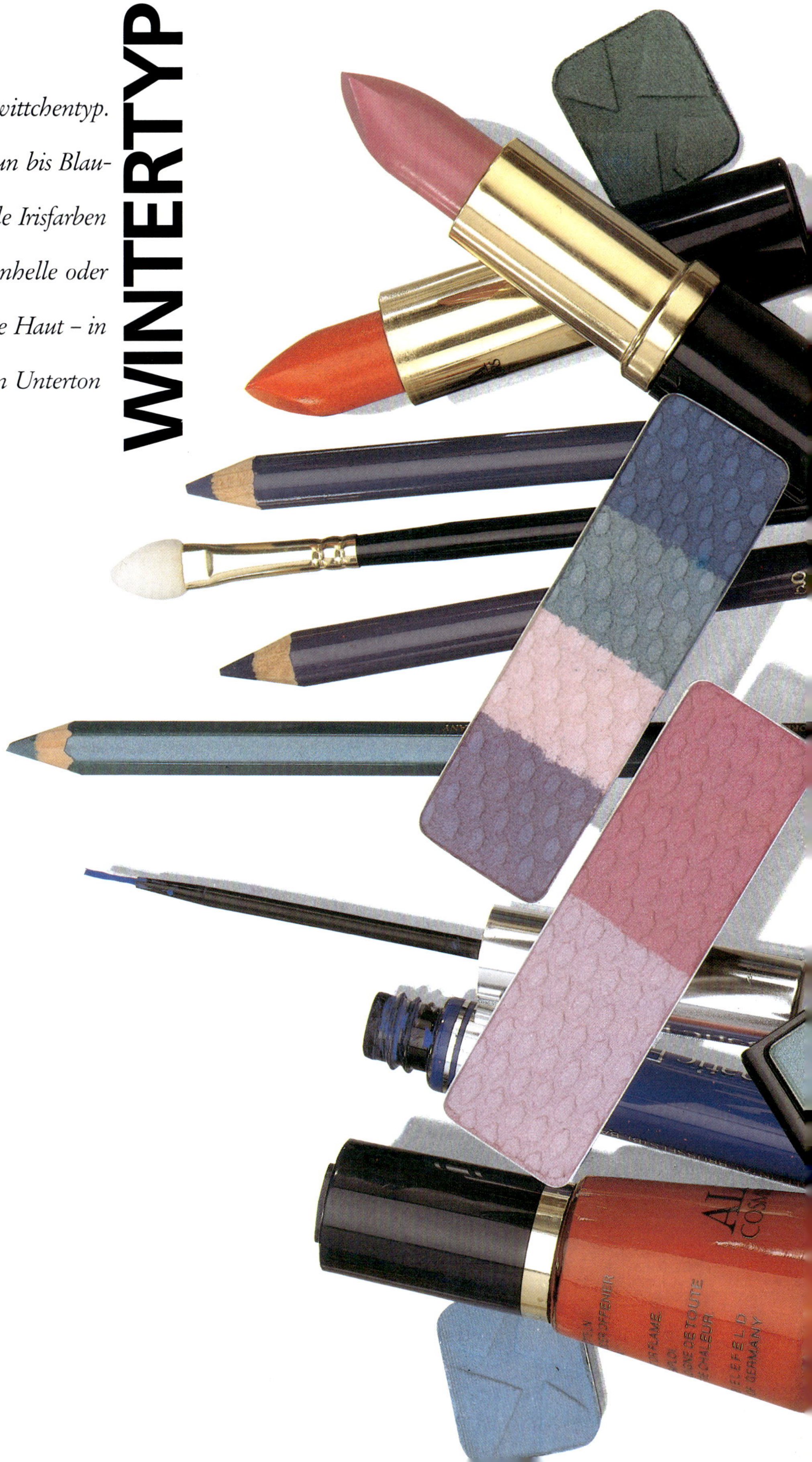

Foto links: Schwarz, Weiß, Rot – der Wintertyp braucht nur wenige, dafür aber kräftige Akzente. Von allen Farbtypen stehen ihm knallrot geschminkte Lippen am besten. Dazu paßt rauchfarbener Lidschatten und/oder ein schwarzer Kajalstrich und schwarz getuschte Wimpern. Die Grundierung sollte transparent und genauso hell sein wie die Haut. Wenig Rouge! Foto rechts: Die Standardfarben des Wintertyps: klares Rot oder Pink für die Lippen, für die Augen kaltes Blau, Grün oder Violett. Beides sollte allerdings nicht kombiniert werden (siehe nächste Seite)

Der Wintertyp mit braunem Haar und/oder olivfarbenem Teint wird oft mit dem Herbsttyp verwechselt. Trägt der Wintertyp warme, erdige Farben, wirkt er aber leicht fad und verfehlt damit seine Wirkung. Herbst- oder Wintertyp – das findet man am besten durch einen Vergleich der Hauttöne heraus. Auch bei den nicht klassischen Wintertypen ist er nicht lachsfarben, sondern rosé und harmoniert mit allem Bläulichen.

■ Teintgrundierung: Helles, fast weißliches Beige, möglichst dünn und transparent, weil ein stark geschminkter Teint dunklen, rassigen Typen besonders schlecht steht. Transparentpuder und abends ein fast weißer Puder betonen den „Schneewittcheneffekt".

■ Rouge: Wenig. Rosig-kühl und wie hingehaucht aufgetragen. Auf keinen Fall deutlich abgegrenzte Balken malen.

■ Lippen: Alle Rottöne, die nicht zu Gelb tendieren. Außerdem Rosa in allen klaren Nuancen – von aggressivem Pink bis zu silbrigschimmerndem Rosé. Auch Violettöne sind richtig.

■ Lidschatten: Rauchgrau, Graubraun oder helle, kaum sichtbare Eistöne sind dezent genug, den knallroten Lippen nicht die Schau zu stehlen. Blau, Grün und Violett in kalten, dunklen Nuancen entsprechen zwar auch dem Typ, sollten aber dünn aufgetragen und nur zu Rosé oder Violettönen (nicht zu Knallrot) kombiniert werden.

■ Lidstrich/Kajal: Schwarze Lid- und Kajalstriche stehen dem Wintertyp von allen Farbtypen am besten. Auch weißer Kajal auf dem inneren Lidrand und schwarzer Kajal zwischen den Unterlidwimpern sieht gut aus.

■ Wimpern und Brauen: Klassische Mascarafarbe ist Schwarz. Wintertypen können sich aber auch grüne, blaue und violette Tusche in klaren, kalten Nuancen leisten (allerdings nur kombiniert mit bläulichen Lippenstiften – siehe oben). Die Brauen sind meist so dunkel, daß sie nicht getönt werden müssen.

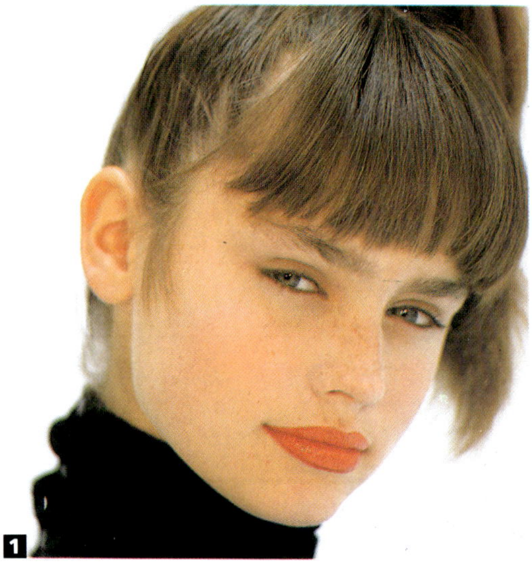
1

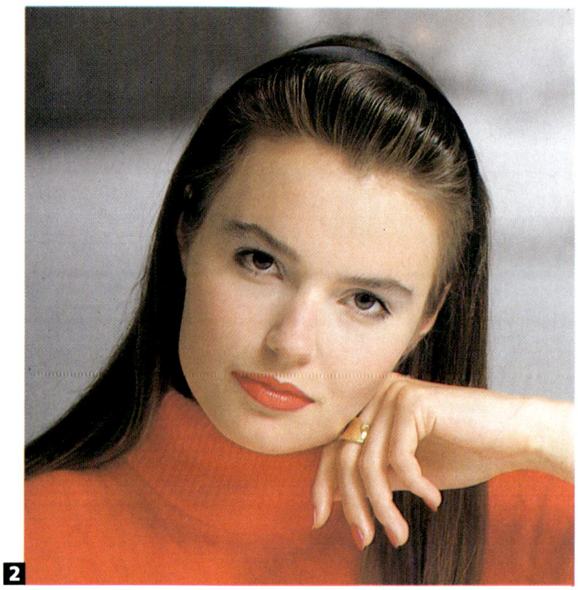
2

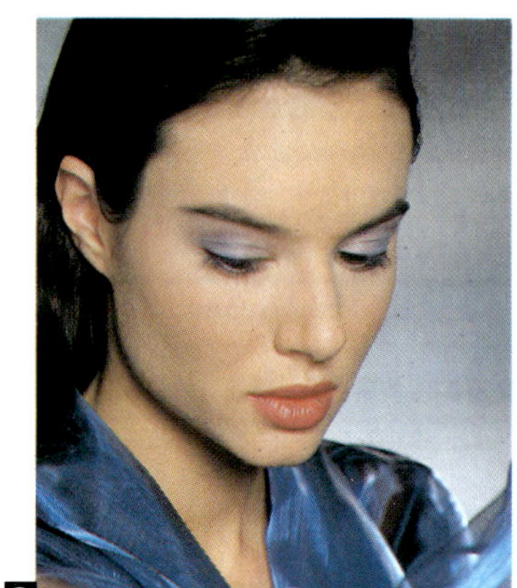
3

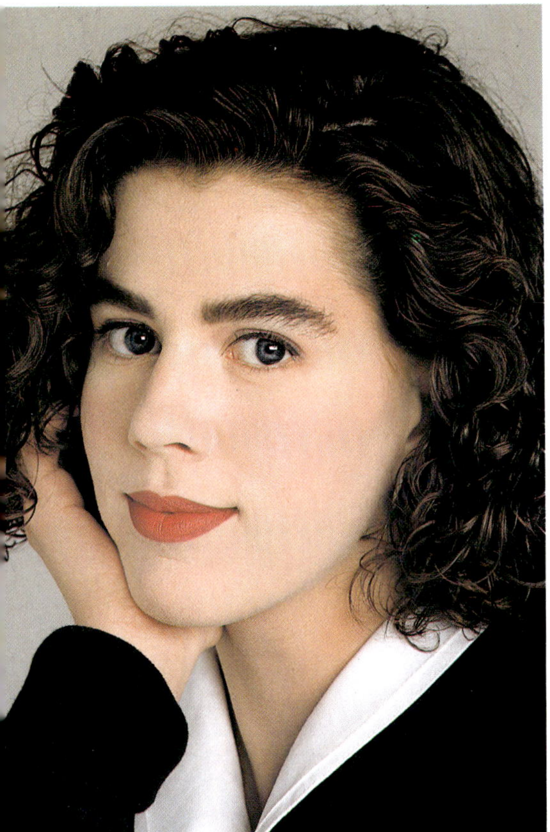

4

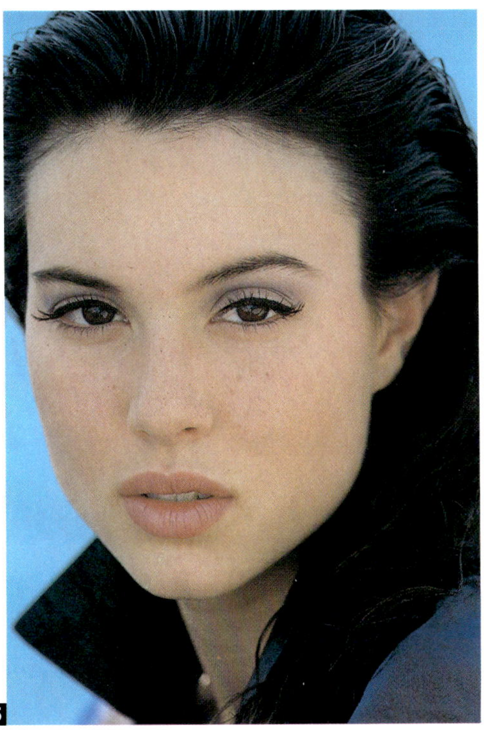

5

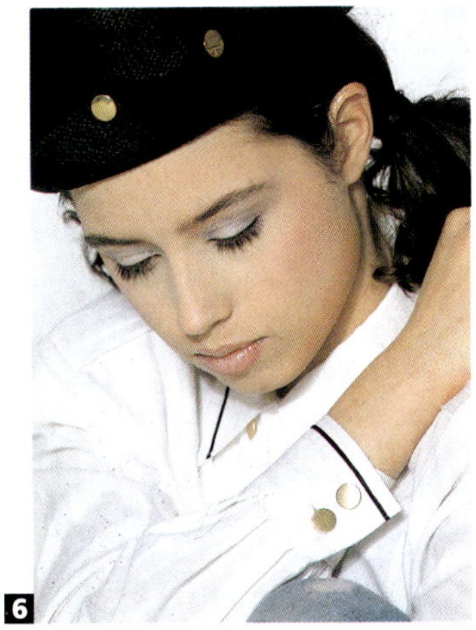

6

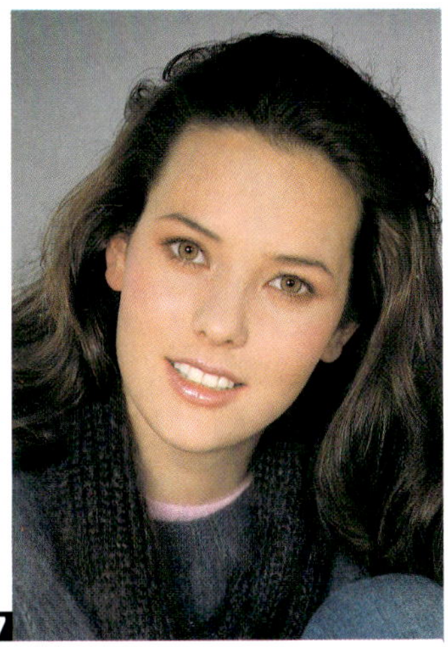

7

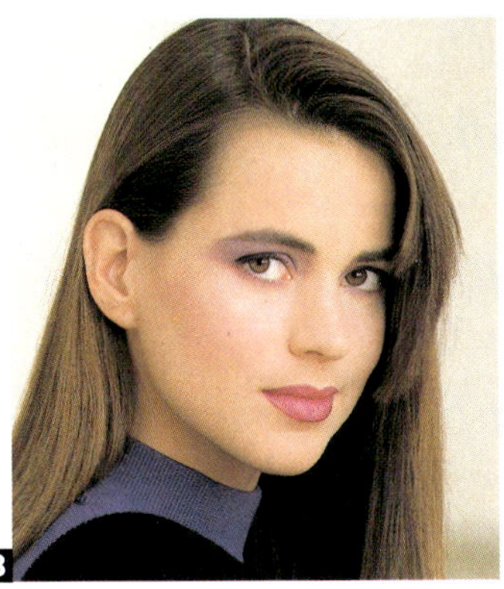

8

Wintertypen haben's gut: Sie können sich mit Farben und Kontrasten schmücken, die bei anderen leicht hart und überschminkt aussehen. **1** *Schön keß – der knallrote, exakt ausgemalte Mund, die schwarz umrahmten Augen und Sommersprossen unterm zart gepuderten Teint.* **2** *Lippen, Nägel und Pullover in klarem Rot mit Blaustich, dazu rauchgrauer Lidschatten und der obligatorische helle Teint.* **3** *Nachtblau mit Violettstich auf den Lidern – auch das steht dem Wintertyp, wenn der Lippenstift etwas dezenter ausfällt.* **4** *Schwarz, Weiß, Rot – die klassische Winterkombination. Hier Dunkelrot auf den Lippen und schwarzer Lidstrich auf den sonst ungeschminkten Lidern.* **5** *Schwarzer Lidstrich mit Schwänzchen und im Augenwinkel schwarz getuschte falsche Wimpern – ein Katzenaugen-Look, der Wintertypen besonders gut steht. Dazu Violett auf Lidern und Lippen.* **6** *Die Augenlider silberfarben, die Lippen perlmuttschimmernd, schwarzer Lidstrich und ein mehlweißer Teint – auch das können sich Wintertypen zur Abwechslung mal leisten.* **7** *Mädchenhaft: der braunhaarige Wintertyp mit schwarzbraunem Kajal und Lidschatten und einem Mund in kühlem Perlmuttrosa.* **8** *Ausnahmen bestätigen die Regel: kräftiger Lippenstift, kombiniert mit ebenso kräftigem Lidschatten. Sieht gut aus, weil beide Farben eng verwandt sind und die Lidschattenfarbe in der Kleidung wieder aufgenommen wird*

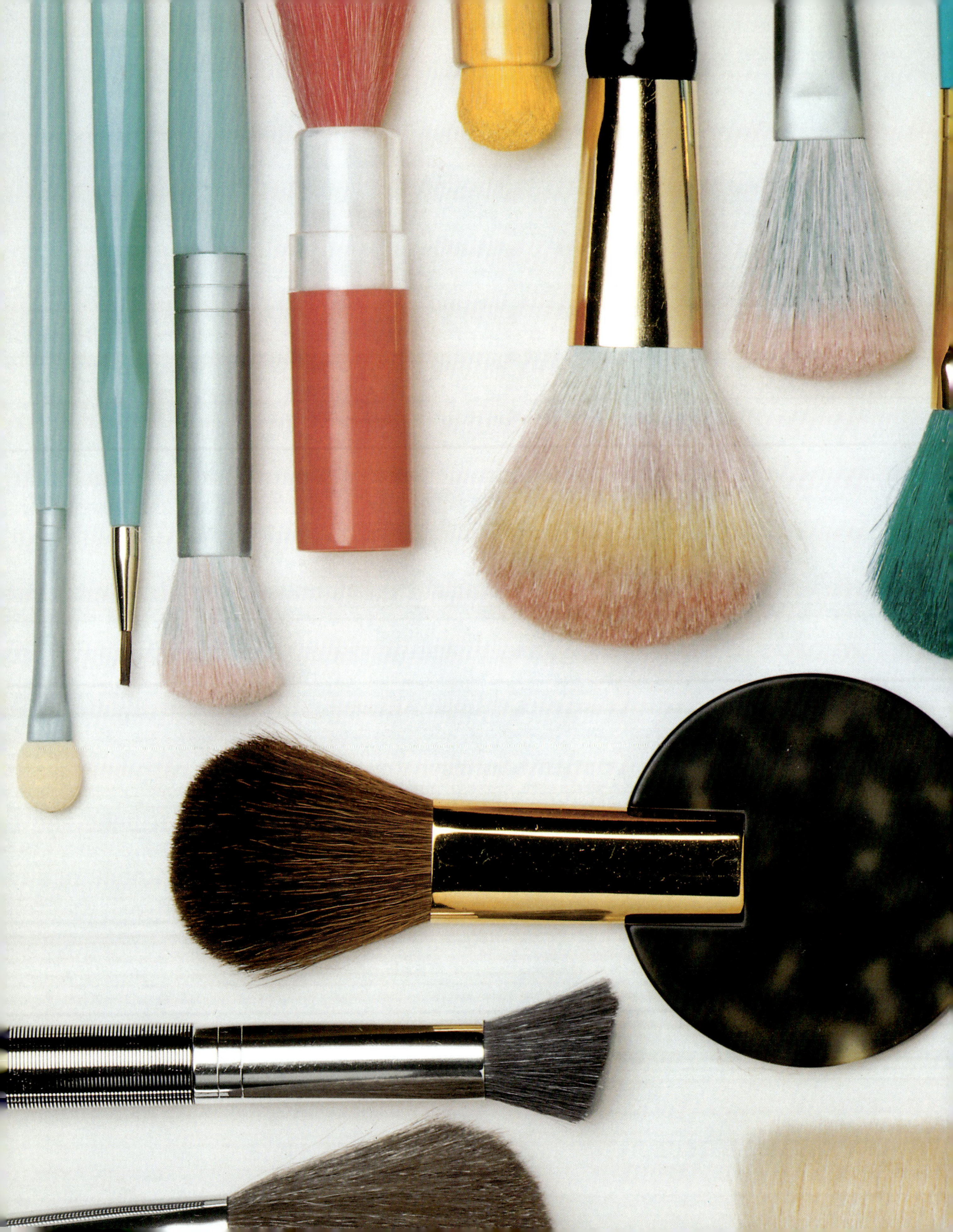

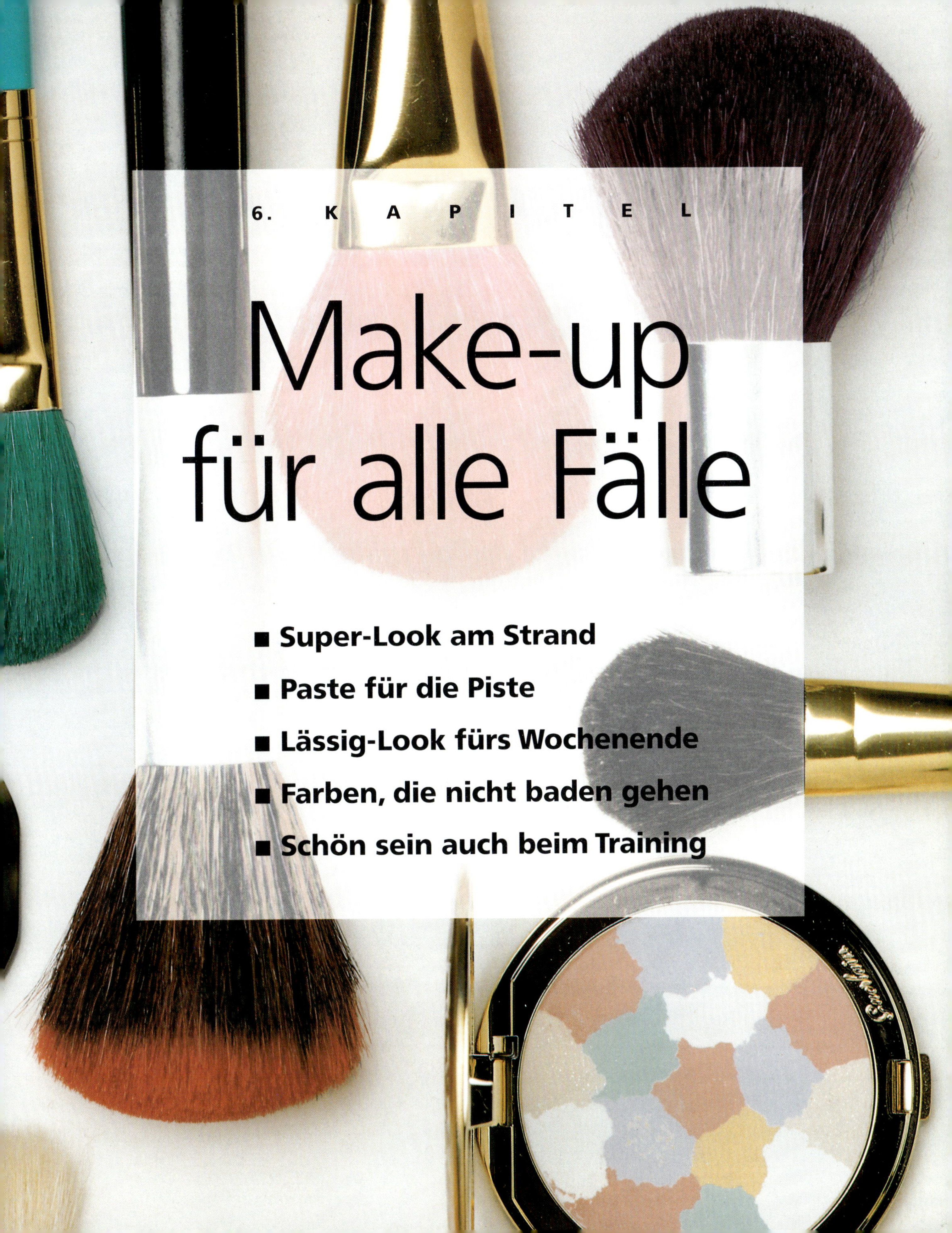

6. KAPITEL

Make-up für alle Fälle

- Super-Look am Strand
- Paste für die Piste
- Lässig-Look fürs Wochenende
- Farben, die nicht baden gehen
- Schön sein auch beim Training

SONNENBADEN

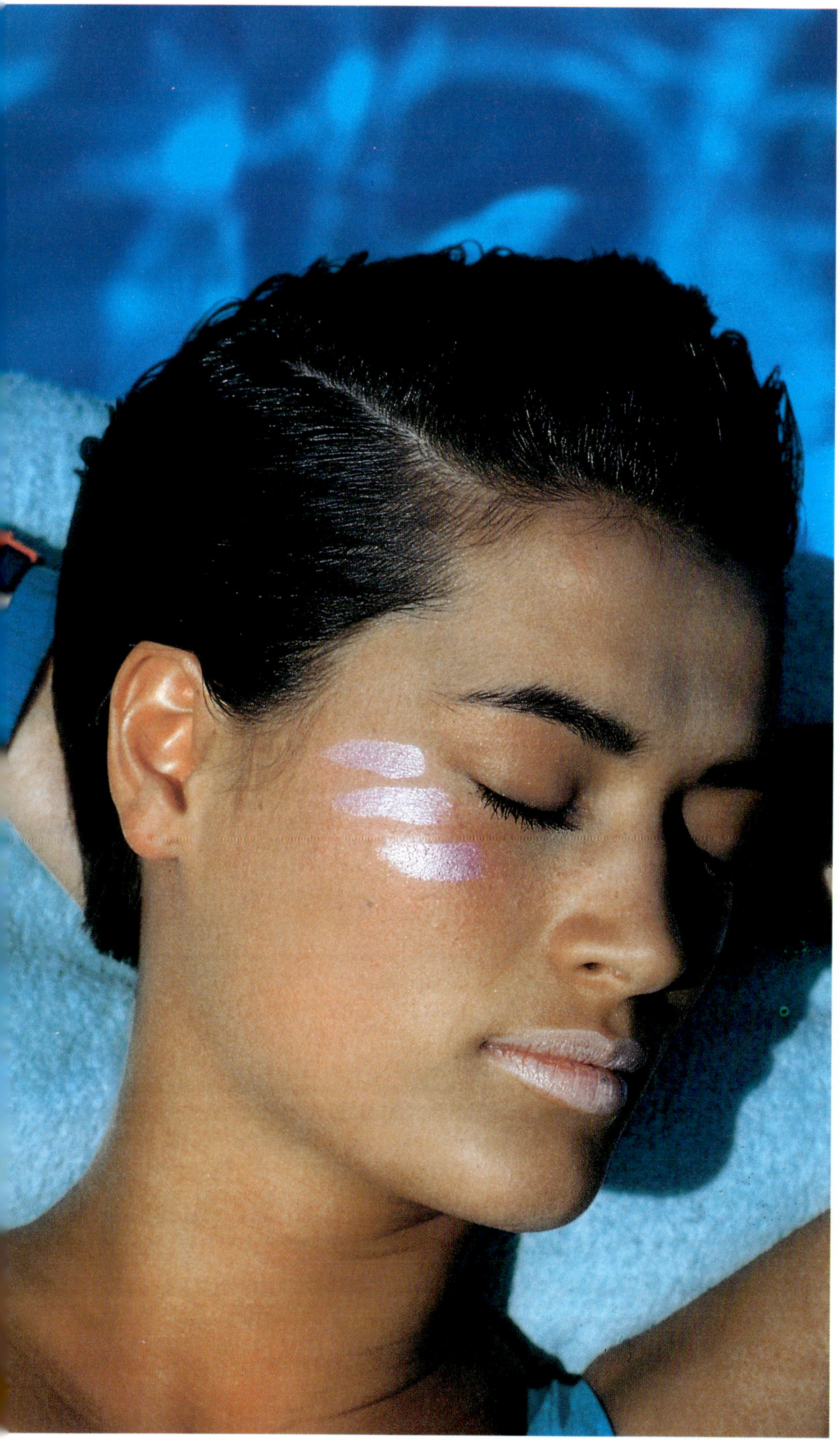

Farbige Sun-Blocker für empfindliche Stellen

Teintgrundierung ist zwar ein guter Schutz vor den UV-Strahlen des Tageslichts, beim Sonnenbaden aber reicht sie nicht aus. Außerdem würde sie die Haut belasten und das Bräunen behindern. Wer knackig aussehen will, kann getönte Sonnencreme benutzen. Farbige Sun-Blocker (gibt's auch in Grün, Blau, Gelb) kann man auf die Lider, auf die Lippen und auf die Wangenknochen geben. Das sieht witzig aus und schützt zusätzlich vor Sonnenbrand. Wimperntusche verschmiert bei fetthaltigem Sonnenschutz. Wimpern färben lassen ist besser

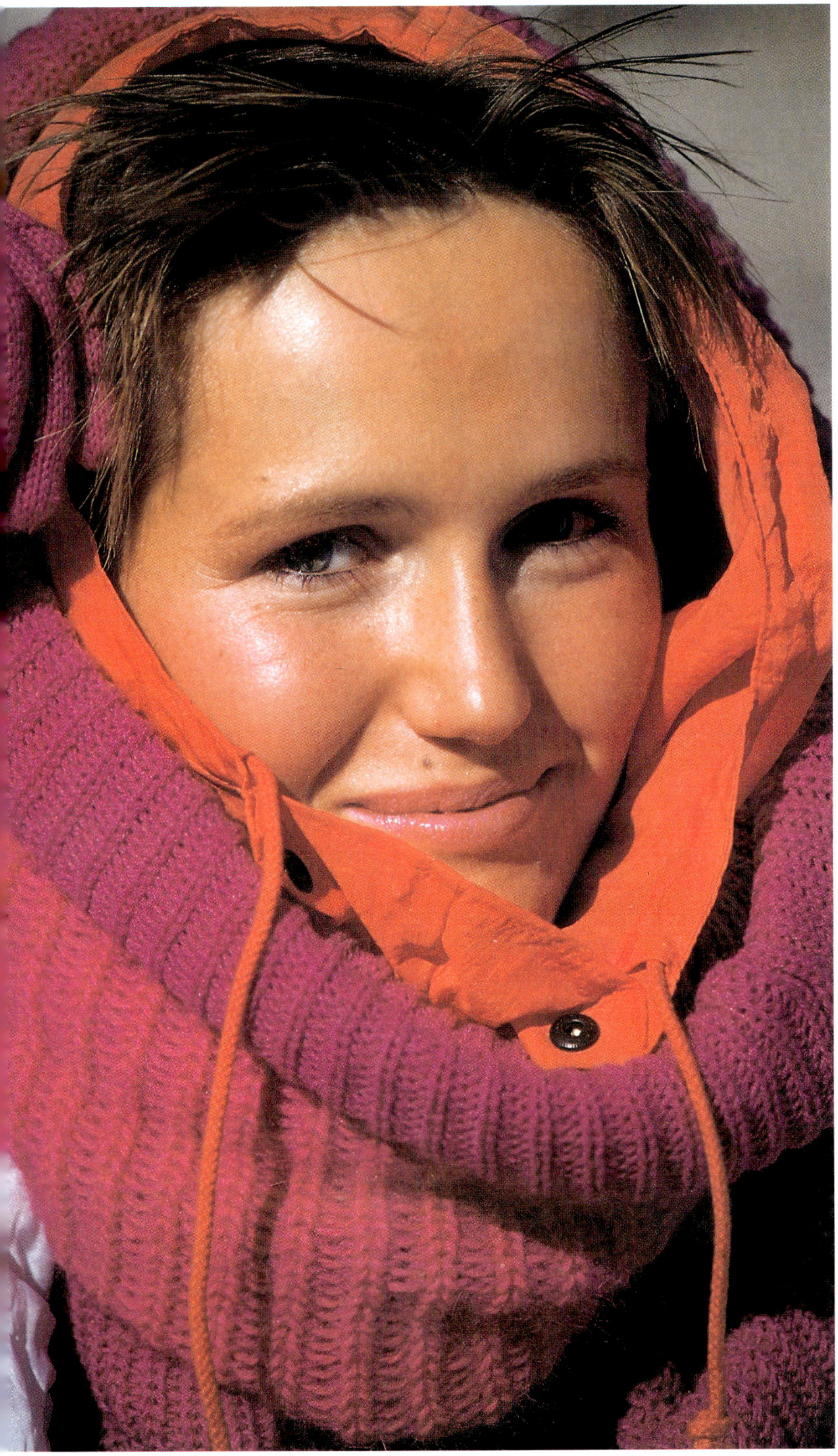

WINTERSPORT

Kälte und Sonne bestimmen die Farben

Getönte Sonnencreme verleiht ein knackiges Aussehen, verschmutzt aber leicht Kragen und Kapuze. Besser: Selbstbräuner und normale Sonnenschutzcreme (mit starkem Filter) benutzen. Für (natürliches) Rouge sorgen Kälte und Wind. Den Lippenstift so aussuchen, daß sein Blau- oder Gelbstich zur geröteten Haut paßt. Hat er keinen Sonnenfilter, vorher eine Schutzpomade auftragen. Lidschatten auf der Piste ist Geschmacksache. Vorsicht vor irisierenden Farben. Im kalten Winterlicht und zu blaugefrorener Haut sehen sie unattraktiv aus

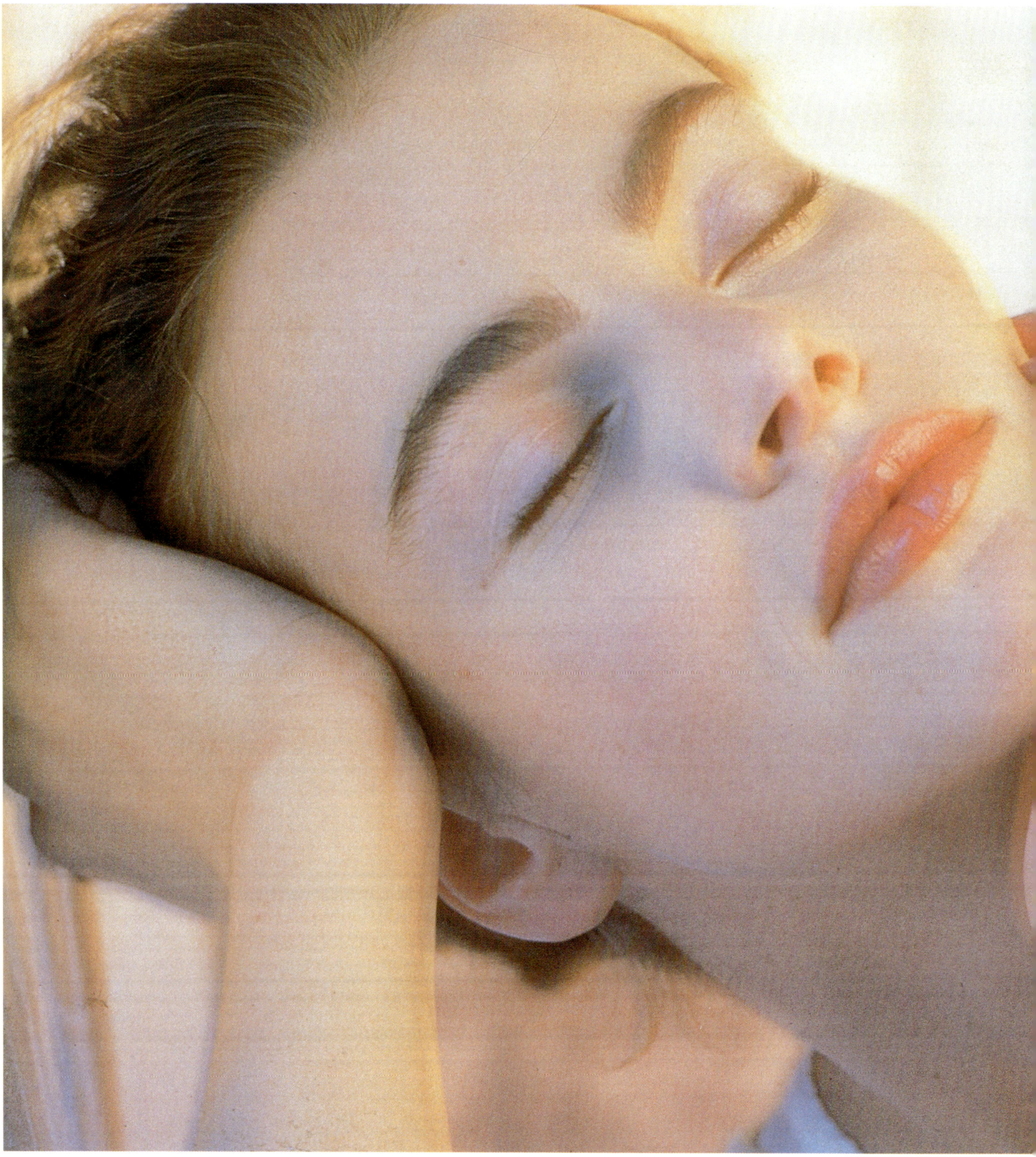

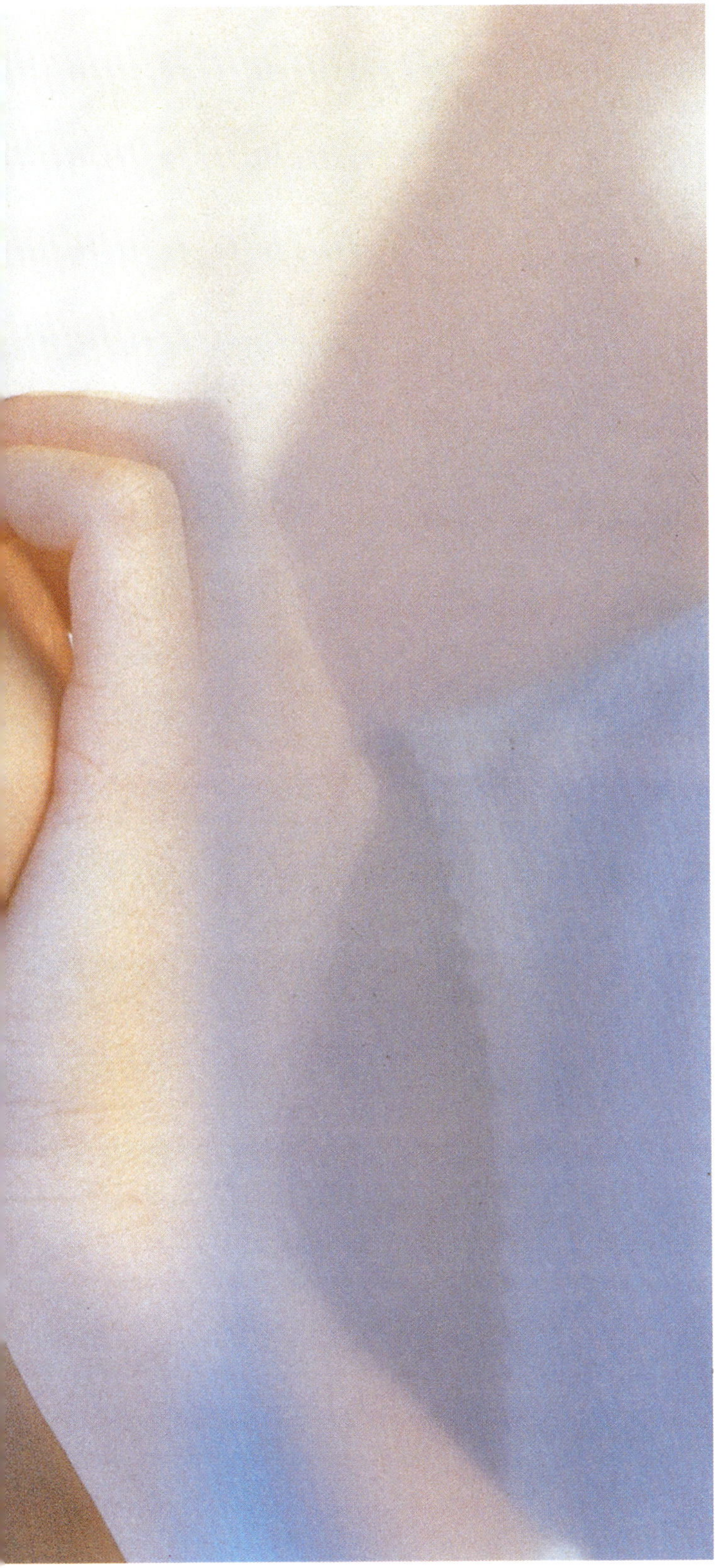

WOCHENENDE

Endlich mal nicht schminken – oder höchstens ein bißchen

Vorschlag für faule Tage, die man zu zweit verbringt: Die Haut leicht mattieren – eventuell mit einem rosig getönten Puder. Auf Wangen und Lider einen Pinselstrich Puderrouge in einem weichen Rosa- oder Lachston geben. Den Augen mit dunkler Tusche Kontur verleihen. Schön auf den Lippen: eine sanfte helle Farbe, die zum Rouge paßt, vermischt mit glänzender Pomade oder etwas Vaseline

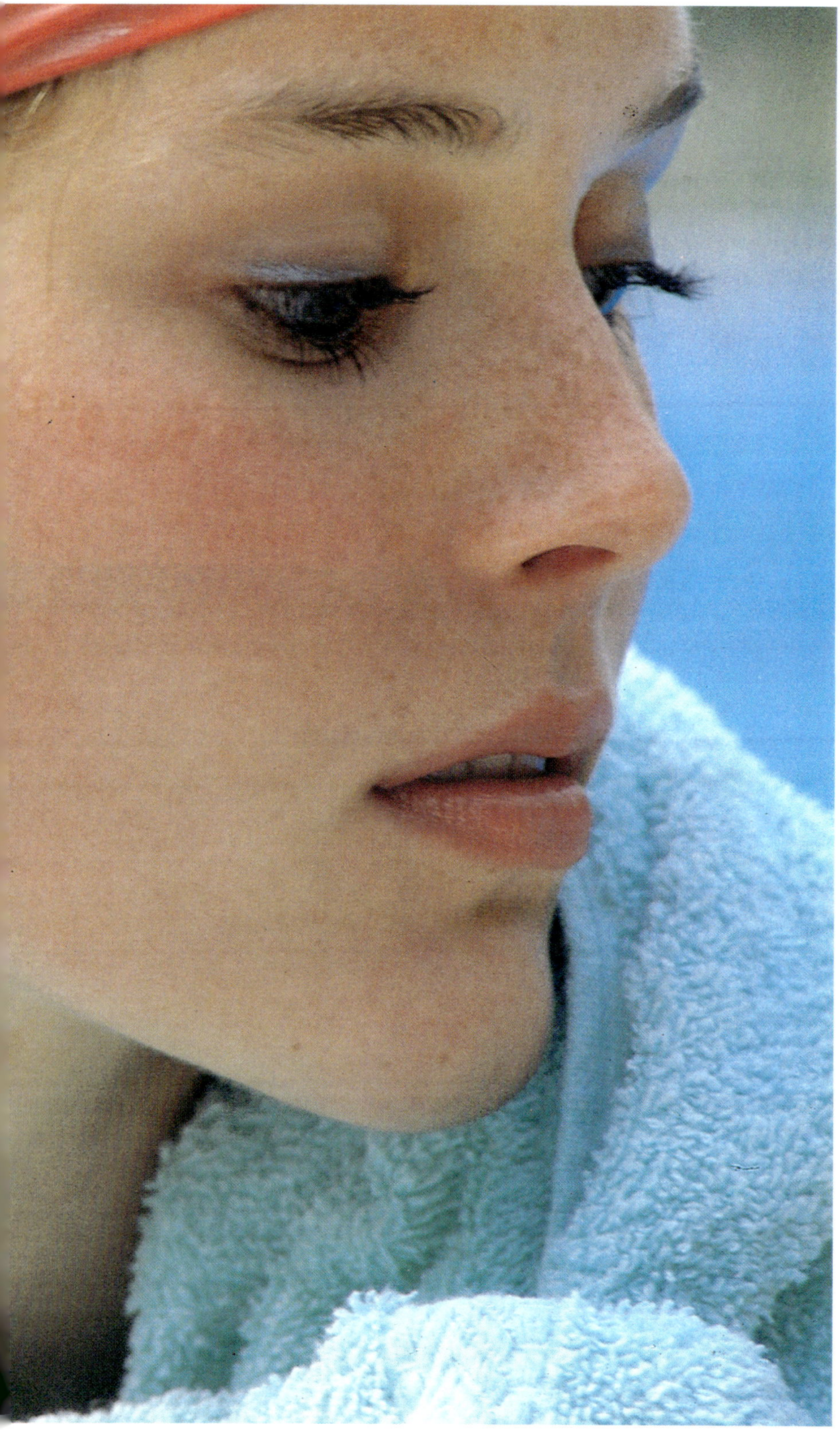

WASSERSPORT

Gibt es: Make-up, das nicht baden geht

Wasserfeste Farben? Kein Problem. Kompakt-Make-up zum Beispiel, Cremerouge und Cremelidschatten überstehen auch einen Tauchgang – nur am Handtuch bleiben sie hinterher hängen. Auch Lippen- und Konturenstifte sind wasserfest, und Waterproof-Mascara sowieso. Trotzdem: Mit Schminke sparsam umgehen! Ein farbiger Strich, etwas Tusche und Lippenstift in der natürlichen Farbe der Lippen – mehr sieht am Pool leicht albern aus

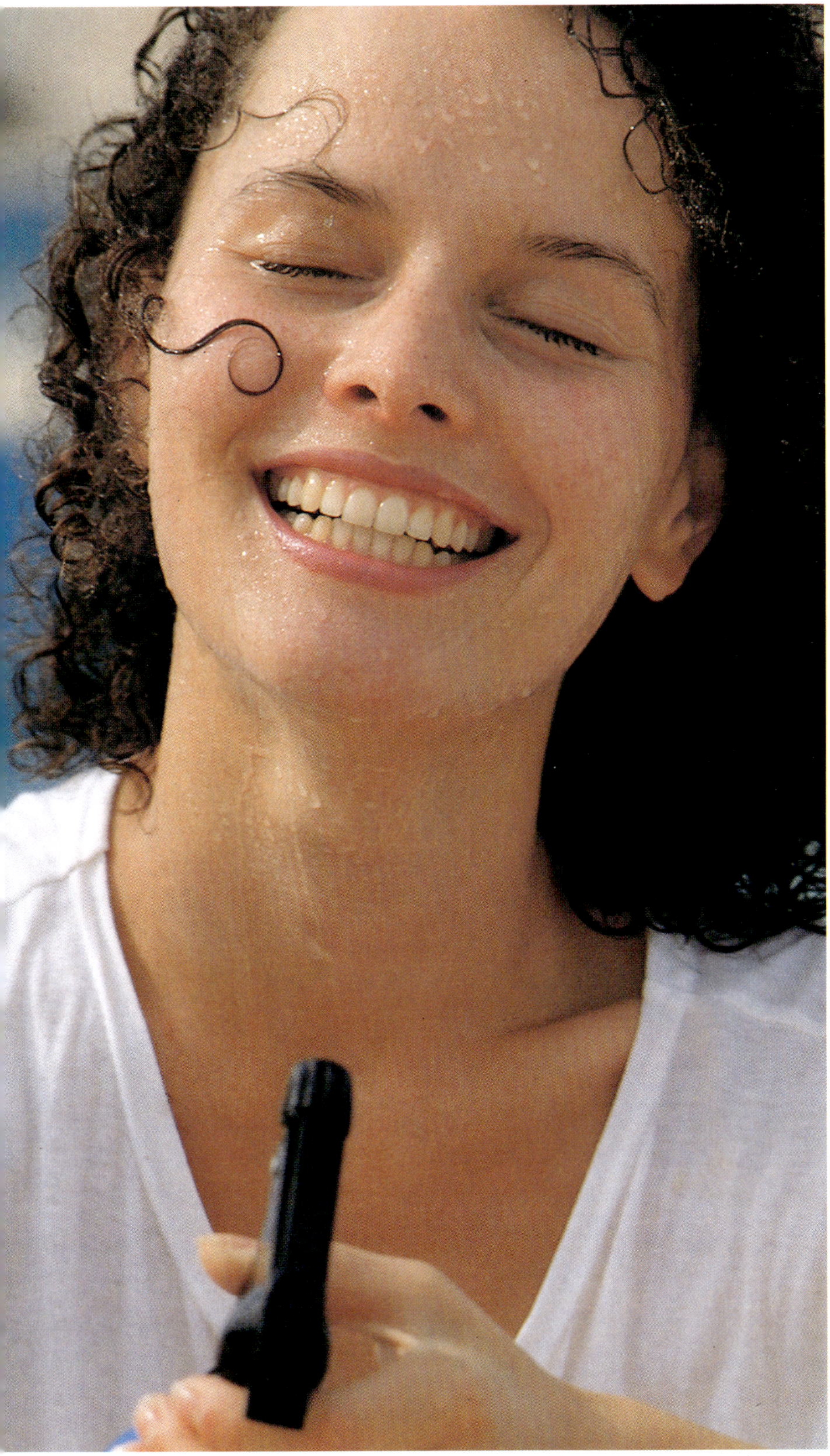

FITNESSTRAINING

Zuviel Make-up wirkt unsportlich

Bei allen schweißtreibenden Sportarten, wie Tennis, Joggen, Leichtathletik, oder beim Fitneßtraining im Studio ist eigentlich kein Make-up angesagt – genausowenig wie auffallender Schmuck. Wer viel Sport treibt, ist mit Selbstbräuner bestens beraten, denn er macht den Teint frisch, und die Bräune zerfließt selbst bei größter Anstrengung nicht. Rouge ist nicht nötig, die Bewegung bringt's. Wimpern tuschen und Gloss auftupfen – das reicht

REGISTER

ALCINA & freundin

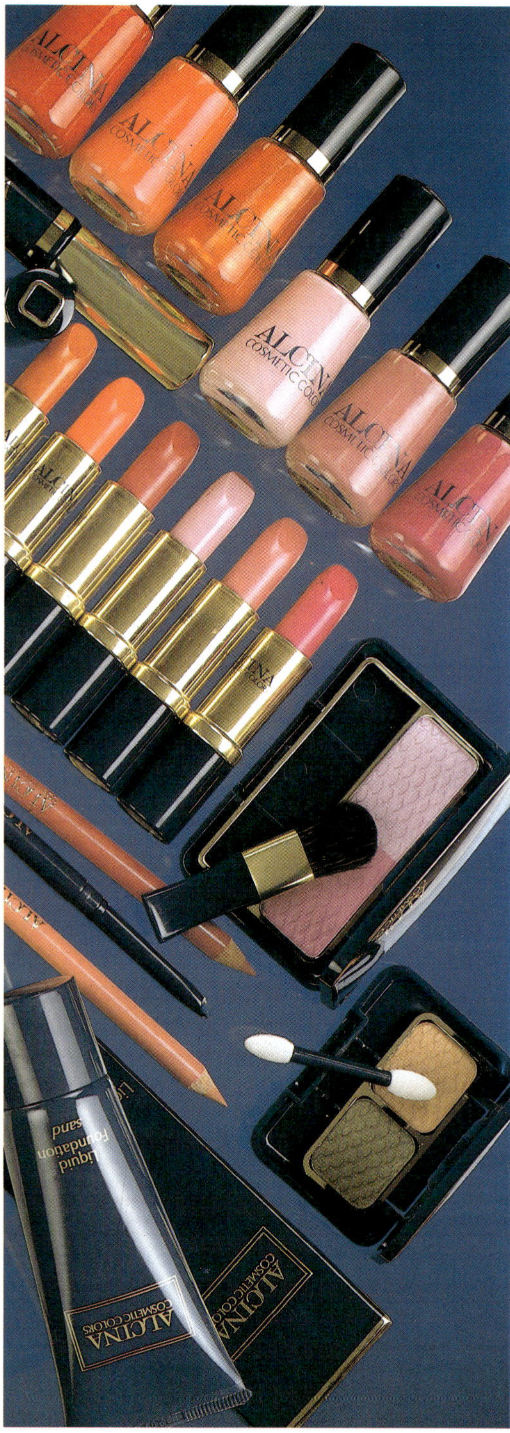

DAS PERFEKTE MAKE-UP ist ein Ratgeber mit Tips zu allen Fragen, die sich im Zusammenhang mit Make-up stellen. Das Buch wurde von ALCINA COSMETIC gesponsert. Mit gutem Grund: Es ist ein Buch, das wirklich aktuell und umfassend über Make-up-Produkte und Schminktechnik informiert. Als Hersteller hochwertiger und weitverbreiteter Make-up-Produkte wird ALCINA COSMETIC dieses Standardwerk deshalb auch zur Anregung und Schulung von Mitarbeitern und Verkäufern einsetzen.
ALCINA COSMETIC hat alle Produkte im Programm, die für ein perfektes Make-up erforderlich sind und in unkomplizierter Form für den täglichen Bedarf angeboten werden. Hinzu kommen Produkte, die aktuelle Modetrends aufgreifen. Jüngstes Beispiel: Multi-Color-Sets mit charakteristischen Farben für jeden Typ (Foto unten). Weitere Informationen sowie Adressen von Friseursalons, die ALCINA-Präparate verkaufen, liefert auf Anfrage ALCINA COSMETIC, PR-Abteilung, Johanniswerkstraße 34, 4800 Bielefeld, Telefon 05 21-88 08 00.

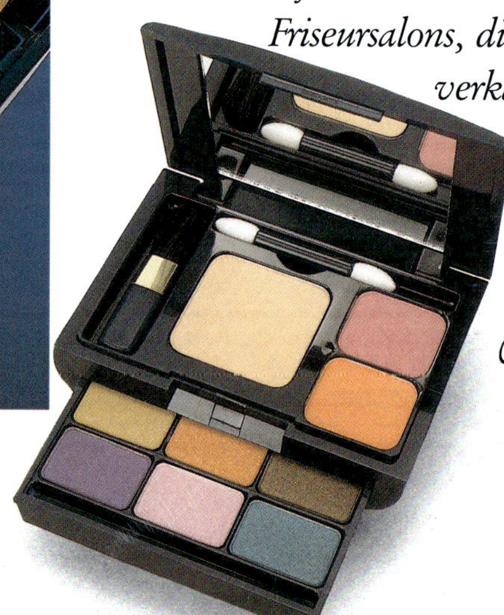